Danksagungen

Fast 200 Patientinnen und Patienten haben uns in den letzten 5 Jahren wertvolle Tips, Anregungen und Hinweise gegeben, ohne die dieses Therapiemanual nie möglich gewesen wäre. Ihnen sei sehr herzlich gedankt!

Bei Frau Prof. Dr. Irmela Florin und Herrn Prof. Dr. Friederich bedanken wir uns, weil sie durch ihre fachliche und persönliche Unterstützung dieses Projekt ermöglicht haben.

Frau Dipl.-Psych. Ute Köhler, Frau Gudrun Freiling und Herrn Johannes Bräuer danken wir für ihr Engagement und ihre Kompetenz als Gruppenleiter wie auch für ihre Hinweise zur Erstellung des Therapiemanuals. Weiterhin waren Frau Dr. Birgit Köhnlein, Frau Dipl.-Psych. Anna Pauls und Frau Dipl.-Psych. Dorka Kabaivanov wichtige Stützen in der Patientenbetreuung und wissenschaftlichen Auswertung des Projekts; sie gaben uns ebenfalls hilfreiche Anregungen zum Therapiemanual. Sie alle waren für das Gelingen des Projekts unentbehrlich und trugen zu einem Teamgeist bei, den wir nach Beendigung des Projekts vermissen.

Wir danken dem Bundesministerium für Forschung und Technologie, das die Entwicklung und wissenschaftliche Überprüfung unserer Behandlungsmanuale ermöglichte (Kennzeichen 0701630 3).

Herrn Prof. Dr. Kurt Hahlweg danken wir für das Training der Therapeuten. Frau Priv.-Doz. Dr. Karin Münzel, Frau Priv.-Doz. Dr. Gabriele Niebel und Herrn Priv.-Doz. Dr. Isaak Effendy danken wir für interessante Diskussionen und Anregungen für diagnostische und therapeutische Fragen. Den Kolleginnen und Kollegen und v. a. auch dem Pflegepersonal der Hautklinik der Universität Marburg, danken wir für die Hilfe bei den dermatologischen Untersuchungen.

Wir danken dem Springer-Verlag für die Unterstützung bei der Herausgabe des Buches und der Psychologie-Verlags-Union für die Genehmigung, Abbildungen übernehmen zu dürfen.

Im Frühjahr 1996   Die Autoren

Vorwort

Neurodermitis (auch: atopische Dermatitis, atopisches Ekzem, endogenes Ekzem) ist eine der häufigsten Hautkrankheiten. In Deutschland leiden etwa 3 Mio. Menschen an dieser Krankheit. Sie äußert sich in entzündlichen Hautveränderungen, die v. a. an den Beugeseiten der Extremitäten, am Hals und an den Händen auftreten und von starkem Juckreiz begleitet sind. Der Juckreiz kann sich bis ins Unerträgliche steigern und führt dazu, daß die Betroffenen ihre Haut oft aufkratzen. Da das Aufkratzen langfristig zu einer Verschlechterung des Hautzustands und einer erniedrigten Juckreizschwelle führt, besteht ein Teufelskreis aus Juckreiz und Kratzen, aus dem die Betroffenen sich selbst nur schwer befreien können.

Die Ursache der Neurodermitis sind bislang unbekannt. Nachgewiesen ist jedoch, daß die Hautkrankheit auf einer genetischen Veranlagung beruht und daß eine Reihe von Störungen des Immunsystems und der Hautfunktionen bei den Betroffenen vorliegen. Wann ein Krankheitsschub auftritt, wird von vielfältigen Faktoren bestimmt, die von Person zu Person in ihrer Bedeutung verschieden sind: hierzu gehören Allergene, klimatische Faktoren und psychische Einflüsse wie „Streß". Weiterhin müssen Neurodermitiker ihrer empfindlichen Haut z. B. durch angemessene tägliche Hautpflege und Kleidung Rechnung tragen.

Trotz vieler Fortschritte in der dermatologischen Diagnostik und Behandlung trotzt die Neurodermitis oft einer dauerhaften Heilung. Zusätzliche Behandlungsangebote sind daher erforderlich, die

- zur Prävention neuer Krankheitsschübe beitragen und
- den Patienten helfen, Krankheitsschübe besser zu bewältigen und diese in ihrer Dauer abzukürzen.

Ansatzpunkte für die Verwirklichung dieser Ziele bieten sich sowohl aus dermatologischer als auch aus psychologischer Sicht. Zum einen ist bei Betroffenen oft ein Informationsdefizit über Einflußfaktoren auf den Verlauf der Erkrankung und die optimale Hautpflege festzustellen. Aus diesem Grund ist eine systematische Patientenschulung in krankheits- und behandlungsbezogenem Wissen sinnvoll, wie wir sie in diesem Buch vorstellen. Für Neurodermitis lag bisher kein solches Schulungsprogramm vor, während für andere Erkrankungen, wie z. B. Diabetes und Asthma, Patientenschulungen bereits seit längerem mit Erfolg eingesetzt werden (z. B. Petermann u. Lecheler 1992).

Zum anderen bietet der Zusammenhang der Krankheitsschübe mit psychischen Belastungen und der Teufelskreis zwischen Juckreiz und Kratzen Ansatzpunkte für psychologische Interventionen. Entspannungsmethoden können das Belastungsniveau senken und den Betroffenen helfen, ihren Juckreiz besser zu bewältigen. Das hautschädigende Kratzverhalten kann durch Selbstkontrolltechniken reduziert werden. Weiterhin können Belastungen, die im Umgang mit anderen Menschen entstehen, durch Training in Selbstsicherheit, Kommunikation und Problemlösen reduziert werden. Aufbauend auf früheren Arbeiten (vgl. z. B. Miltner 1986), stellen wir in diesem Buch ein verhaltenstherapeutisches Programm vor, das diese Methoden verbindet (Entspannung, Selbstkontrolle des Kratzens, Kommunikation). In einem weiteren Teil des Buches stellen wir ein speziell auf Neurodermitis zugeschnittenes autogenes Training vor, das wie das verhaltenstherapeutische Programm den Betroffenen hilft, im Alltag entspannter zu sein und den Juckreiz besser zu bewältigen.

Der Leser findet in diesem Buch also 3 verschiedene Therapieprogramme, die für Gruppen von 5 bis 8 Patienten konzipiert sind und jeweils 12 Sitzungen umfassen:

- verhaltenstherapeutisches Programm (Entspannung, Selbstkontrolle des Kratzens, Kommunikation),
- dermatologische Schulung (Informationen zur Krankheit und zu Einflußfaktoren, Hautpflege) und
- autogenes Training (Entspannung).

Allen Ansätzen ist gemeinsam, daß die Patienten durch systematische Selbstbeobachtung, Informationen und das Training in neuen Verhaltensweisen darin geschult werden, Experten für ihre Krankheit zu werden und selbst aktiv Einfluß auf deren Verlauf zu nehmen.

Wissenschaftliche Überprüfung

Das vorliegende Behandlungsmanual wurde im Rahmen eines vom Bundesministerium für Forschung und Technologie geförderten Projekts (Kennzeichen 0701630 3) von unserem interdisziplinären Team entwickelt. Jedes der 3 Programme wurde auf seine Effektivität hin über einen Zeitraum von 2 Jahren überprüft und mit dermatologischer Routinebehandlung verglichen. In der Studie wurde die dermatologische Schulung auch in Kombination mit dem verhaltenstherapeutischen Programm eingesetzt, da wir annahmen, daß diese Kombination besonders erfolgreich sein würde, weil hier alle Einflußfaktoren auf die Neurodermitis berücksichtigt wurden. Die Behandlungssitzungen fanden einmal wöchentlich statt, wurden jeweils von einem fachlich erfahrenen Therapeuten (Psychologe bzw. Arzt) geleitet und dauerten zwischen 90 und 120 min.

Wir können hier nicht alle Erfolgsmaße der Studie wiedergeben, sondern müssen für den wissenschaftlich interessierten Leser auf unsere Veröffentlichungen verweisen (Ehlers et al. 1995). In Abb. 1 sind die Ergebnisse in einem der entscheidenden Maße, dem Schweregrad der Hauterscheinungen (ein kombiniertes Maß aus dem Ausmaß der betroffenen Körperstellen in Prozent der Körperfläche und dem Schweregrad der Rötung, der Trockenheit und des Aufkratzens), veranschaulicht. Die Gruppenprogramme, insbesondere die Kombination von verhaltenstherapeutischem Gruppenprogramm und dermatologischer Schulung sowie das autogene Training erzielen dauerhafte günstige Veränderungen auch noch 1 und 2 Jahre nach Behandlungsabschluß. Darüber hinaus konnte gezeigt werden, daß sich auch die subjektive Beein-

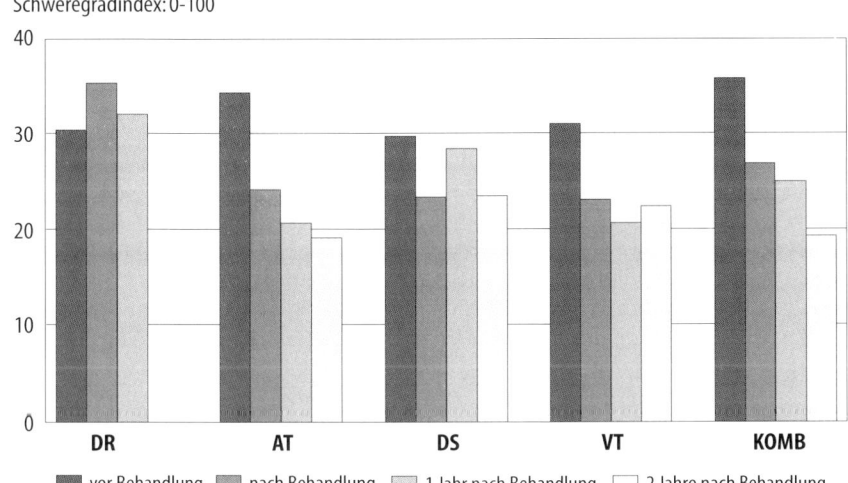

Schweregradindex: 0-100

vor Behandlung   nach Behandlung   1 Jahr nach Behandlung   2 Jahre nach Behandlung

Abb. 1. Veränderungen des Schweregrades in dermatologischer Routinebehandlung und Gruppenprogrammen des Marburger Neurodermitisprojekts

trächtigung durch die Erkrankung sowie der Medikamentenverbrauch bezüglich Kortison und Antihistaminika reduzieren ließ.

Welche Empfehlungen lassen sich aus diesen Daten für die Praxis ableiten?

Da jedes der Programme zusätzliche Erfolge im Vergleich zur Routinebehandlung zeigte, kann es für sich allein eingesetzt werden. Die Kombination des verhaltenstherapeutischen Programmes mit der dermatologischen Schulung zeigte insgesamt sehr gute Erfolge, allerdings waren die zusätzlichen Erfolge nicht so groß, daß wir diese Kombination als Norm für die Behandlung empfehlen müssen. Vielmehr halten wir es für gerechtfertigt, daß die jeweiligen Anwender eines der hier beschriebenen Programme als Grundlage verwenden und evtl. durch Bausteine aus den anderen Programmen ergänzen:

- Bei Durchführung des verhaltenstherapeutischen Programmes oder des autogenen Trainings kann es sinnvoll sein, mit den Patienten Informationsblätter aus der dermatologischen Schulung zu besprechen, wenn Informationslücken bestehen, aber keine dermatologische Schulung durchgeführt werden kann.
- Bei Durchführung der dermatologischen Schulung wäre zu überlegen, ob die Patienten zusätzlich ein Entspannungstraining und ein Training zur Selbstkontrolle des Kratzens erhalten können. Obwohl die Kombination des autogenen Trainings und der dermatologischen Schulung nicht explizit von uns überprüft wurde, lassen die Daten die Effektivität dieser Kombination vermuten.

An wen richtet sich dieses Buch?

Das Buch wendet sich in erster Linie an Ärzte, Psychologen und sonstige Gesund-
heitsfachleute, die dieses Programm oder Teile davon zum Wohle ihrer Patienten einsetzen wollen. Vor allem denjenigen, die in der Prävention und Rehabilitation von
chronisch Hautkranken arbeiten, kann das Manual als Grundlage zur Verbesserung
des Behandlungsangebots dienen. Die Umsetzung des Manuals bedarf spezieller
Fachkompetenzen. Das verhaltenstherapeutische Programm sollte von klinischen
Psychologen oder Verhaltenstherapeuten durchgeführt werden; die dermatologische
Schulung von dermatologisch geschulten Ärzten. Das autogene Training kann sowohl
von Psychologen als auch von Ärzten durchgeführt werden.

Wir haben das Manual sehr detailliert ausgearbeitet, so daß es von entsprechend
vorgebildeten Fachleuten direkt übernommen werden kann. Der Ablauf der Sitzungen ist genau beschrieben und die therapeutischen Interventionen sind z. T. wörtlich
wiedergegeben (diese Abschnitte sind in *Kursivschrift* gedruckt). Die jeweiligen
Gruppenleiter können dies natürlich nach ihren Erfordernissen abwandeln; uns kam
es darauf an, unseren Lesern ein möglichst konkretes Bild von den Gruppensitzungen
zu geben. Unsere Erfahrungen mit möglichen Problemen bei der Umsetzung der Programme werden ebenfalls geschildert einschließlich einiger Möglichkeiten des Umgangs mit diesen Schwierigkeiten.

Gleichzeitig haben wir auch Wert darauf gelegt, daß die Informationen für Laien
und Betroffene verständlich bleiben, so daß auch diese das Buch nutzen können. Wir
hoffen, daß uns dies gelungen ist. Für Betroffene sind v. a. die Materialien von Bedeutung, die alle wesentlichen Informationen der Therapiesitzungen zusammenfassen.
Diese Materialien finden sich jeweils am Ende der jeweiligen Sitzung. Das Lesen dieser Materialien kann sicher die Teilnahme an den Gruppensitzungen nicht ersetzen,
kann jedoch Anregungen zur Selbstbeobachtung geben, um Einflußfaktoren auf die
eigene Krankheit systematischer zu erfassen.

Aufbau des Buches

Im 1. Kapitel fassen wir zunächst den aktuellen Stand der medizinischen und psychologischen Erkenntnisse zur Neurodermitis zusammen. Im Anschluß daran werden
das verhaltenstherapeutische Programm, die dermatologische Schulung und das
autogene Training Sitzung für Sitzung beschrieben. Am Schluß jeder Sitzung finden
sich die Materialien, die den Gruppenteilnehmern ausgehändigt werden. Den Abschluß des Buches bilden diagnostische Instrumente, die zur Evaluation der Gruppenprogramme eingesetzt werden können.

Zur besseren Lesbarkeit und Verständlichkeit haben wir uns dazu entschlossen,
statt der geschlechtsspezifischen Bezeichnungen („Gruppenleiter, Gruppenleiterin")
die geschlechtsneutral gemeinte männliche Form zu verwenden. Selbstverständlich
wollen die „Autoren" Frauen und Männer gleichermaßen ansprechen.

Inhaltsverzeichnis

1 Stand der Forschung

1.1
Neurodermitis aus dermatologischer Sicht

1.1.1
Ursachen und Verlauf

Begriffsbestimmungen. Es gibt eine Vielzahl von Begriffen, die sich auf das Krankheitsbild der Neurodermitis beziehen und teilweise synonym sind, teilweise auch unterschiedliche Aspekte der Symptomatik oder der Genese herausheben: häufig verwendet werden atopische Dermatitis, atopisches Ekzem, endogenes Ekzem u. a. Diese verwirrende Nomenklatur beruht u. a. darauf, daß die Krankheit in ihrem morphologischen Aspekt und Gesamtablauf recht verschiedenartig ist.

Zentrales Merkmal sind entzündliche Reaktionen der Haut (Dermatitis), die mit starkem Juckreiz einhergehen. Typischerweise sind die Hautreaktionen an den Beugeseiten der Extremitäten, am Hals und an den Händen zu finden.

Der Begriff „Atopie" (griech.: „ungewöhnlich erscheinende Erkrankung") bezeichnet eine Gruppe von Erkrankungen, die neben der Neurodermitis v. a. Rhinitis allergica (Heuschnupfen) und Asthma bronchiale umfaßt. Atopische Erkrankungen treten aufgrund einer genetischen Veranlagung in den Familien oder bei den Erkrankten selbst gehäuft auf. Atopie wird demnach definiert als die Bereitschaft, gegen Substanzen aus der natürlichen Umwelt wie Gräserpollen, Hausstaub, Nahrungsmittel, Pilzsporen u. a. Überempfindlichkeiten vom Soforttyp zu entwickeln. Diese Reaktionsbereitschaft scheint genetisch bedingt zu sein.

Hanifin u. Rajka (1980) haben Kriterien für die Diagnose zusammengestellt, auf die sich die neuere Literatur überwiegend bezieht. Um Neurodermitis sicher diagnostizieren zu können, müssen demnach 3 von 4 Hauptsymptomen zutreffen; zusätzlich muß die Diagnose von einer Reihe von weniger spezifischen Symptomen abhängig gemacht werden, wobei hier mindestens 3 Symptome zutreffen müssen (s. Übersicht S. 2).

Ursachen der Neurodermitis. Es gilt als gesichert, daß man von einer multifaktoriellen Auslösung vor dem Hintergrund einer genetisch bedingten Veranlagung ausgehen muß: Der Krankheitsverlauf wird durch eine Vielzahl von Faktoren beeinflußt, u. a. Fehlfunktionen des humoralen und zellulären Immunsystems, Umwelt- und Klimafaktoren, Allergien und psychologische Faktoren (Braun-Falco et al. 1984; Bos et al. 1992; Diepgen 1995).

Kriterien für die Diagnose „Neurodermitis"
[nach Hanifin u. Rajka (1980, S. 45)]

Vorliegen von mindestens 3 der 4 Kardinalsymptome:

- Pruritus (Juckreiz),
- typische Morphologie und Verteilung (Erwachsene: Beugeseiten der Arme und Beine, Säuglinge und Kleinkinder: Streckseiten und Gesicht),
- chronische oder chronisch-rezidivierende Dermatitis (Hautentzündung),
- persönliche oder Familienanamnese mit Atopiebefund (Asthma, allergische Rhinitis, allergische Konjunktivitis, Neurodermitis).

Vorliegen von mindestens 3 von 23 Nebenkriterien:

- Xerosis (allgemein trockene Haut),
- Ichthyosis (trockene, schuppende Haut),
- allergische Hautreaktionen vom Soforttyp (Typ 1),
- erhöhte Serum-IgE-Werte,
- frühes Einsetzen der Krankheit (während der ersten 5 Lebensjahre),
- Neigung zu Hautinfektionen (u. a. Herpes simplex und Staphylokokken),
- Neigung zu unspezifischen Hautentzündungen der Hände und Füße,
- Brustwarzenekzem,
- Lippenentzündungen (Cheilitis),
- wiederkehrende Bindehautentzündungen (Konjunktivitis),
- Infraorbitalfalte (sog. Dennie-Morgan-Falte: einzelne Hautfalte unter dem Auge),
- Keratoconus (kegelförmige Vorwölbung der Hornhaut des Auges),
- spontan auftretender beidseitiger grauer Star (cataracta subcapsularis anterior),
- Ränder um die Augenhöhle,
- Gesichtsblässe oder -röte,
- Pityriasis alba (schwache Unterpigmentierung nach Entzündung),
- Hautfalte am Vorderhals,
- Juckreiz nach Schwitzen,
- Unverträglichkeit gegenüber Wolle und Fettlösern,
- perifollikuläre Akzentuierung,
- Unverträglichkeit von Nahrungsmitteln,
- durch Umwelt- und psychische Faktoren beeinflußter Verlauf,
- weißer Dermographismus und verzögertes Abblassen.

Vererbung. Die genetische Veranlagung bezieht sich auf atopische Erkrankungen allgemein; diese Erkrankungen lassen sich bei 60–70% der Patienten mit Neurodermitis in der Familie feststellen (Schultz-Larsen 1991). Das Risiko eines Kindes, ebenfalls an Neurodermitis zu erkranken, erhöht sich auf 58%, wenn zusätzlich ein Elternteil, und auf 79%, wenn beide Elternteile von der Erkrankung betroffen sind.

Neben der Veranlagung müssen aber verschiedene Faktoren hinzukommen, damit die Erkrankung ausgelöst wird: z. B. Allergene (Inhalations- oder Nahrungsmittelallergene), psychische Faktoren wie Streß und Störungen des Immunsystems.

Störungen des Immunsystems. Atopiker können auf Kontakt mit verschiedenen Stoffen aus der Umwelt (Allergenen) mit einer allergischen Reaktion vom Soforttyp (Typ 1) reagieren. So werden bei 50–90% der Patienten mit atopischen Erkrankungen positive Testreaktionen beobachtet.

Als ein wesentliches Merkmal atopischer Erkrankung wird ein erhöhter Serumimmunglobulin-E-Spiegel (IgE) angesehen. IgE ist ein Antikörper, der vom Organismus bei Kontakt mit Allergenen mobilisiert wird. Bei 70–80% der Patienten mit Neurodermitis läßt sich eine erhöhte IgE-Serumkonzentration feststellen (Bos et al. 1992). Besonders bei Patienten, bei denen neben atopischer Dermatitis gleichzeitig eine allergische Rhinitis oder Asthma bronchiale vorliegt. Bei Krankheitsremission wird häufig ein Abfall erhöhter IgE-Werte beobachtet (Braun-Falco et al. 1984). Trotzdem bleibt die Bedeutung des erhöhten IgE-Serumspiegels umstritten, da dieser bei einzelnen Patienten mit ausgedehnten Hauterscheinungen auch normal sein kann; zudem kommt eine Erhöhung von IgE im Serum auch bei anderen Hauterkrankungen vor (Braun-Falco et al. 1984).

Auch die Anfälligkeit für Virus-, bakterielle und Pilzinfektionen der Haut ist bei Neurodermitis erhöht (Braun-Falco et al. 1984), ein Hinweis auf eine generelle Beeinträchtigung der zellvermittelnden Immunabwehr in der Haut. Verringert ist möglicherweise auch die Funktion der T-Suppressor-Lymphozyten, die normalerweise das Überschießen von Abwehrreaktionen verhindern; diese wird als eine Ursache für die erhöhte IgE-Produktion diskutiert (Bos et al. 1992). Unklar bleibt, ob es sich um eine primäre Störung oder um das Folgephänomen einer chronisch entzündlichen Erkrankung handelt.

Neurovegetative Störungen. Die Haut von Neurodermitiskranken zeigt im Aussehen eine Reihe von Auffälligkeiten, u. a. eine auffallend blasse Hautfarbe, niedrige Hauttemperatur der Finger, eine starke Vasokonstriktionsreaktion auf Kältereize und eine paradoxe Gefäßverengung nach mechanischer Reizung der Haut (sog. weißer Dermographismus). Diese Symptome lassen sich durch eine verstärkte Verengung der Gefäßmuskulatur (Vasokonstriktoren) erklären (Ring 1982).

Nach der Theorie von Szentivanyi besteht bei Neurodermitis ein Ungleichgewicht von abgeschwächter Reaktivität β-adrenerger Rezeptoren und gleichzeitig gesteigerter α-adrenerger und cholinergischer Reaktivität an den Rezeptoren vegetativ gesteuerter Organe (u. a. der Hautgefäßmuskulatur) und möglicherweise auch von Immunzellen (Ring 1982). Dadurch könnte auch eine erhöhte Tendenz zur Freisetzung von Histamin aus Mastzellen und Basophilen bei Neurodermitis verursacht werden, die die geringe Juckreizschwelle erklären könnte.

Funktionelle Störungen der Haut. Die Haut von Neurodermitispatienten erscheint meist sehr trocken und neigt – durch häufiges Waschen und Duschen – zu weiterer Austrocknung. Die Ursachen dieser Hautveränderung liegen in einem gesteigerten transepidermalen Wasserverlust aufgrund einer erhöhten Durchlässigkeit der Epidermis und einer verminderten Talgdrüsenproduktion (Sebostase) (Braun-Falco et al.

1984). Durch diese gestörte Barrierefunktion ist die Haut sehr trocken und leicht irritierbar, wodurch die Juckreizschwelle herabgesetzt ist und dadurch das Eindringen pathogener Keime begünstigt wird.

Störungen der Schweißbildung zeigen sich bei Neurodermitiskranken in einer Verschlechterung des Hautzustandes nach starkem Schwitzen. Gleichzeitig besteht die Tendenz zu einer verringerten Schweißabgabe (Braun-Falco et al. 1984). Es wird angenommen, daß durch die Veränderungen der Hornschicht (Hyper-, Parakeratose) die Schweißabgabe behindert ist und der Schweiß nach Durchtritt in die Haut zu entzündlichen Reaktionen führt. Möglicherweise enthält der Schweiß auch Substanzen, die für die Haut von Neurodermitiskranken Allergene darstellen.

Allergien. Entgegen der Ansicht vieler Betroffener spielen Nahrungsmittelallergien nur bei ca. 10% der erwachsenen Neurodermitispatienten eine Rolle in der Ätiopathogenese. Vor allem Kleinkinder sind häufiger durch Hühnereiweiß- und Kuhmilchunverträglichkeit betroffen. Daneben können Unverträglichkeiten gegenüber Fisch, Weizenmehl, Obst, Gemüse und Nüssen auftreten. Auch Inhalationsallergene wie Hausstaub, Pollen, Tierhaare oder -schuppen können zu Hautreaktionen führen und sind häufig für die saisonalen Symptomverschlechterungen verantwortlich. Allerdings ist die Bedeutung der Inhalationsallergene bei allergischem Asthma bronchiale oder allergischer Rhinitis größer.

Klimafaktoren. In der Regel verschlechtert sich bei den meisten Neurodermitiskranken der Hautzustand in den Übergangszeiten (v. a. zu Beginn der Heizperiode im Herbst). Ursachen sind eine geringe Luftfeuchtigkeit, Heizungsluft und Wollbekleidung, Symptomverschlechterungen im Sommer sind dagegen eher auf vermehrtes Schwitzen zurückzuführen. Aufgrund der geringen Konzentration von Allergenen in Klimazonen, wo Pollen und Hausstaubmilben kaum vorkommen, sind Aufenthalte im Hochgebirge (über 1500 m Höhe) oder im Meeresklima günstig (Braun-Falco et al. 1984).

Psychologische Faktoren. Viele Neurodermitiskranke berichten, daß psychische Belastungen zu einer Verschlechterung des Hautzustandes führen. Empirische Untersuchungen sprechen allerdings gegen die Annahme spezifischer Persönlichkeitsmerkmale (Whitlock 1980; Gieler et al. 1990). Demgegenüber ist ein deutlicher Einfluß alltäglicher Stressoren auf die Krankheitssymptome nachweisbar. Allerdings läßt sich nicht bei allen Neurodermitiskranken eine generell vermehrte Häufigkeit belastender lebensverändernder Ereignisse vor der Krankheitsauslösung nachweisen. Bisherige Untersuchungen (s. Abschn. 1.2) sprechen dafür, daß es, wie auch bei den anderen Einflußfaktoren, große interindividuelle und intraindividuelle Unterschiede hinsichtlich der Bedeutung und der spezifischen Ausprägung psychologischer Faktoren gibt.

Verlauf und Prognose. In einer Studie an 2000 Kindern mit Neurodermitis beobachtete Vickers (zitiert nach Diepgen 1995), daß 87% der Kinder nach 5 Jahren keine Anzeichen für atopisches Ekzem hatten, nach 10 Jahren 91,7% und nach 15 Jahren 90%. Wichtige Faktoren für das Weiterbestehen der Neurodermitis sind v. a. früher Beginn und Geschwisterlosigkeit sowie atopische Begleiterkrankungen und hohe IgE.

1.1.2
Leitsymptom Juckreiz

Der Juckreiz ist das zentrale Symptom der Neurodermitis. Er führt bei vielen Patienten zu einer schweren Beeinträchtigung des Wohlbefindens und der Lebensqualität (vgl. Droge et al. 1986). Die Folgen sind Schlafstörungen, mangelnde Konzentrationsfähigkeit, erhöhte Reizbarkeit, exzessives Kratzen und eingeschränkte Arbeitsfähigkeit. Im Extremfall ist eine normale Lebensführung für den Patienten nicht mehr möglich (Schubert 1988).

Physiologische Grundlagen. Gemessen an der Alltäglichkeit des Phänomens ist unser Wissen über die sinnesphysiologischen und zentralnervösen Grundlagen der Juckreizempfindung noch vergleichsweise lückenhaft.

Juckreiz wird, zusammen mit Schmerz, zur Nocizeption (Wahrnehmung schädigender Reize) gerechnet. Entgegen der bisherigen Annahme, daß die Rezeptoren sowohl für die Schmerz- als auch für die Juckreizempfindung zuständig sind, gibt es neuerdings Hinweise auf neuroanatomische Unterschiede (Handwerker 1993).

Die Auslösung von Juckreiz erfolgt zum einen durch direkte physikalische Stimulation der Hautrezeptoren, zum anderen eher durch eine indirekte chemische Stimulation über die Freisetzung pharmakologischer Mediatoren, insbesondere von Histamin (Handwerker 1993). Dieses wird in den Mastzellen der Haut synthetisiert und als Folge von Verletzungen, Antigen-Antikörperreaktionen oder aufgrund anderer chemischer Substanzen freigesetzt. Auch Neuropeptide wie Neurotensin, VIP, Secretin und die Substanz P besitzen über eine Histaminausschüttung eine juckreizauslösende Wirkung (Fjellner et al. 1985).

Die Ursache für die abnorme Intensität des Juckreizes bei Neurodermitis wird u. a. auf die Störungen des Immunsystems der Haut zurückgeführt. So besteht bei Neurodermitis eine erhöhte Reagibilität der Haut auf Histamin; besonders in den Gelenkbeugen, den Prädilektionsstellen, löst der Histamintest übergroße Erytheme aus. Außerdem schütten die Mastzellen und andere Leukozyten mehr Entzündungsmediatoren, darunter Histamin, aus (Bos et al. 1992) und weisen eine herabgesetzte Schwelle für die maximale Histaminfreisetzung bei der Stimulation mit IgE-spezifischen Antigenen auf. Dies könnte die erhöhte Histaminkonzentration in der Haut erklären. Die Anzahl der Histamin-H_2-Rezeptoren tragenden Suppressor-T-Zellen scheint erniedrigt, die Histamin-induzierte Schweißproduktion verstärkt (Hanifin 1982).

Wahrnehmung von Juckreiz und Kratzimpuls. Juckreiz wird allgemein bei einer *anhaltenden schwachen* Stimulation der Haut wahrgenommen, ist aber nicht genau lokalisierbar und kann in andere Empfindungen, wie Schmerz und Kitzeln, übergehen (Wallengren 1993). Oft wird z. B. unterschieden zwischen einem „stechenden, gut lokalisierbaren" und einem eher „rennenden diffusen" Charakter. Der Juckreiz besteht nach Beendigung der Stimulation weiter und kann deutliches Unbehagen auslösen. Die Juckreizschwelle nimmt im Laufe des Tages und mit steigender Raumtemperatur ab und ist abhängig von der Körperstelle (Wallengren 1993).

Ekzematöse und licheninfizierte Hautstellen sind durch eine gesteigerte Reagibilität (verringerte Latenz, erhöhte Intensität und Dauer der Juckempfindung) auf juck-

reizauslösende Stimuli gekennzeichnet. Dieses als juckende Haut bezeichnete Phänomen bedeutet auch, daß Reize, die normalerweise kein Jucken auslösen, wie z. B.
leichte Berührung, einen starken Juckreiz zur Folge haben können.

Die Juckreizschwelle wird in erheblichem Maße durch mentale und psychische
Vorgänge beeinflußt. Es wird angenommen, daß eine Aktivierung des vegetativen
Nervensystems durch Emotionen juckreizstimulierende Veränderungen in der Haut
bewirken kann (Edwards et al. 1976). Außerdem läßt sich die Juckreizwahrnehmung,
wie jede Sinneswahrnehmung, durch die Art der Aufmerksamkeitsausrichtung und
durch Bewertungen beeinflussen: dramatisierende Bewertungen des Juckreizes können diesen steigern (Hermanns u. Scholz 1992).

Ein sehr spezifisches Phänomen bei Juckreiz ist die Tatsache, daß allein die Vorstellung der Empfindung oder entsprechende Assoziationen (z. B. Flöhe oder anderes
Ungeziefer) Juckreiz auslösen kann. Dieses Phänomen wird als ideosensorischer
Juckreiz bezeichnet, analog dem ideomotorischen Hypnosephänomenen (Armlevita-
tion durch die Vorstellung von Leichtigkeit in den Armen). Die leichte Auslösbarkeit
von Juckreiz ist durch enge assoziative Verknüpfungen zwischen mentalen, psychophysiologischen und motorischen Reaktionskomponenten erklärbar, die als ein automatisiertes Reaktionsmuster „abgespeichert" sind.

Die Empfindung „Jucken" ist mit dem motorischen Impuls zum *Kratzen* als spina-
lem polysynaptischen Reflex untrennbar verbunden und kann durch kortikale und
subkortikale Zentren gehemmt werden. Zudem kann die Juckempfindung bereits auf
segmentaler Ebene vermindert oder beseitigt werden, indem man das betroffene
Dermatom mit Nadelstichen schmerzhaft berührt (vgl. Stüttgen 1981). Der Kratzimpuls steigt mit der Intensität des Juckreizes und ist in Abhängigkeit von diesem
nur schwer zu kontrollieren; im Extremfall kann er heftigste Kratzattacken auslösen,
die subjektiv nicht mehr als kontrollierbar erlebt werden. Die mangelnde Kontrollier-
barkeit des Kratzens hängt u. a. auch mit dem extrem aversiven Charakter von Juckreiz und der vorübergehenden Hemmung dieser Empfindung durch Schmerz zusammen.

Durch das Kratzen wird eine Schmerzempfindung herbeigeführt, die die Wahrnehmung von Juckreiz hemmt (Münzel 1990). Da Juckreiz nur bei einem intakten
dermal-epidermalen Übergang der Haut auszulösen ist – und auch nur von ihren äu-
ßersten Schichten aus –, sistiert bei aufgekratzter Haut auch das Jucken. Andererseits
führt wiederholtes Kratzen oder Aufkratzen zu strukturellen Veränderungen in der
Haut, die eine Herabsetzung der Juckreizschwelle bewirken.

1.1.3
Dermatologische Behandlung

Die externe Behandlung der Neurodermitis richtet sich nach dem aktuellen Krankheitsstadium und beinhaltet:

- Hautpflege mit rückfettenden, wirkstofffreien Externa,
- antiinflammatorische Behandlung mit Lokalsteroiden, Teerpräparaten, Photo-
  und Photobalneotherapie und
- Behandlung von Superinfektionen mit Antiseptika und Antibiotika.

Die systemische (innerliche) Behandlung umfaßt:

- juckreizstillende Medikamente (Antihistaminika) und
- systemische Kortisontherapie und Cyclosporin bei schweren Krankheitsverläufen.

Darüber hinaus sind als prophylaktische Maßnahmen zu nennen:

- Allergenkarenz (z. B. Meiden von Tierhaaren),
- Diäten (bei nachgewiesener Nahrungsmittelunverträglichkeit) und
- Klimatherapie (Hochgebirge, Nordsee).

Insgesamt steht der Schulmedizin eine breite Palette, insbesondere externer Behandlungsmöglichkeiten zur Verfügung (Ring 1982). Als ein wesentliches Problem der dermatologischen Behandlung muß die konsequentere Nutzung präventiver Maßnahmen in der Praxis angesehen werden.

1.1.4
Informationsdefizit und Krankheitsprophylaxe

Die Notwendigkeit eines Therapieprogramms zur Prävention der atopischen Dermatitis, wie es bei anderen chronischen Erkrankungen (z. B. Diabetes, Asthma etc.) längst üblich geworden ist, wird allein durch die zunehmende Anzahl Betroffener deutlich. Schätzungen (Hohmann u. Gieler 1995) gehen von einer Inzidenz von 3 Mio. in Deutschland aus.

Probleme bei der Behandlung der atopischen Dermatitis ergeben sich aus der oftmals mangelnden Zeit für individuelle Diagnostik und der Tatsache, daß es sich um eine chronische Erkrankung handelt. Der Patient und der Arzt sehen sich wiederholt mit der Frustration konfrontiert, daß Therapieerfolge nur kurzfristig stabilisiert werden können bzw. nur unter Einsatz von Kortikosteroiden und Antihistaminika aufrecht erhalten werden. Dabei werden eine Vielzahl von therapeutischen Ansätzen polypragmatisch und oft ziellos „ausprobiert", wobei eine Verunsicherung aufgrund unterschiedlicher, teils gegensätzlicher Behandlungstheorien den Umgang mit der Erkrankung erschweren kann.

Leider kommt es immer wieder zu Fehleinschätzungen der Wirksamkeit einiger Methoden. Beispielsweise werden Diätvorgaben bei subjektiv vermuteten Nahrungsmittelallergien in ihrer Bedeutung häufig überschätzt. Von Uslar (1988) fand in ihrer Fragebogenuntersuchung heraus, daß von 150 befragten Patienten mit atopischer Dermatitis 75% eine Diät für unentbehrlich oder wichtig hielten, jedoch nur 7% tatsächlich eine Diät mit dem alleinigen Ziel der Hautverbesserung durchgeführt hatten, also über persönliche Erfahrungen verfügten. Bemerkenswert an dieser Untersuchung ist das Ergebnis, daß besonders die Patienten, die die Wichtigkeit einer Diät hoch einstuften, die eigene Informiertheit gering einschätzten.

Dem hohen Engagement vieler Betroffener in dem Testen neuer Behandlungsansätze steht die Tatsache gegenüber, daß ein „erschreckendes Ausmaß an Unwissen um die Erkrankung unter den Betroffenen selbst" besteht (Von Uslar et al. 1989). Das Informationsdefizit der Neurodermitispatienten wird häufig von ihnen selbst beklagt und konnte auch bei größeren Umfragen bestätigt werden. Die Suche des Patienten nach immer wieder neuen Therapieansätzen und Heilungsversprechen führt – durch

eine mangelnde Kompetenz des Patienten im Umgang mit widersprüchlichen Fach-
informationen – zu Verunsicherung und Kontrollverlust im Umgang mit seinem
Hautzustand. Andererseits ist das Nichterfüllen oft rigider und als absolut gesetzter
Anforderungen (z. B. Diäten) mit Insuffizienzgefühlen verbunden. Das Problem des
Patienten besteht damit v. a. darin, unter fachlich kompetenter Anleitung ein für ihn
individuell am besten durchführbares Konzept herauszusuchen. Dies ist unter den
gegebenen zeitlichen Limitierungen der Kassenpraxis ein scheinbar aussichtloses Un-
terfangen. Umso dringlicher erscheint es daher, das medizinische Versorgungsange-
bot um intensive und individuell ausgerichtete, jedoch trotzdem zeitlich begrenzte
und ökonomisch angemessene Maßnahmen zu erweitern.

Daher wird nachhaltig auch in der medizinischen Fachliteratur die Forderung
nach ganzheitlich-integrativen Therapiemodellen, einschließlich gruppentherapeuti-
scher und psychotherapeutischer Maßnahmen, gestellt (Von Uslar et al. 1989; Rowold
et al. 1990).

Der Aufbau eines ambulanten psychosomatischen Behandlungsangebots und eine
Abstimmung stationärer und ambulanter Gruppenbetreuung mit einer konsequente-
ren Förderung der Selbsthilfemöglichkeiten stellt daher ein zentrales Ziel einer verbesserten dermatologischen Versorgung dar (Von Uslar 1988).

1.2
Psychologische Probleme

1.2.1
Einfluß psychischer Belastungen auf den Krankheitsverlauf

Unbestritten ist, daß der Krankheitsverlauf der Neurodermitis durch psychische Belastungen beeinflußt werden kann. Zur Begründung einer erhöhten Streßreagibilität
wird auf die Disposition der Haut verwiesen, auf unterschiedliche Reize mit Juckreiz
und Entzündung zu reagieren. Bei retrospektiven Befragungen geben zwischen 48%
(Greenhill u. Finesinger 1942), 65% (Brown 1972) und 66%–80% (Roth u. Kierland
1964) der Betroffenen an, daß psychische Belastungen und Streß mit einer Verschlechterung der Symptome verbunden sind. Allerdings sind retrospektive Angaben
nicht verläßlich genug, um Aufschluß über einen objektiven Zusammenhang zu geben. Aber auch objektivere Studien zum gehäuften Auftreten belastender Lebensereignisse von Krankheitsschüben (Köhler u. Niepoth 1988) und Laboruntersuchun-
gen, die eine erhöhte psychophysiologische Streßreagibilität nachzuweisen versuchen
(Faulstich et al. 1985; Fjellner et al. 1985; Münzel u. Schandry 1990), erbrachten wider-
sprüchliche Ergebnisse.

Diese könnten nicht nur auf methodische Probleme zurückzuführen sein, sondern
auch auf interindividuelle Differenzen in der Streßreagibilität. So konnte Schubert
(1988) in einer zeitreihenanalytischen Untersuchung Zusammenhänge zwischen
Hautzustand und alltäglichen Streßereignissen am Vortage lediglich bei 3 von 6 Neurodermitispatienten nachweisen. Neben einer anlagebedingten Empfindlichkeit der
Haut dürfte die Streßreagibilität auch von den Verarbeitungsstrategien im Umgang
mit psychischen Belastungen beeinflußt werden. Zudem scheint die Streßreagibilität

auch vom aktuellen Hautzustand abzuhängen und in einem akuten Krankheitsschub (Münzel u. Schandry 1990) bzw. bei stärker ausgeprägten Krankheitssymptomen (Roth u. Kierland 1964) erhöht zu sein.

Subjektive Angaben zum Zusammenhang zwischen psychischen Belastungen und Krankheitsverlauf unterliegen nicht nur einem Beobachtungsfehler aufgrund ungenauer Erinnerung. Sie sind auch beeinflußt von den persönlichen Überzeugungen hinsichtlich der Krankheitsursachen, dem subjektiven Krankheitsmodell. Fragebogenuntersuchungen zeigen, daß Neurodermitiskranke psychische Faktoren gegenüber Pityriasis-rosea-Kranken eher schwächer (Korth et al. 1988), gegenüber Patienten einer HNO-Klinik eher stärker (Gieler et al. 1985) gewichten. Viele Betroffene empfinden es als Stigmatisierung im Sinne einer „psychischen Krankheit“, daß psychische Faktoren den Krankheitsverlauf beeinflussen. Diese negative Assoziation begünstigt ein eher somatisches Krankheitsmodell.

1.2.2
Krankheitsbewältigung und Persönlichkeit

Ganz allgemein sind chronische Krankheiten mit einer Vielzahl von Problemen und Anforderungen verbunden (Beutel 1988): *Unvorhersagbarkeit des Krankheitsverlaufs, reduzierte körperliche Leistungsfähigkeit, Einschränkung des körperlichen Wohlbefindens, Abhängigkeit von medizinischen Spezialisten sowie Klinikaufenthalte und Trennung von Angehörigen.* Diese Belastungen stellen eine Bedrohung der Handlungsfähigkeit des Kranken dar, denen er sich anzupassen versucht, etwa durch kognitive Strategien zur Verringerung der Bedrohung (z. B. Verleugnung) oder durch aktive Handlungen zur Veränderung der Situation („coping“) (Cohen u. Lazarus 1979).

Unter den Anforderungen, die an chronisch Kranke gestellt werden, sind besonders 2 Probleme hervorzuheben: ob die Person Möglichkeiten der Einflußnahme auf die Krankheit oder deren Folgen sieht; und ob es der Person gelingt, ein positives Selbstbild aufrechtzuerhalten.

Wahrnehmung von Kontrolle über das Krankheitsgeschehen. Nach dem Health-Locus-of-Control-Ansatz (Wallston u. Wallston 1981) wird erwartet, daß Personen mit internalen Kontrollüberzeugungen, die Gesundheit als vom eigenen Verhalten abhängig sehen, eher aktiv werden, um ihre Gesundheit zu verbessern oder zu erhalten, als Personen mit externalen Kontrollüberzeugungen bezüglich ihrer Gesundheit. Diese nehmen Krankheit als fremdbestimmt, als entweder von anderen kompetenten Personen („powerful others“) oder vom Schicksal oder Zufall („chance“) abhängig wahr.

Die Komplexität der Neurodermitis macht es für viele Betroffene schwierig, ein angemessenes Konzept von den Ursachen (Kausalattribution) und Veränderungsmöglichkeiten (Kontrollüberzeugungen) zu entwickeln, nach dem sie handeln könnten. Häufig wird die Neurodermitis, aus einem Bedürfnis nach Vereinfachung, nach einem einfachen Ursache-Wirkungs-Prinzip erklärt, etwa im Sinne einer Allergie. Dadurch wird das Krankheitsgeschehen jedoch undurchschaubar und unkontrollierbar, der Kranke fühlt sich hilflos und ausgeliefert. Phasenweise depressive und ängstliche Verstimmungen können die Folge sein.

Korth et al. (1988) konnten feststellen, daß Neurodermitis im Vergleich zu Pityriasis rosea (einer immunologischen Hauterkrankung, die lediglich verübergehend auftritt) subjektiv als stärker durch externe Ursachen bedingt, im Verlauf als besser vorhersehbar, aber als ebenso beeinflußbar wahrgenommen wird. Sie interpretieren diese Überzeugungen als den Versuch, sich auf kongnitiver Ebene vor einem drohenden Verlust der Kontrolle über das Krankheitsgeschehen zu entlasten. Interessanterweise zeigten Neurodermitiskranke einen höheren Informationsstand und gleichzeitig auch ein erhöhtes Informationsbedürfnis bezüglich der Krankheitsursachen. Auch dies kann als Ausdruck eines Bestrebens gewertet werden, aktive, problembezogene Kontrollmöglichkeiten zu erhalten und emotional belastende Kognitionen bezüglich der Erkrankung zu reduzieren.

Aufrechterhaltung eines positiven Selbstbildes. Die immer wiederkehrenden Veränderungen der sozialen Beziehungen im Krankheitsschub, die subjektiv als Attraktivitätsverlust erlebten Hauterscheinungen und v. a. die permanente Beeinträchtigung des körperlichen Wohlbefindens durch den aversiven Juckreiz können die Anpassungsmöglichkeiten des Kranken phasenweise überfordern. Es ist daher plausibel, daß depressive oder ängstliche Verstimmungen auftreten, die jedoch nach dem Abklingen eines Krankheitsschubes wieder zurückgehen (Rechhardt 1970).

Andererseits können sich die Probleme auch auf verschiedene Lebensbereiche ausweiten. Es kann die Gefahr entstehen, daß die negative Einschätzung der Haut, die sozialen Beeinträchtigungen und der Verlust der Attraktivität in einer generalisierten negativen Bewertung der eigenen Person münden. Besonders ungünstig ist die ständige gedankliche (und manuelle) Beschäftigung von Neurodermitiskranken mit der Haut (Korth et al. 1988). Die permanente Konzentration auf den negativen Aspekt der kranken, als entstellt erlebten Haut ist nicht nur ein Auslöser für übermäßig häufiges Kratzen, sondern trägt zu dem Erleben bei, daß das ganze Leben von der Krankheit überschattet wird.

Nach dem systemtheoretischen Ansatz (Nerenz u. Leventhal 1983) ist Krankheitsbewältigung der Versuch, ein bestmögliches körperliches wie emotionales Gleichgewicht aufrechtzuerhalten. Die konkreten Erfahrungen und Informationen bezüglich Krankheitssymptomen, deren Ursachen, Folgen und Verlauf werden zu einem subjektiven Krankheitsmodell zusammengefügt. Dieses bestimmt, welche aktiven, problembezogenen wie auch emotionsbezogenen Bewältigungsweisen von einem Individuum gewählt werden. Für die emotionsbezogene Bewältigung ist v. a. relevant, in welcher Beziehung die Krankheit zur eigenen Person gesehen wird, d. h. inwieweit

- sich eine Person in ihrem Selbstbild mit der Krankheit identifiziert und sich ausschließlich als Kranker erlebt ("total involvement"),
- oder die Krankheit nur als Teil des Lebens sieht ("encapsulation") oder
- sich einer permanenten Bedrohung durch einen potentiell erst bevorstehenden Krankheitsausbruch gegenübersieht ("at risk").

Nicht nur der chronische Verlauf, sondern auch die von den spezifischen Symptomen einer Krankheit abhängigen Probleme bestimmen die Verarbeitung. So ergeben sich bei Neurodermitis aus dem intensiven, chronischen Juckreiz und den Hauterscheinungen als sichtbarem sozialem Stigma besondere Probleme, die nicht selten bagatellisiert werden.

1.2.3
Kratzen aus verhaltenstheoretischer Sicht

In der Umgangssprache werden die Begriffe „Jucken" und „Kratzen" auch häufig synonym verwendet („Ich muß mich jucken ..."). Doch nicht jeder Juckreiz hat zwangsläufig Kratzen zur Folge. So sind „Patienten sich häufig noch nicht einmal sicher, ob es überhaupt in dem Augenblick juckte, als sie zu kratzen begannen" (Bosse u. Hünecke 1981).

Aus verhaltenstheoretischer Sicht lassen sich 2 grundlegende Mechanismen gegenüberstellen, die für die Ausweitung der Kratzproblematik verantwortlich sind und die auch therapeutisch unterschiedlich angegangen werden müssen:

- Juckreizbedingtes Kratzen mündet oft in einen Aufschaukelungsprozeß („Juckreiz-Kratz-Zirkel") von sich gegenseitig verstärkendem Juckreiz und Kratzen und stellt durch die konflikthaften kurz- und langfristigen Konsequenzen ein Selbstkontrollproblem dar (Reinecker 1978).
- Nicht juckreizbedingtes oder auch „automatisiertes" Kratzen hingegen stellt eine Verhaltensgewohnheit dar, deren Generalisierung als Folge von Konditionierungsprozessen gesehen werden kann.

Der Juckreiz-Kratz-Zirkel. Wie bereits dargestellt, lindert Kratzen durch Reizung der Schmerzrezeptoren vorübergehend die Juckreizempfindung. Die subjektive Erleichterung ist jedoch häufig nur vorübergehend: wird das Hautgewebe durch Kratzen geschädigt, wird die Juckreizschwelle durch die Aktivierung von Entzündungsreaktionen weiter gesenkt. Kratzen hat also kurzfristig positive, zeitlich verzögert jedoch negative Konsequenzen[1].

Den mit Verzögerung eintretenden, intensiveren Juckreiz versucht der Betroffene wiederum durch verstärktes Kratzen zu übertönen. Durch den positiven Rückkopplungseffekt entsteht ein Teufelskreislauf von sich gegenseitig aufschaukelndem Juckreiz und Kratzen, dem sich Neurodermitiskranke häufig hilflos ausgeliefert fühlen. Nicht selten endet die Kratzattacke erst, wenn die Haut blutig aufgekratzt ist.

Die dadurch hervorgerufenen massiven Hautschäden (Exkoriationen) tragen wesentlich zur Chronifizierung der Neurodermitis bei: so wird die Abheilungszeit verlängert und eine aufwendige Akutbehandlung und Hautpflege notwendig. Die Infektionsgefahr wird dadurch erhöht und langfristig können eine Hautverdickung und Vergröberung der Hautfelder (Lichenifikation) auftreten. Auch die sozialen Konsequenzen sind gewichtig: so wird neben einer evtl. Arbeitsunfähigkeit ein Rückzug aus gewohnten sozialen Aktivitäten notwendig.

---

[1] Die Bezeichnung „zwanghaftes" Kratzen trifft insofern das Kernproblem des Zwangsverhaltens, als daß die Verhinderung eines aversiven Zustands nur unvollständig gelingt und immer stärkere Bemühungen zur Kontrolle des aversiven Zustands notwendig werden. Auch die Tatsache, daß Kratzen zu einer exzessiv wiederholten, stark ritualisierten Handlungsabfolge werden kann, stellt eine Beziehung zum Zwang her (Koblenzer 1987; Stangier 1993). Dennoch ist ein wesentlicher Unterschied in der bei Neurodermitis somatisch begründeten, aber auch bei Hautgesunden reflexhaft vorgebahnten Reiz-Reaktionsverknüpfung zu sehen. (Aufgrund der physiologischen Grundlage erscheint daher der von vielen Betroffenen eher benutzte Vergleich mit Suchtverhalten durchaus ebenso angemessen und gleichzeitig unzutreffend.)

Schließlich ruft die Betrachtung der aufgekratzten, blutigen Hautstellen Schuldgefühle hervor angesichts des Versagens der Selbstbeherrschung (Bosse u. Hünecke
1981). Da die durch das Kratzen entstandenen Hautschädigungen die Neurodermitis
chronifizieren, erlebt der Betroffene nicht nur den Verlust von Selbstkontrolle (über
das eigene Verhalten), sondern zugleich auch den von Kontrolle über die Erkrankung. Die negative Verarbeitung des Kratzens wird noch verstärkt durch Vorwürfe
von nahestehenden Personen (s. unten), bei denen das selbstschädigende Verhalten
typischerweise eher Aggression als Verständnis für den unerträglichen Juckreiz und
das nur begrenzt zu kontrollierende Kratzen auslöst.

„Automatisiertes" Kratzen. Ein individuell unterschiedlicher, jedoch nicht unerhebli-
cher Anteil an Kratzen geht nicht auf Juckreiz zurück, sondern auf innere oder situative Reize. Hierzu zählen:

- diffuse Anspannung und Ärger,
- Entscheidungskonflikte,
- freier Zugang zur Haut (z. B. beim Aus- und Umziehen, allein im Bad),
- der Anblick von Hautveränderungen (z. B. Schorf) sowie
- Hautempfindungen (wie z. B. Kribbeln).

Die auslösenden Bedingungen – wie manchmal auch das Kratzen selbst – werden
nicht immer bewußt wahrgenommen und können vielfach erst nach systematischer
Selbstbeobachtung angegeben werden. Für dieses nahezu bei jedem Betroffenen fest-
zustellende Kratzen (auch „unterschwellig" oder „unbewußt" genannt), schlagen wir
die Bezeichnung „automatisches Kratzen" vor, in Anlehnung an „automatische Gedanken". Nach unseren Erfahrungen können Betroffene dadurch am ehesten die
Möglichkeit einer Veränderung durch Einüben alternativer Gewohnheiten assoziie-
ren.

Es ist nicht immer leicht zu beurteilen, ob dabei der Juckreiz überhaupt beteiligt
ist; viel eher wird in dieser Form des Kratzens eine Übersprungshandlung gesehen,
die u. a. einen spannungsreduzierenden Effekt haben kann, z. B. bei Verlegenheit
oder bei Blockierung von Handlungs- oder Gedankenabläufen. Jedoch kann das „automatisierte" Kratzen durch mechanische Stimulation der Hautrezeptoren wiederum
Juckreiz auslösen, und besonders auf betroffenen Hautstellen Juckreiz auslösen und
dann in juckreizbeantwortendes Kratzen übergehen (Hünecke u. Bosse 1981). An dieser Stelle wird deutlich, wie eng der Zusammenhang zwischen Juckreiz und Kratzen
ist.

Ein verhaltenstheoretisches Modell des Kratzens. Das Paradigma des Klassischen
Konditionierens eignet sich gut dafür, die Entstehung und Ausweitung des juckreiz-
unabhängigen Kratzverhaltens zu erklären (Stangier et al. 1987): unterschiedliche in-
terne oder externe Bedingungen (konditionierte Stimuli, CS), z. B. diffuse Anspannung oder Mißempfinden, können durch wiederholte zeitliche Paarung mit dem
Juckreiz (unkonditionierter Stimulus, UCS) das Kratzverhalten auslösen. Dieses wird
somit zur konditionierten Reaktion (CR). So konnten Jordan u. Whitlock (1972) zeigen, daß Neurodermitiskranke schneller und dauerhafter konditionierte Kratzreak-
tionen auf neutrale Stimuli ausbilden als hautgesunde Kontrollpersonen. Solche

Lernvorgänge können erklären, warum Kratzen auch ohne Beteiligung von Juckreiz ausgelöst werden kann.

Ganz wesentlich beteiligt an der Aufrechterhaltung und Ausweitung des Kratzverhaltens und auch der Aufschaukelung von Juckreiz und Kratzen sind Vorgänge, denen das Paradigma des operanten Konditionierens zugrunde liegt (Stangier et al. 1987): das Kratzverhalten wird verstärkt bzw. belohnt aufgrund von Nachlassen des Juckreizes, kratzbedingter Spannungsreduktion (Böddeker u. Böddeker 1976) oder aufgrund von äußerer Zuwendung, z. B. verstärkte Aufmerksamkeit der Eltern (Hünecke u. Bosse 1981). Neben diesen unmittelbaren Konsequenzen kommt es zu verzögerten Folgen, die sich aus den durch das Kratzen verursachten Gewebsläsionen ergeben. Diese provozieren sekundäre Entzündungsprozesse, die wiederum zu einer Steigerung des Juckreizes beitragen.

Zusätzlich können die emotionalen Folgen von Kratzen und Kratzexzessen, nämlich Selbstvorwürfe und Schuldgefühle, zu einer Verstärkung der auslösenden Stimuli wie Anspannung und/oder Juckreiz führen und ihrerseits zu konditionierten Stimuli für die Auslösung von Juckreiz und Kratzen werden. Dadurch entsteht ein komplexes Bedingungsgefüge von Juckreiz, Kratzverhalten und emotionalen Reaktionen, an denen Vorgänge des klassischen und operanten Konditionierens beteiligt sind. Diese Generalisierung kann noch zusätzlich verstärkt werden durch die Reaktionen der Umwelt: hierbei spielt nicht nur die positive Zuwendung von Bezugspersonen (Walton 1960; Allen u. Harris 1966) eine Rolle, sondern auch bestrafende oder einschränkende Maßnahmen, die zu einem Erregungsanstieg mit verstärktem Kratzimpuls führen (Ratliff u. Stein 1968; Bödekker u. Bödekker 1976) und als aversiv erlebt werden. Im Einzelfall kann somit das Kratzen zum primären Problem des Krankheitsgeschehens werden, während Juckreiz und Hautentzündung sekundäre Phänomene darstellen (Bosse u. Hünecke 1987).

Dieses Modell hat in seiner differenzierten Betrachtungsweise für die Verhaltensmedizin nicht nur hohen Erklärungswert, sondern bietet auch Ansätze für therapeutische Interventionen (s. Abschn. 2.1.1).

1.2.4
Auswirkungen der Erkrankung auf soziale Beziehungen

Sichtbare Hauterscheinungen werden von vielen Betroffenen als Einschränkung des äußeren Erscheinungsbildes erlebt. Diese Einschränkung kann sich sowohl auf die Bewertung der eigenen Attraktivität als auch auf das Verhalten in sozialen Interaktionen in vielfältiger Weise auswirken.

Eine wesentliche Rolle für die ungünstige Verarbeitung von Hautkrankheiten spielt die Angst, von anderen aufgrund der Hauterscheinungen abgewertet oder abgelehnt zu werden. Dieser Erwartung entspricht die tatsächliche Erfahrung vieler Hautkranker, in der Öffentlichkeit starker sozialer Abwertung ausgesetzt zu sein, die teilweise auf Vorurteile über die Ansteckungsgefahr, teilweise aber auch auf eine ästhetische Ablehnung zurückgeht (Hornstein et al. 1973). Diese Stigmatisierung zeigt sich selten in offen ablehnenden Reaktionen, sondern meist in Distanzierung, befangenen oder ambivalenten Reaktionen wie z. B. Mitleid (Hünecke u. Bosse 1980). Sie ist abhängig von der Nähe des sozialen Kontaktes und z. B. im erotisch-sexuellen Kontakt stärker als im Arbeitsbereich (Bosse et al. 1976).

Aufgrund dieser Erfahrungen generalisieren Betroffene die Erwartung von sozialer Abwertung häufig auf solche Situationen, in denen sie wegen der Hauterscheinungen beobachtet („angestarrt") oder angesprochen werden oder offene Ablehnung erfahren könnten.

In einer Übersicht zur Entstellungsproblematik weisen Hünecke u. Bosse (1980) auf die vielfältigen Faktoren hin, die bei der Entwicklung des „Entstellungsgefühls" eine Rolle spielen. Interessanterweise scheint der Schweregrad der Symptomatik dabei weniger bedeutsam zu sein als vielmehr die Sichtbarkeit und morphologische Aspekte der Hauterscheinungen. So ist die Neurodermitis nicht nur durch gerötete, nässende Hautstellen gekennzeichnet, sondern geht auch mit anderen äußerlichen Folgeerscheinungen (u. a. Ödeme der Lidfalte, Hautverdickungen infolge Kratzen) einher, die als sogenannte „Stigmata" in der Fachliteratur bezeichnet werden. Besondere Bedeutung für das Erleben einer eingeschränkten Attraktivität dürfte ein chronisch-rezidivierender Krankheitsverlauf mit ständigem Wechsel von positiver Zuwendung und negativer Distanzierung (wechselnder Verstärkerplan) als neurotisierende Bedingung haben (Hünecke 1976).

Betrachtet man die Bewältigungsmöglichkeiten im Umgang mit erlebter oder antizipierter Ablehnung, so dürften Rückzug und Vermeidung der aversiven Situation oder aggressive Durchsetzung die häufigsten Reaktionsmöglichkeiten darstellen. Man dürfte daher erwarten, daß Neurodermitiskranke Auffälligkeiten im sozialen Interaktionsverhalten zeigen. Wider Erwarten konnten jedoch Defizite in sozialen Kompetenzen bei Neurodermitispatienten nicht nachgewiesen werden (Gieler et al. 1985; Niebel 1990, 1991). Diese Ergebnisse weisen darauf hin, daß sich die beschriebenen Ängste vor Abwertung bei der Mehrheit der Betroffenen auf Problemsituationen beschränken, in denen eine visuelle Exposition der Hauterscheinungen in der Öffentlichkeit (Schwimmbad, Friseur, Sauna) erfolgt.

Auch in den Beziehungen zu nahestehenden Personen ergeben sich Probleme, etwa aufgrund der erhöhten Reizbarkeit des Kranken oder seines verstärkten Bedürfnisses nach Zuwendung und Schonung bei Krankheitsschüben oder im Umgang mit seinem permanenten Kratzen, krankheitsbedingten Gewohnheiten oder ästhetischen Beeinträchtigungen. Dies könnte erklären, warum bei Neurodermitispatienten und ihren Bezugspersonen eine negativere verbale und nonverbale Kommunikation zu beobachten ist als bei Kontrolldyaden (Wenninger et al. 1991; Ehlers et al. 1994). Durch negative Kommunikation kann es zu einer Anhäufung ungelöster Probleme in sozialen Beziehungen kommen, die wiederum rückwirkend die Hautsymptome noch weiter verstärken können.

1.3
Psychologische Behandlungsansätze

1.3.1
Verhaltenstherapeutische Ansätze

Verhaltenstherapeutische Ansätze haben bei Neurodermitis 2 Hauptansatzpunkte, die Kontrolle des Kratzverhaltens und die therapeutische Beeinflussung des allgemeinen Erregungsniveaus („Streß") der Patienten.

Ein Hauptziel der verhaltenstherapeutischen Interventionen ist, den oben geschilderten Juckreiz-Kratz-Zirkel zu durchbrechen und das automatische Kratzen zu unterbinden. Hierdurch wird eine schnelle Abheilung der Haut begünstigt. Während in den frühen Studien zur Kontrolle des Kratzens v. a. operante Therapietechniken im Vordergrund standen, werden heute Strategien zur Selbstkontrolle des Kratzens vermittelt.

Weiterhin soll in der verhaltenstherapeutischen Behandlung das allgemeine Belastungsniveau der Patienten gesenkt werden, da Zusammenhänge zwischen psychischer Belastung, dem allgemeinen physiologischen Erregungsniveau und dem Auftreten der Hauterscheinungen angenommen werden. Hierbei wird zum einen direkt auf die physiologische Erregung Einfluß genommen (siehe Entspannungstraining und Biofeedback). Zum anderen werden den Patienten kognitive Strategien und Fertigkeiten zur besseren Streßbewältigung vermittelt.

In den letzten Jahren sind eine Reihe von Untersuchungen erschienen, in denen die Wirksamkeit von verhaltenstherapeutischen Interventionen, die diese Methoden kombinieren, belegt werden konnte.

Selbstkontrolle des Kratzens

Unter dem Begriff Selbstkontrolle (Reinecker 1978) werden eine Reihe von Techniken zusammengefaßt, die auf eine planvolle Veränderung des Problemverhaltens (bei Neurodermitis z. B. Kratzen) oder vorausgehender Stimuli (z. B. Juckreiz) abzielen, wobei davon ausgegangen wird, daß das Verhalten konflikthafte kurz- und langfristige Konsequenzen hat (Nachlassen des Juckreizes vs. Hautschäden). Melin et al. (1986) konnten eindrucksvoll belegen, daß allein durch den Abbau von Kratzen durch Selbstkontrollverfahren erhebliche Verbesserungen der Symptomatik erreicht werden können.

Neben zahlreichen älteren Einzelfallstudien liegen zu diesem Problembereich in der Zwischenzeit auch besser kontrollierte Studien vor (s. Abschn. 2.1.1). Allerdings sind die bisher untersuchten Stichproben meist noch zu klein gewesen, um generelle Aussagen hinsichtlich der Effektivität der Maßnahmen zu machen.

Senkung des physiologischen Erregungsniveaus

Entspannungsverfahren (progressive Muskelentspannung). Generell sind Entspannungsverfahren dann indiziert, wenn ein erhöhtes vegetatives Erregungsniveau im Zusammenhang mit psychischen Belastungen gesenkt werden soll (Borkovec et al. 1978). Entspannungsverfahren werden selten isoliert, sondern meist in Verbindung mit Vorstellungstechniken eingesetzt oder sind in eine therapeutische Gesamtstrategie integriert.

Ein wichtiges Anwendungsgebiet der progressiven Muskelentspannung stellt der Abbau von spannungsinduziertem Juckreiz und die Kontrolle des Juckreiz-Kratz-Zirkels bei Neurodermitis dar (eine Übersicht geben Abschn. 2.1.1 und 2.1.2).

Imaginationsverfahren. In einigen Behandlungsstudien erwiesen sich imaginative Verfahren als effektive Erweiterung von Entspannungsverfahren bei Neurodermitis. Als eine günstige Maßnahme gegen Juckreiz erwies sich die Vorstellung von Kühle; daneben wurden ebenso Vorstellungen eingesetzt, die sich auf den günstigen Einfluß der Sonnenstrahlen (Gray u. Lawlis 1982) oder eines schützenden Verbandes (Schubert 1988, S. 265–267) auf Juckreiz und Entzündung beziehen.

Ebenso wie bei autogenem Training und Hypnose beruht die Wirksamkeit dieser Techniken möglicherweise auf dem engen Zusammenhang zwischen Vorstellungen, (auto-)suggestiven Reaktionserwartungen und physiologischen Hautfunktionen.

Biofeedbacktraining. Biofeedbacktrainings zielen auf eine gezielte Selbstkontrolle einer spezifischen Körperfunktion ab. Diese wird durch die apparativ erfaßte und verstärkte optische oder akustische Rückmeldung erleichtert. Bei Hauterkrankungen bieten sich als spezifische Angriffspunkte die Hauttemperatur (als Maß für die periphere Durchblutung) und die elektrodermale Aktivität (Hautwiderstand und Hautleitfähigkeit in Abhängigkeit von der Schweißdrüsenaktivität) an.

Bei Neurodermitis wurde diese Methode zur Unterstützung der Entspannung mittels EMG-Biofeedback (Rückmeldung der Muskelanspannung) eingesetzt. Dabei zeigten sich deutliche Verbesserungen der Hauterscheinungen auch noch nach einem Jahr (Haynes et al. 1979; Gray u. Lawlis 1982). Insgesamt weisen die Ergebnisse zur Biofeedbackforschung darauf hin, daß unspezifische Entspannungseffekte möglicherweise von größerer Bedeutung sind als eine direkte Beeinflussung der Hauttemperatur und der elektrodermalen Aktivität (Stangier 1996).

Streßbewältigung

Kognitive Verfahren. Die Wahrnehmung des Zusammenhangs zwischen streßinduzierenden Bewertungen von Situationen und Körperreaktionen ist eine wesentliche Voraussetzung zur Verbesserung der Streßbewältigung von Neurodermitispatienten (Horne et al. 1989; Coles et al. 1988; Scholz 1988). In der Literatur zu Neurodermitis werden besonders der Ärgerausdruck (Brown u. Bettley 1971) und streßerzeugende Einstellungen wie gelernte Hilflosigkeit, mangelnder Emotionsausdruck und erhöhtes Leistungsbewußtsein (Schwarz u. Hörig 1989) als relevante Ansatzpunkte für kognitive Therapieansätze hervorgehoben.

Streßbewältigungstraining in Gruppen. In den letzten Jahren sind verstärkt standardisierte Streßbewältigungstrainings für Neurodermitisgruppen entwickelt worden, die u. a. Entspannungstraining, kognitive Elemente wie z. B. Problemlösetraining, Training sozialer Kompetenzen und des Kommunikationsverhaltens, Maßnahmen zur Verbesserung der Selbstkontrolle bezüglich Kratzen und Informationen zur Krankheit umfassen (Coles et al. 1988; Niebel 1990, 1991). Einige Komponenten dieser

Behandlungsansätze bilden die Grundlage des vorliegenden verhaltenstherapeutischen Gruppenprogramms (s. Abschn.. 2.1).

Diagnostik

Verhaltenstherapeutische Interventionen bauen auf einer sorgfältigen Analyse der Bedingungen auf, die das Problem beeinflussen (Verhaltensanalyse). Bei Neurodermitis können dies z. B. Situationen sein, in denen Kratzen ausgelöst wird oder Alltagsbelastungen, die sich auf den Hautzustand ungünstig auswirken können, wie z. B. Ärger am Arbeitsplatz, Partnerschaftskonflikte etc. (Schwarz u. Höring 1989; Stangier 1993). Weiterhin ist es wichtig, das subjektive Krankheitsmodell des Patienten zu explorieren, da dieses die Behandlungsmotivation maßgeblich beeinflußt.

Zusätzlich zu dieser Ausgangsdiagnostik stellt die therapiebegleitende Diagnostik zur Erfassung von Therapieeffekten ein weiteres Grundprinzip der Verhaltenstherapie dar. Neben Verhaltensbeobachtung (z. B. von Kratzen) und Fragebögen (s. Anhang C) sollte auch der Hautzustand direkt erfaßt werden. In Frage kommen die Selbst- und Fremdbeurteilung von Hauterscheinungen (Ausbreitung der betroffenen Hautstellen, Ausmaß der Entzündung etc.), die subjektive Einschätzung der Stärke des Juckreizes oder die Dauer, Häufigkeit und Intensität von Kratzen an der Haut. Als besonders nützlich haben sich standardisierte Tagebücher zur Protokollierung von Juckreiz, Kratzen und auslösenden Bedingungen erwiesen. Zu berücksichtigen ist jedoch, daß die Symptomatik in Abhängigkeit von einer Vielzahl von Faktoren stark schwankt und der Zusammenhang zu therapeutischen Interventionen nicht immer deutlich wird. Dies kann die Motivation zur Verhaltensänderung beeinträchtigen.

1.3.2
Hypnose und autogenes Training

Experimentelle Einzelfallstudien zur Beeinflussung von Hautreaktionen durch Hypnose haben eine lange Tradition (Übersichten bei Kroger u. Fezler 1976; Whitlock 1980; Kaschel u. Friedrichs 1990). Die beschriebenen Suggestionstechniken wurden teilweise in sehr kreativer Weise störungsspezifisch eingesetzt:

- Suggestion von kinästhetischen und temperaturbezogenen Empfindungen („sensory imagery"): z. B. Suggestion von Empfindungen der Wärme und Kälte, Leichtigkeit und Schwere, des Zusammenziehens und der Ausdehnung des ganzen Körpers und der befallenen Haut (Kline 1953); von Empfindungen, die mit dem Baden im Meer verbunden sind: Wärme und Kühle, taktile und Geschmacksempfindungen, akustische Eindrücke (Twerski u. Naar 1974); oder Suggestion der angenehmen Wirkung von Sonnenstrahlen und Gefühle von Wärme auf der gesunden und kranken Haut (Frankel u. Misch 1973).
- Direkte Suggestion von Symptomfreiheit: Häufig zitiert wird die bemerkenswerte Untersuchungsserie von Black et al., denen es gelang, bei Exposition des Allergens durch Suggestion einer veränderten Hautreaktivität allergische Reaktionen unterschiedlichen Typs zu hemmen (Black 1963; Black u. Friedman 1965).

Aufgrund der engen Bezüge zwischen Hypnose und Imaginationsverfahren gingen einige der genannten Hypnosetechniken in die Imaginationsmethoden des verhaltenstherapeutischen Gruppenprogramms (s. Abschn. 2.1.2) und in das autogene Training (s. Abschn. 4.1.2) ein.

Autogenes Training. Als autosuggestives Entspannungsverfahren weist autogenes Training (AT) einige Gemeinsamkeiten mit Hypnose auf, betont im Vorgehen jedoch stärker die Selbstkontrolle durch den Patienten. Im Vergleich mit anderen Entspannungsverfahren sind die psychophysiologischen Effekte ähnlich: so kann AT ebenso wie die progressive Muskelrelaxation ein erhöhtes psychophysiologisches Erregungsniveau senken. Aufgrund der eher passiv-rezeptiven „störanfälligeren" Vorgehensweise des AT (Ohm 1994) wurde jedoch die progressive Muskelentspannung zur Modifikation des Kratzimpulses bei Neurodermitis häufig vorgezogen.

Coles et al. (1988) integrierten Übungen des AT in ein verhaltenstherapeutisches Gruppenprogramm, durch das eine signifikante Verbesserung der Symptomatik und eine Abnahme des Kortisonverbrauchs erzielt wurde. Bedauerlicherweise erstreckte sich der Katamnesezeitraum lediglich auf einen Monat. Interessanterweise geben bereits 1969 Luthe u. Schultz (S. 157–159) Anregungen zu einer gezielten Beeinflussung bei juckenden, entzündlichen Dermatosen durch symptomspezifische Formeln (s. auch Abschn. 2.1.2). Von günstigen Effekten des AT bei Neurodermitis berichtet auch Kämmerer (1987), die zu dem Schluß kommt, daß AT zu einem Abbau nicht wahrgenommener, juckreizauslösender Affektspannung und zu einer verbesserten Körperwahrnehmung führt.

2 Verhaltenstherapeutisches Gruppenprogramm

2.1
Konzeption

Die Programmschwerpunkte beziehen sich auf folgende Kernprobleme der Krankheitsbewältigung:

- Selbstkontrolle des Juckreiz-Kratz-Zirkels,
- Verringerung von Streßreagibilität und
- Training sozialer und kommunikativer Kompetenzen.

Diese 3 Komponenten sind aufeinander bezogen und vermitteln die Zusammenhänge zwischen kognitiven Reaktionen (juckreizbezogenen Kognitionen, Problemlösen), Gefühlen (Hilflosigkeit als zentrales Thema), Verhalten (Kratzen, Kommunikation) und Körperreaktionen (Juckreiz).

Die Interventionen orientieren sich weniger an dem statischen Ziel einer „Heilung", sondern an einer Verbesserung der Fähigkeit zur Selbstregulation. Das grundlegende Ziel ist, die Teilnehmer zu Verhaltensänderungen zu aktivieren, die langfristig eine verbesserte Anpassung an krankheitsbedingte Probleme gewährleisten (Beutel 1988). Das Konzept der Selbstregulation beinhaltet folgende Grundprinzipien (Kanfer u. Schefft 1988):

- eigenverantwortliche Definition von Verhaltenszielen,
- Selbstbeobachtung zur Erfassung problematischer Verhaltensweisen im Alltag,
- Selbstbewertung und Selbstinstruktion zur Förderung adaptiver Kognitionen bezüglich eigenen Verhaltens und deren Konsequenzen und
- Selbstverstärkung zur Wahrnehmung von Kontrolle über die Krankheit und eines Gefühls der Bewältigung („Selbstwirksamkeit").

Das Programm ist für ein ambulantes Gruppensetting ausgelegt und sieht 12 Sitzungen sowie ein vorbereitendes Einzelgespräch vor (s. Tabelle 2.1). Der zeitliche und organisatorische Rahmen entspricht vergleichbaren verhaltensmedizinischen Gruppentrainingsprogrammen bei chronischen Erkrankungen (z. B. Hypertonie: Kaluza et al. 1986; entzündliche Darmerkrankungen: Glier et al. 1992). Auf der Grundlage einer individuellen Verhaltensanalyse lassen sich einzelne Komponenten auch für die Erfordernisse einer Einzeltherapie anpassen (Stangier 1993).

Die Behandlung in einer Gruppe ist nicht nur ökonomischer, sondern ermöglicht zusätzlich einen Austausch von behandlungsrelevanten Informationen. Zudem kann die Gruppe darin Unterstützung bieten, die emotionalen Belastungen durch die

Tabelle 2.1. Gesamtübersicht zum verhaltenstherapeutischen Gruppenprogramm

Sit-zung	Kratzen	Verhalten	Entspannung
1	Auswertung der Baselinephase	Einführung: Selbstsicherheit	Progressive Muskel-entspannung (lange Version)
2	Frühe Anzeichen für Juckreiz und Auslöser für Kratzen	Hausaufgabe: Selbstsicherheit	Progressive Muskelentspannung (mittlere Version)
3	Teufelskreislauf von Juckreiz und Kratzen	Einführung: Selbstsicher über Neurodermitis informieren	Progressive Muskel-entspannung (kurze Version)
4	Kratzkontrolle: eigene Techniken	Einführung: sich selbstsicher von negativen Reaktionen auf Neurodermitis abgrenzen	Entspannung auf Hinweisreiz
5	Kratzkontrolle: habit-reversal-Technik	Einführung: Problemlösen	Kurzentspannung
6	Negative Selbstgespräche bezüglich Kratzen	Hausaufgabe: Problemlösen	Differentielle Entspannung
7	„Automatisches" Kratzen	Einführung: positive Gefühle direkt äußern können	Wahrnehmung positiver Empfindungen auf der Haut
8	Spannungssituationen	Einführung: Wünsche direkt äußern können	Wiederholung: Wahrnehmung positiver Empfindungen auf der Haut
9	Belohnung für Nichtkratzen	Hausaufgabe: Wünsche direkt äußern können	Übung zur Vorstellung von Kühle
10	Positive Einflüsse auf die Haut	Einführung: negative Gefühle direkt äußern können	Imaginationsübung gegen Juckreiz
11	Problemlösen bei Kratzen	Hausaufgabe: negative Gefühle direkt äußern können	Wiederholung: Imagina-tionsübung gegen Juckreiz
12	Auslöser von „automatischem Kratzen"; Vermeidung von Rückfällen	Einführung: Problemlösen mit Bezugspersonen	Abschlußdiskussion: beob-achtete Veränderungen im Umgang mit Krankheit und Belastungen

Krankheit besser zu bewältigen. Dabei können einzelne Teilnehmer Modellfunktio-nen für eine günstige Krankheitsbewältigung übernehmen.

Durch eine homogene Gruppenzusammensetzung wird eine weitestgehende Stan-dardisierung des Ablaufs ermöglicht. Dennoch kann das Programm nur Ausgangs-material darstellen, um individuelle Erfahrungen bei der Umsetzung der Inhalte zu fördern.

Vielfach wird darauf hingewiesen, daß verhaltenstherapeutische Gruppentherapie individuumzentriert ist („Einzeltherapie in der Gruppe"). Gruppendynamischen Pro-zessen wird aufgrund des engen zeitlichen und thematischen Rahmens daher weniger Raum gegeben. Dennoch ist es notwendig, die Interaktion der Teilnehmer unterein-ander und mit dem Gruppenleiter zu beachten (s. Abschn. 2.2.1.).

2.1.1
Maßnahmen zum Abbau von Kratzen

Wesentliches Ziel des Gruppenprogramms ist die Verbesserung der Selbstkontrolle bezüglich des Kratzimpulses. Im wesentlichen werden 3 Interventionsansätze verfolgt (s. Tabelle 2.2.):

1. Techniken zur Verbesserung der *Selbstkontrolle* stellen die Grundlage dar (Reinekker 1987); gleichzeitig dienen sie als Datenquelle therapiebezogener Diagnostik. Die wesentlichen Elemente sind:

- Systematische Selbstbeobachtung in Form eines standardisierten Selbstbeobachtungsprotokolls („Kratztagebuch") zur Verbesserung der Diskrimination von Auslösern: Juckreiz, Anspannung, „konditionierte Auslöser"; günstigerweise werden Kratzintensität und -häufigkeit sowie Juckreizintensität getrennt registriert.
- Identifizierung von frühen Anzeichen von Juckreiz (z. B. Kribbeln) und von sog. „Risikosituationen", in denen häufig gekratzt wird (Coles et al. 1988; Kaschel et al. 1990; Niebel 1990, 1991).
- Maßnahmen zur direkten Verhinderung von Kratzen (z. B. Rückfetten).
- Stimuluskontrolle durch Bestimmung kratzfreier Zeitintervalle oder Einschränkung von Situationen, in denen Kratzen wahrscheinlich ist (Kaschel et al. 1990).
- Aufbau von Selbstverstärkung und Abbau von Selbstbestrafung.

2. Durch *kognitive Interventionen,* die sich spezifisch auf den Kratzimpuls und Juckreiz beziehen, kann die Selbstkontrolle bezüglich des Kratzverhaltens auch dauerhaft aufrechterhalten werden. Diese umfassen:

- Vermittlung von Erklärungsmodellen wie das „Teufelskreislaufmodell" für die Aufschaukelung von Juckreiz und Kratzen, ein „Mehrebenenmodell" zum Zusammenhang von Kognitionen, Verhalten in Belastungssituationen und Kratzen, und „automatisiertes Kratzen" zur Erklärung von nicht juckreizbedingtem, gewohnheitsmäßigem Kratzen.
- Identifizierung ungünstiger, Juckreiz und Kratzimpuls verstärkender Kognitionen.
- Konzentration auf
  - hilfreiche Gedanken im Sinne von Selbstgesprächen bzw. Selbstinstruktionen, die sich auf die Bewältigung von Juckreiz beziehen und den Kratzimpuls hemmen,
  - andere Reize oder Empfindungen und Ablenkung durch manuelle oder mentale Aktivitäten,
  - angenehme Reize oder Empfindungen wie Entspannungsübungen und Übungen zur Vorstellung von Kühle (s. unten),
  - intensivere Reize oder Empfindungen sowie Übertönen des Juckreizes durch hautschonende Maßnahmen (z. B. Eisbeutel).

3. Die erstmals von Rosenbaum u. Ayllon (1981) zum Abbau von Kratzen eingesetzte *Habit-reversal-Technik,* deren Effektivität in mehreren Untersuchungen belegt werden konnte (Melin et al. 1986; Kaschel et al. 1990; Niebel 1990, 1991). Diese Technik enthält folgende Komponenten:

- eine genaue Beschreibung von Kratzen, auslösenden Situationen und Konsequenzen zur verbesserten Wahrnehmung der sonst automatisiert ablaufenden Kratzhandlung;
- die Verankerung eines Signals („Gedankenstop") zur Unterbrechung der Kratzhandlung;
- Erlernen einer alternativen, mit Kratzen inkompatiblen Verhaltensweise (Kneifen, isometrische Übungen, Anspannen der Muskulatur etc.);
- Abbau der Anspannung durch eine anschließende Entspannungstechnik (besonders bewährt hat sich hier die progressive Muskelentspannung).

Tabelle 2.2. Übersicht zur Selbstkontrolle bezüglich Juckreiz-Kratz-Zirkel

Sit- zung	Besprechung	Hausaufgabe	Infor- mations- blatt
	Vorgespräch	Beginn des Kratztagebuchs (Baseline)	4
1	Auswertung der Baselinephase	Beginn des Kratztagebuchs (Therapiephase) Selbstbeobachtung: frühe Anzeichen	6
2	Frühe Anzeichen von Juckreiz	Selbstbeobachtung: Teufelskreislauf	10
3	Teufelskreislauf von Juckreiz und Kratzen	Kratzkontrolle: eigene Techniken sammeln; eine Technik anwenden	11
4	Kratzkontrolle: eigene Technik	Anwendung der Technik; Selbstbeobachtung: Selbstgespräche bezüglich Kratzen	13
5	Kratzkontrolle: „habit-reversal"	Positive Selbstgespräche einüben	14
6	Wiederholung: „habit-reversal"; Negative Selbstgespräche bezüglich Kratzen	Selbstbeobachtung: automatisches Kratzen	16, 17
7	„Automatisches Kratzen"	Selbstbeobachtung: Spannungssituationen	18
8	Spannungssituationen	Selbstbeobachtung: Belohnung/Bestrafung	20
9	Belohnung für Nichtkratzen	Selbstbelohnung für Nichtkratzen; Positive Einflüsse auf die Haut sammeln	22
10	Positive Einflüsse auf die Haut	Einen Einfluß systematisch nutzen	
11	Zusammenhang von Kratzen mit Selbstsicherheit, Problemlösen und direktem Gefühlsausdruck	Verhaltensänderung in kratzauslösender Situation	24
12	Auslöser von „automatischem Kratzen"; Rückfallprophylaxe		

2.1.2
Entspannungs- und Imaginationsübungen

Das Entspannungstraining als 2. Baustein des Gruppenprogramms soll einerseits zu einer Verringerung der Streßreagibilität der Haut beitragen, andererseits die Kontrolle über den Juckreiz-Kratz-Zirkel fördern. Alle Teilnehmer werden zur täglichen Praxis der Entspannungsübungen angehalten. Soweit technisch möglich, erhalten sie Tonkassetten, die bei den Übungen zu Hause verwendet werden können. Gegebenen-

	Sitzung	Übung
Tabelle 2.3. Übersicht über die Entspannungsübungen		Vorgespräch: Ausgabe von Informationsblatt 5
	1	Progressive Muskelentspannung (lange Version); Ausgabe von Informationsblättern 8, 9
	2	Progressive Muskelentspannung (mittlere Dauer)
	3	Progressive Muskelentspannung (kuze Version)
	4	Entspannung auf Hinweisrciz
	5	Kurzentspannung
	6	Differentielle Entspannung
	7	Übung zur Wahrnehmung positiver Empfindungen auf der Haut
	8	Wiederholung: Übung zur Wahrnehmung positiver Empfindungen auf der Haut
	9	Übung zur Vorstellung von Kühle
	10	Imaginationsübung gegen Juckreiz
	11	Wiederholung: Imaginationsübung gegen Juckreiz
	12	Abschlußbesprechung: Weiterführung der Übungen

falls können sich die Teilnehmer die Instruktionen selbst auf Band sprechen. Sie werden jedoch dazu angeleitet, auch ohne Kassetten zu üben.

Das Entspannungstraining ist nach den Prinzipien der „applied relaxation technique" von Öst (1987) aufgebaut. Es enthält die folgenden, aufeinander aufbauenden Komponenten (s. Tabelle 2.3.):

● Progressive Muskelentspannung:
Als Grundlage dient die progressive Muskelentspannung nach Jacobson (Bernstein u. Borkovec 1978), da diese durch ein aktives Vorgehen gekennzeichnet ist und zum Einsatz als kratzinkompatible Verhaltensweise eher geeignet ist. In 3 Schritten wird eine zunehmende zeitliche Verkürzung in der Durchführung erreicht, indem einzelne Muskelgruppen zusammengefaßt werden.

● Entspannung auf Hinweisreize („cue-controlled relaxation"):
Nachdem grundlegende Fertigkeiten zum Abbau von muskulärer Anspannung erworben werden, wird die Induktion der Entspannungsreaktion auf Hinweisreize (Rückwärtszählen von 10 bis 0, Ausatmen, Ruhebild) eingeübt. Die Teilnehmer wählen eine Technik aus, die sie selbst als günstig einschätzen, um Entspannung herbeizuführen, wann immer sie im Tagesablauf das Bedürfnis danach verspüren.

● Differentielle Entspannung:
Die flexible Integration in den Alltag wird unterstützt, indem die Teilnehmer dazu angeleitet werden, sich auch mit geöffneten Augen und bei Beanspruchung einzelner Muskelgruppen (z. B. Armheben) zu entspannen. In einer weiteren Sitzung werden Entspannungstechniken von kurzer Dauer (maximal 1 min) in den Sitzungsablauf eingefügt und auf die Möglichkeit hingewiesen, diese bei Bedarf, v. a. bei dem Impuls zum Kratzen, anzuwenden.

In der 2. Hälfte des Programms werden die Entspannungsübungen um Imaginationstechniken erweitert, die sich auf die Haut beziehen:

● Übung zur Wahrnehmung positiver Empfindungen auf der Haut:
Ein unerwünschter Nebeneffekt von hautbezogenen Imaginationsübungen besteht
darin, daß aufgrund negativer Erwartungen Juckreiz ausgelöst werden kann (ideosensorischer Juckreiz). Deshalb wird eine Übung vorgeschlagen, die in Anlehnung an
das „Genußtraining" von Lutz (1983) auf angenehme Körperempfindungen abzielt
und zu einer verbesserten Diskrimination von angenehmen Hautempfindungen
führt. Gleichzeitig soll die eher negativ ausgerichtete Konzentration auf die Haut
oder die Vermeidung von Aufmerksamkeit durch eine positive Zuwendung ersetzt
werden.

● Imaginationsübung zur Vorstellung von Kühle:
In einem weiteren Schritt werden Vorstellungen eingeübt, die mit Kühle assoziiert
sind (z. B. Meeresstrand, kühler Bergsee). Diese können als Erweiterung der Entspannungstechniken in die tägliche Übung aufgenommen werden.

● Imaginationsübung gegen Juckreiz:
Den Abschluß bildet eine Imaginationsübung, die bei Bedarf gezielt zum Abbau von
Juckreiz angewendet werden kann (insbesondere vor Phasen mit verstärktem Juckreiz, z. B. vor dem Einschlafen). Diese enthält neben Kühlesuggestionen auch Techniken, die aus der hypnotischen Schmerzbehandlung stammen und entweder direkt
eine verringerte Wahrnehmung der Mißempfindung oder eine Uminterpretation bzw.
veränderte Bewertung der Empfindung suggerieren (Wittchen 1989, S. 136).

2.1.3
Verhaltenstraining zur sozialen Kompetenz und Kommunikation

Das Verhaltenstraining hat 2 Zielsetzungen: einerseits soll die Bewältigung belastender Situationen allgemein verbessert werden; andererseits sollen auch Kompetenzen
bezüglich krankheitsspezifischer Problemsituationen vermittelt werden. Besonders
wichtig ist die Verdeutlichung von Zusammenhängen zwischen Juckreiz, Kratzen
und den dargestellten Verhaltensaspekten. Die Vorgehensweise ist, entsprechend ver-
gleichbarer Programme für psychosomatische Patienten (Franke 1991; Beck et al.
1988), primär handlungsorientiert. Der Schwerpunkt liegt auf dem Einüben von Verhaltensaspekten in Rollenspielen (s. Tabelle 2.4.).
    Die Inhalte des Verhaltenstrainings basieren in wesentlichen Elementen auf den
Trainingsmanualen von Hinsch u. Pfingsten (1983) zur sozialen Kompetenz, von
Hahlweg et al. (1982) zur Kommunikation bei Paaren und von Falloon et al. (1984)
zur Kommunikation in Familien.
    Der Ablauf der Rollenspiele orientiert sich an den Grundprinzipien des Personal
Effectiveness Trainings von Liberman et al. (1975): Anleitung zu spezifischen Verhaltensaspekten, „Trockenlauf", Rückmeldung, schrittweiser Verhaltensaufbau oder Mo-
dellvorgabe, abschließend Wiederholung der Verhaltensübung und Vereinbarung von
„Hausaufgaben".

● Training sozialer Kompetenzen:
Zunächst werden grundlegende nonverbale und verbale Kriterien für selbstsicheres
Verhalten zum Thema „Selbstsicher eigene Rechte vertreten" vermittelt (Hinsch u.

Tabelle 2.4. Übersicht zum Verhaltenstraining

Sit-zung	Thema	Informations-blatt
1	Rollenspiel: selbstsicher eigene Rechte vertreten	7
2	Hausaufgabenbesprechung: selbstsicher eigene Rechte vertreten	
3	Rollenspiel: selbstsicher über Neurodermitis informieren	12
4	Hausaufgabenbesprechung: selbstsicher über Neurodermitis informieren	
	Rollenspiel: sich selbstsicher von negativen Reaktionen auf Neurodermitis abgrenzen	
5	Problemlösen	15
6	Wiederholung: Problemlösen	
7	Rollenspiel: direkter Ausdruck positiver Gefühle	19
8	Rollenspiel: direkter Ausdruck von Wünschen	21
9	Hausaufgabenbesprechung: direkter Ausdruck von Wünschen	
10	Rollenspiel: direkter Ausdruck negativer Gefühle	23
11	Hausaufgabenbesprechung: direkter Ausdruck negativer Gefühle	
12	Rollenspiel: Problemlösen mit einer Bezugsperson	25
	(Zuhören können; Kontakte knüpfen; konstruktiv mit Kritik umgehen)	(26–28)

Pfingsten 1983). Diese Kriterien werden dann übertragen auf Kompetenzen, die sich auf krankheitsspezifische Problemsituationen beziehen („Selbstsicher über Neurodermitis informieren"); im Vordergrund stehen die Angst vor Angestarrtwerden und der Umgang mit negativen Reaktionen wie Mitleid, Ablehnung und Distanzierung. Einem passiven Vermeidungsverhalten werden aktive Strategien gegenüber gestellt und eingeübt: aktives Informieren und Nachfragen bei neutraler Aufmerksamkeit, selbstsichere Abgrenzung bei negativen Reaktionen (vgl. Roback et al. 1981; Fiegenbaum 1981). Gegebenenfalls kann das Thema Selbstsicherheit auch auf soziales Kontaktverhalten ausgeweitet werden.

● Problemlösetraining:
Dieser Ansatz dient einer kognitiven Strukturierung von belastenden Problemen durch systematische Problemlöseschritte (Grawe et al. 1980; Hahlweg et al. 1982; Falloon et al. 1984). Ergänzt durch Kommunikationskompetenzen, läßt sich der Ansatz auf die Bearbeitung von Problemen in den Beziehungen zu nahestehenden Bezugspersonen übertragen (Hahlweg et al. 1982; Falloon et al. 1984).

● Kommunikationstraining:
In den Rollenspielen werden konstruktive Möglichkeiten des direkten Ausdrucks von Emotionen eingeübt (Hahlweg et al. 1982). Im einzelnen wird Bezug genommen auf den direkten Ausdruck positiver Gefühle, Wünsche und negativer Gefühle (Ärger). Zum Abschluß des Programms kann auf zentrale Aspekte des konstruktiven Umgangs mit Kritik (Zuhörerrolle, Konkretisieren von Verhalten und Gefühlen, Vermeidung von Selbstabwertung) eingegangen werden.

2.2
Durchführung

2.2.1
Vorgespräch

ÜBERSICHT

Vorgespräch
1. Krankheitsanamnese und bisherige Behandlungserfahrungen
2. Abklärung von Krankheitsmodell und Behandlungserwartungen
3. Darstellung des Therapierationals
4. Aktuelle Lebenssituation und Belastungsfaktoren
5. Individuelle Behandlungsziele
6. Ausgabe von Informationsblättern 1–5, Fragebögen, „Kratztagebuch"

Das Vorgespräch hat sowohl therapeutische als auch diagnostische Funktion: zum einen soll es Informationen liefern über die Erfahrungen, Einstellungen und Erwartungen des Patienten hinsichtlich seiner Krankheit und einer effektiven Behandlung; zum anderen soll es durch Informationen über das Behandlungskonzept und die Konkretisierung eigener Behandlungsziele auf das Gruppenprogramm vorbereiten und motivieren.

Krankheitsanamnese und bisherige Behandlungserfahrungen

Zu Beginn werden solche anamnestischen Daten abgeklärt, die auch in psychologischer Hinsicht (besonders für die Krankheitsbewältigung) relevant sind:

- Alter der Erstmanifestation,
- erscheinungsfreie Phasen, einschneidende Symptomverschlechterungen,
- bisherige Behandlungsversuche: Kortison, Antihistaminika, Bestrahlung, Homöopathie, Pflanzenheilkunde, Diäten, stationäre Aufenthalte, Kuren,
- Suchtmittel (Alkohol, Rauchen),
- Psychopharmaka, psychiatrische Behandlung sowie
- Psychotherapie, Entspannungstraining (detailliert: Institution, Dauer, Anlaß).

Dabei ist gezieltes Fragen besonders wichtig, um nicht zu ausführliche Darstellungen zu erhalten. Soweit vorhanden, können z. B. Krankenakten genutzt werden, um Zeit zu sparen. Psychologisch relevante Behandlungen sollten genauer exploriert werden.

Abklärung von Krankheitsmodell und Behandlungserwartungen

Im Anschluß wird danach gefragt, welche Ursachen nach Meinung des Patienten für die Neurodermitis verantwortlich sind. Zu achten ist auf vereinfachende Krankheitskonzepte wie „Allergie" oder „ernährungsbedingt", „rein psychosomatisch", die einen Faktor unzulässig in den Vordergrund stellen („monokausale Verursachung"). Zumeist wird gleichzeitig deutlich, welche Erwartungen über erfolgversprechende Behandlungsstrategien bestehen (z. B. Diät, neues Medikament, Entspannung).

Darstellung des Therapierationals

In Anknüpfung an die Vorstellungen des Patienten wird eine möglichst einfache Darstellung des multifaktoriellen Krankheitskonzepts gegeben:

„Neurodermitis ist eine anlagebedingte Erkrankung. Die Veranlagung besteht in einer erhöhten Bereitschaft der Haut, auf unterschiedliche Reize mit Juckreiz und Entzündung zu reagieren. Diese Veranlagung läßt sich nicht beeinflussen, wohl aber die Einflußfaktoren. Hierzu zählen von außen einwirkende Faktoren: chemische Einflüsse, Klima, Lichtstrahlen, Wärme, Schweiß, Kratzen und von innen wirkende Faktoren: Ernährung, psychische Belastungen, Infektionen, Abwehrschwäche.

(Bei der Aufzählung ist besonders auf die Erfahrungen des Patienten Bezug zu nehmen.)

Wie wichtig die einzelnen Einflüsse sind, kann von Person zu Person unterschiedlich sein; selten jedoch ist nur ein Einfluß allein verantwortlich für die Neurodermitis. Das macht es besonders schwierig, die Krankheit zu beeinflussen. Aber auf Dauer kann eine Erscheinungsfreiheit erreicht werden, wenn man den Einflüssen entgegenwirkt. Das setzt voraus, daß man durch Selbstbeobachtung genauer herausfindet, welche Einflüsse wichtig sind."

Dann wird der psychologische Behandlungsansatz erklärt:

„Die dermatologische Behandlung mit Medikamenten verändert nicht die Auslösefaktoren, sondern wirkt nur vorübergehend auf die Hautsymptome. Unser Behandlungsprogramm bezieht sich besonders auf solche Einflüsse, bei denen eine dauerhafte Veränderung von Gewohnheiten notwendig ist.

An 1. Stelle ist der Teufelskreislauf von Juckreiz und Kratzen zu nennen, der nur sehr schwer zu kontrollieren ist. Kurzfristig ist Kratzen wohltuend, weil es Juckreiz verringert, langfristig jedoch führt es zu Hautschäden, die wiederum die Entzündung verstärken, wodurch wiederum der Juckreiz stärker wird. Ein Schwerpunkt der Behandlung liegt auf der Verringerung von Kratzen durch Entspannungstraining und darauf aufbauenden Maßnahmen, die Ihnen helfen, besser mit dem Juckreiz umzugehen".

Es ist wichtig, auch nach den eigenen Erfahrungen und bisherigen Versuchen, das Kratzen zu verhindern, zu fragen. Zumeist wird dann die Notwendigkeit bestätigt, an diesem Problem etwas zu verändern.

Aktuelle Lebenssituation und Belastungsfaktoren

In einem weiteren Schritt wird auf die aktuelle Lebenssituation eingegangen, um wichtige Stressoren zu erfassen; ein Zusammenhang zum Krankheitsverlauf wird zunächst nicht hergestellt:

„Nach unserer Erfahrung ist es auch wichtig, Streß im Alltagsleben abzubauen, zumal die Hauterkrankung sowieso viele Belastungen mit sich bringt. Ein 2. Schwerpunkt soll deshalb das Einüben von Verhaltensweisen sein, die helfen können, die Belastungen zu verringern. Ich möchte deshalb mit Ihnen verschiedene Lebensbereiche durchgehen und die für Sie persönlich wichtigsten Streßquellen festhalten."

Nacheinander werden nun die unterschiedlichen Lebensbereiche exploriert:

- Beruf (Beziehungen zu Kollegen, Vorgesetzten) und Ausbildung (Prüfungen),
- Freizeit,

- Partnerschaft,
- Familie (eigene Familie und Herkunftsfamilie),
- soziale Kontakte sowie
- Auftreten in der Öffentlichkeit (z. B. negative Reaktionen auf die sichtbaren Haut-erscheinungen, Selbstsicherheit, sozialer Rückzug).

Dabei werden zunächst Eckdaten und dann Belastungsfaktoren erfragt; diese sollten durch genaue Beschreibungen von Situationen konkretisiert werden und können auf dem Blatt „Leitfaden für das Vorgespräch" (s. Anhang A) notiert werden.

Schließlich sollten besonders belastende Krisen der letzten Jahre und mögliche Zusammenhänge zum Krankheitsverlauf exploriert werden: *„Gab es Zeiten, in denen sich Belastungen besonders zugespitzt haben? Hat sich in dieser Zeit die Neurodermitis verschlechtert?"*

Individuelle Behandlungsziele

Daran anknüpfend werden dann in einer Zusammenfassung Problemschwerpunkte herausgearbeitet, die der Teilnehmer im Behandlungsprogramm aufgreifen kann.

Erfahrungsgemäß haben viele Neurodermitiskranke sehr spezifische Interessen, die sich nicht immer mit den Zielen des Behandlungsprogramms decken, etwa die Suche nach neuen Medikamenten. Besonders wichtig ist es, im Vorgespräch klar her-auszustellen, daß es in dem Programm nicht um neue Formen des „Behandeltwer-dens" (etwa neue Medikamente) geht, sondern um die Förderung *eigener* Einfluß-möglichkeiten. Dieser Ansatz setzt voraus, daß die Teilnehmer bereit sind, sich mit eigenem Verhalten auseinanderzusetzen, um mögliche Enttäuschungen und ggf. ei-nen Therapieabbruch zu vermeiden.

Dies bedeutet jedoch nicht, daß von psychosomatischen Zusammenhängen ausge-gangen werden soll. Vielmehr werden die Teilnehmer darin unterstützt, eigene Beob-achtungen systematisch im Alltag zu nutzen. Ungünstig ist es dagegen, die Ziele des Behandlungsprogramms auf psychosomatische Zusammenhänge einzuschränken.

Ausgabe von Informationsblättern 1–5, Fragebögen, „Kratztagebuch"

Abschließend erhält der Patient einführende Informationsblätter (Informationsblatt 1, 2, 4, 5), den Marburger Neurodermitisfragebogen (s. Anhang C), den Juckreiz-Kogni-tions-Fragebogen (Ehlers et al. 1993) und das „Kratztagebuch" I (Baselinephase)[2]. Be-sonders wichtig ist es, dem Patienten genau zu erklären, welchen Zweck das „Kratzta-gebuch" hat und wie es auszufüllen ist:

„Das „Kratztagebuch" soll über wichtige Auslöser für Juckreiz und Kratzen und die Wirkung des Behandlungsprogramms informieren. Das regelmäßige Ausfüllen mag Ih-nen anfangs aufwendig erscheinen. Unsere Erfahrungen zeigen aber, daß sich der Auf-wand lohnt. Nahezu alle Teilnehmer haben nach einigen Wochen festgestellt, daß die intensive Selbstbeobachtung ihnen geholfen hat, sich das Kratzen bewußter zu machen und dadurch Angriffspunkte für eine Verringerung von Kratzen zu finden. Deshalb füllt jeder Teilnehmer über die gesamte Zeit des Gruppenprogramms von 3 Monaten das Kratztagebuch aus, das er wöchentlich in der Gruppe erhält."

---

[2] Auf S. 35 sind beide Versionen (Baseline- und Therapiephase) abgedruckt. Sie sollten den Teilneh-mern pro Woche als Block (linksbündig geleimt oder geklammert) ausgeteilt werden.

INFORMATIONSBLATT 1

Stichwörter zu Ursachen und Auslösefaktoren der Neurodermitis

Definition

Neurodermitis ist eine entzündliche Hauterkrankung. Andere Bezeichnungen sind atopische Dermatitis, atopisches Ekzem, endogenes Ekzem oder konstitutionelles Ekzem.

Hauptmerkmale
(Treffen weniger als 3 dieser Merkmale zu, muß die Diagnose überprüft werden):

- starker Juckreiz,
- typische Verteilung der betroffenen Hautstellen (v. a. Beugeseiten der Extremitäten, Hals),
- chronischer Verlauf (mehr als einen Monat) und
- familiäre Häufung atopischer Erkrankungen: Hinweis auf erbliche Veranlagung.

Nebenmerkmale
- Hauttrockenheit (Wasserverlust der Haut aufgrund einer gestörten Barrierefunktion),
- Ekzem: Hautentzündung („Dermatitis") aufgrund äußerer/innerer Reize, akut: gerötete und schuppende, manchmal nässende Hautveränderungen, chronisch: Verdickung und Vergröberung der Haut (Lichenifizierung) und
- erhöhte Konzentration von IgE im Blutserum (von den Abwehrzellen gebildete Substanz, die die Reaktion auf schädigende Reize und Allergene steuert).

Häufigkeit
Ca. 2,5% der Bevölkerung

Ursache
Die genaue Ursache ist nicht bekannt. Sicher ist, daß Neurodermitis auf einer erblichen Anlage („Atopie" genannt) beruht, die sich entweder als Hauterkrankung, als Bronchialasthma oder als Heuschnupfen („allergische Rhinitis") oder auch Kombinationen dieser Erkrankungen äußern kann. Jedoch zeigt sich die Krankheit nicht bei jedem, der die Veranlagung dazu hat.

Einflußfaktoren

Die Krankheitssymptome werden durch eine Reihe von Auslösefaktoren hervorgerufen:

Multifaktorielles Modell der Neurodermitis

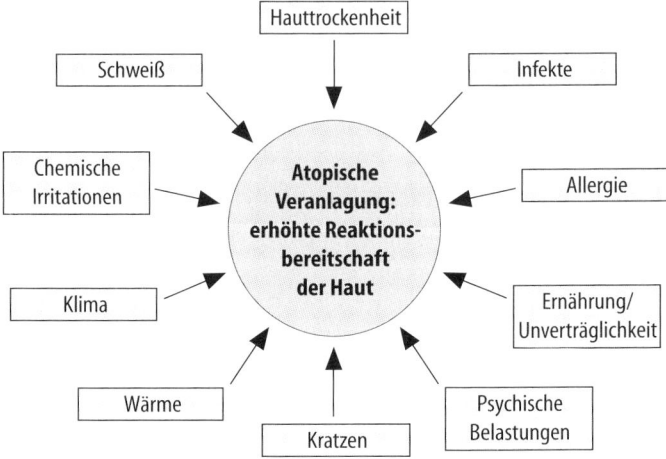

Nicht *alle* Faktoren sind für jeden Betroffenen wichtig, sondern in der Regel nur einige. Die Bedeutung einzelner Faktoren kann von Person zu Person unterschiedlich sein und kann sich im Laufe der Zeit auch verändern.

- **Die Veranlagung der Haut ist nicht zu beeinflussen.**
- **Beeinflußbar sind jedoch die Auslösefaktoren!**
- **Durch gezielte Veränderung der Auslösefaktoren kann man Erscheinungsfreiheit erreichen!**

INFORMATIONSBLATT   2

Die Bedeutung der Anspannung bei Neurodermitis

Juckreiz ist nicht unbeeinflußbar. Sicherlich haben Sie bemerkt, daß dieser v. a. in solchen Zeiten häufiger und stärker auftritt, in denen Sie sich allgemein angespannt oder unruhig fühlen. Belastungen beeinflussen das vegetative Nervensystem, bestimmte Hormone und das körperliche Abwehrsystem. Wenn man die Veranlagung zur Neurodermitis hat, sind bestimmte Zellen des Abwehrsystems, die Mastzellen, zu empfindlich und reagieren mit einer Ausschüttung von Histamin bereits, wenn nur eine geringe Belastung besteht. Histamin ist eine der wichtigsten Substanzen, die Juckreiz verursachen.

Ein empfindliches Abwehrsystem der Haut kann also die Folge von *allgemein* stärkerer Anspannung sein. Ist die *allgemeine* Anspannung gering, tritt Juckreiz nur bei außergewöhnlichen Belastungen und starken Reizen auf. Wenn Sie *allgemein* stärker angespannt sind, genügen schon geringe, alltägliche Belastungen, um Juckreiz auszulösen.

Jeder kennt typische Situationen, die belastend sind, z. B. Probleme im Umgang mit vertrauten Menschen oder mit Arbeitskollegen. Die körperlichen Anzeichen für Belastungen werden oft nicht bewußt wahrgenommen oder nicht als frühes Warnsignal aufgefaßt: z. B. Herzklopfen, verkrampfte Muskulatur oder schnelle Atmung. Diese Körperreaktionen zeigen eine Umstellung des Körpers auf die Belastung an, die zwar kurzfristig sinnvoll und „gesund" ist, auf Dauer aber das Immunsystem schwächt.

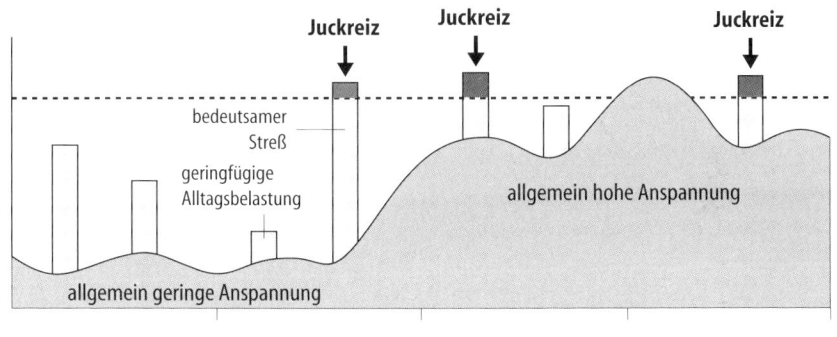

Ablauf des Gruppenprogramms

Das Gruppenprogramm setzt an den Problemen Juckreiz, Kratzen und Belastung an. Diese 3 Schwerpunkte werden in jeder Sitzung behandelt:

Ansatzpunkt 1: Entspannungsübungen zur Verringerung der Anspannung

Durch die im Gruppenprogramm vermittelten Entspannungstechniken lernen Sie,

- frühe Anzeichen von Juckreiz und begleitenden Körperreaktionen zu erkennen;
- so früh wie möglich eine spezielle Entspannungstechnik einzusetzen, um die körperliche Anspannung kurzfristig zu „dämpfen";
- *allgemein* entspannter zu sein und dadurch Juckreizattacken zu vermeiden.

Ansatzpunkt 2: Verhaltenstraining zur langfristigen Veränderung von Belastungssituationen

Häufig setzt man sich dauerhafter Anspannung aus, weil man keine Möglichkeit zur Veränderung der Belastungssituation sieht.

Beispiel: man nimmt Einschränkungen im Zusammenleben oder -arbeiten mit anderen in Kauf aus Angst vor Streit, ohne die eigenen Rechte oder Ziele selbstsicher zu vertreten. Ziel des Verhaltenstraining ist es,

- selbstsicheres Verhalten systematisch einzuüben;
- eigene Ziele in persönlichen Beziehungen besser äußern zu können;
- Probleme im Umgang mit anderen Menschen systematischer lösen zu können.

Ansatzpunkt 3: Techniken zur Verringerung von Kratzen

Der Juckreiz läßt nach dem Kratzen zwar vorübergehend nach, wird jedoch langfristig sogar noch stärker als zuvor. Außerdem wird die Abheilung durch das Kratzen verhindert, denn es führt zu Wunden, Atrophien (Rückbildungen der Haut) und erhöhter Anfälligkeit gegenüber Infektionen sowie chemischen, mechanischen und anderen Reizen.

Häufig geht dem Kratzen gar kein Juckreiz voraus, sondern es läuft als nicht bewußte, „automatische" Gewohnheit ab, z. B. in Situationen, die mit Anspannung verbunden sind. Im Gruppenprogramm werden Sie Methoden kennenlernen, um

- bewußter zu verfolgen, wann Sie sich kratzen;
- Kratzen durch günstigere Verhaltensweisen zu ersetzen.

Allgemeine Hinweise zum Gruppenprogramm

Ob Sie von dem Gruppenprogramm profitieren, hängt von Ihrer Einstellung ab:

1. Regelmäßige Teilnahme: Die Themen werden in aufeinander aufbauenden Schritten verfolgt. Versuchen Sie, möglichst keine Sitzung zu verpassen.
2. Kein „Alles oder Nichts": Überfordern Sie sich nicht mit überhöhten Ansprüchen. Versuchen Sie, neue Verhaltensweisen auszuprobieren und einzuüben.
3. Keine Konsumhaltung: Entscheidend ist, inwieweit *Sie* sich einbringen, aktiv mitarbeiten und die Anregungen auf für Sie persönlich bedeutsame Situationen aus Ihrem Alltag anwenden. Jetzt haben Sie Gelegenheit, die Unterstützung der Gruppenleiter und -teilnehmer zu bekommen. Später sind Sie wieder auf sich allein gestellt.

INFORMATIONSBLATT 4 ▰▰▰▰▰▰▰▰▰▰▰▰▰▰▰▰▰▰▰▰▰▰▰

Erläuterungen zum Kratztagebuch (I)

Unser Ziel ist es, Veränderungen der Neurodermitis systematisch zu erfassen. Dazu sind zuverlässige Angaben notwendig. Beachten Sie bitte folgende Punkte:

1. Bitte tragen Sie für den Zeitraum der Behandlung das Kratztagebuch, soweit möglich, immer bei sich.
2. Benutzen Sie soviele Blätter pro Tag, wie Sie brauchen; ein Blatt ist nicht unbedingt für einen Tag vorgesehen.
3. Bringen Sie bitte zu den Gruppenterminen die ausgefüllten Blätter mit. Namen nicht vergessen!

Ausfüllen des Tagebuchs

Uhrzeit eintragen

Hautpflege: X = ja
(Machen Sie für die Hautpflege ein Kreuz unabhängig von Eintragungen zum Kratzen oder Juckreiz!)

Kratzen: Wie stark ist die durch Kratzen verursachte Hautrötung?
Tragen Sie in die Spalte des Kratztagebuchs eine Zahl von 0 bis 10 ein:

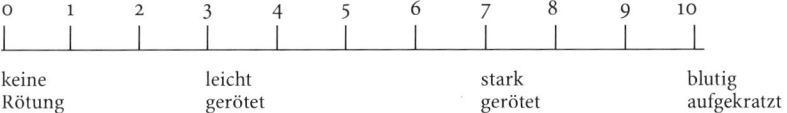

| 0 | 1 | 2 | 3 | 4 | 5 | 6 | 7 | 8 | 9 | 10 |

| keine Rötung | | leicht gerötet | | | | stark gerötet | | | | blutig aufgekratzt |

Juckreiz: Wie stark ist der Juckreiz?
Tragen Sie in die Spalte des Kratztagebuchs eine Zahl von 0 bis 10 ein:

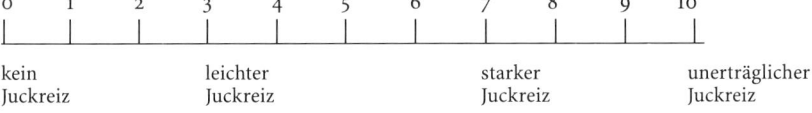

| 0 | 1 | 2 | 3 | 4 | 5 | 6 | 7 | 8 | 9 | 10 |

| kein Juckreiz | | leichter Juckreiz | | | | starker Juckreiz | | | | unerträglicher Juckreiz |

Medikament: Tragen Sie bitte jeden Tag die Namen der Medikamente und Salben ein, die Sie an diesem Tag verwendet haben (außer Präparate zur täglichen Hautpflege/Rückfettung!).

**STANDARDISIERTES SELBSTBEOBACHTUNGSPROTOKOLL („KRATZTAGEBUCH"):
BASELINEVERSION (I) UND THERAPIEPHASE (II)**

Tag:				Name:
Zeit	Haut-pflege	Kratzen Stärke 0–10	Juckreiz Stärke 0–10	Bemerkungen
Medikamente:				

Tag:				Name:
Zeit	Haut-pflege	Kratzen Stärke 0–10	Juckreiz Stärke 0–10	Vorausgehende Situation Auslöser für Kratzen Frühe Anzeichen für Juckreiz
Zeit	Version	Ent-spannung vorher 0–10	Ent-spannung nachher 0–10	Bemerkungen
Medikamente:				

INFORMATIONSBLATT 5

Ablauf des Entspannungstrainings

Ziel des Entspannungstrainings ist es, Ihnen eine Technik zu vermitteln, die Sie in Belastungssituationen anwenden können, um die Anspannung zu verringern, dem Juckreiz frühzeitig entgegenzuwirken und allgemein ruhiger und ausgeglichener zu werden. Dies erlernen Sie in einer Reihe von aufeinander aufbauenden Schritten:

1. Sie machen Aufzeichnungen über den Juckreiz und die ersten Anzeichen, die Sie vor Beginn des Juckreizes beobachten.

2. In den Entspannungsübungen gehen Sie verschiedene Muskelgruppen des Körpers nacheinander durch. Sie spannen zuerst den Muskel an und dann entspannen Sie ihn wieder. Dadurch lernen Sie, Anspannung zu erkennen und durch den Vergleich die Entspannung zu vertiefen.

3. Versuchen Sie das, was Sie in den Sitzungen erlernen, in den Alltag zu übertragen. Dies wird zu Beginn schwierig sein und zunächst nicht immer gelingen. Das Ziel ist nicht, eine maximale Entspannung zu erreichen, sondern eine Verringerung der Anspannung. Allein durch Übung wird die Technik mit der Zeit immer leichter und wirkungsvoller werden.

4. Wenn Sie einmal die „Anspannungs-Entspannungs"-Methode erlernt haben, werden Sie die Entspannung auch ohne Anspannung herbeiführen können. Sie werden dann immer weniger Zeit benötigen, um sich zu entspannen, so daß Sie sich zuletzt sogar in weniger als einer Minute entspannen können.

5. Wenn Sie die Entspannungsmethode erfolgreich einsetzen können, werden Sie allgemein weniger Anspannung und mehr Ruhe verspüren, weil Sie sich in Situationen entspannen, in denen Sie zuvor extrem angespannt waren. Dadurch wird der Juckreiz nicht mehr so leicht ausgelöst. Und Sie können schwere Juckreizattacken verhindern oder zumindest abmildern, indem Sie die Entspannungstechnik durchführen, wenn Sie die frühesten Anzeichen für Juckreiz wahrnehmen.

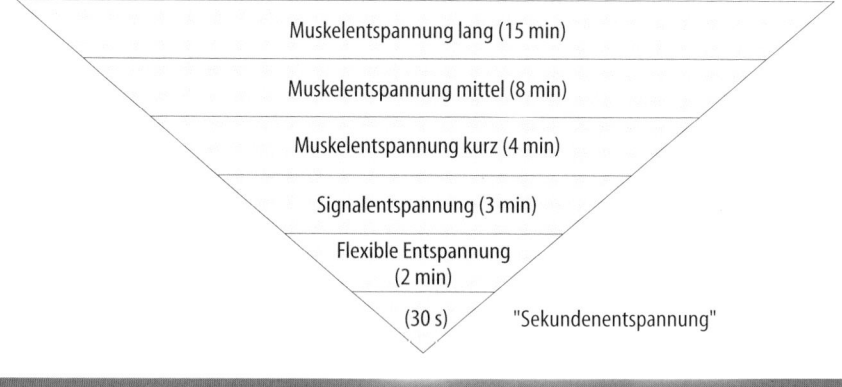

2.2.2
Therapeutisches Basisverhalten

Die folgenden Ausführungen mögen eine Hilfe sein, um die Gruppe so zu leiten, daß interaktionelle Probleme den Ablauf des Programms nicht blockieren.

Zur Gruppenleiter-Teilnehmer-Interaktion

Problemspezifische Therapieprogramme sind prinzipiell durch hohe Strukturiertheit charakterisiert, die nur durch ein direktives Therapeutenverhalten gewährleistet werden kann (Hautzinger et al. 1989; Margraf u. Schneider 1990). In Gruppenprogrammen wie dem vorliegenden kann individuellen Problemen, soweit sie über die im Programm vorgegebenen Bausteine hinausgehen, deshalb nur begrenzt Raum gegeben werden. Andererseits besteht ein erhöhtes Bedürfnis nach Austausch persönlicher Erfahrungen zu Krankheit und Behandlungsmöglichkeiten (s. Fiedler 1995). Daher muß der Gruppenleiter immer darauf achten, ein Gleichgewicht zwischen den Zielen des Gruppenprogramms und individuellen Bedürfnissen herzustellen.

Strukturierung von Gesprächsrunden. Ein strukturiertes Vorgehen ist insbesondere in der Anfangsphase notwendig, um Ablauf und Inhalte des Gruppenprogramms transparent zu machen. Langwierige Gesprächsrunden können gestrafft werden, indem der Gruppenleiter konkrete Fragen stellt und zu spezifischen Antworten auffordert. Ein freierer Austausch zwischen den Teilnehmern sollte nur gefördert werden, wenn

- vorher das Thema vom Gruppenleiter klar definiert wurde,
- emotionale Betroffenheit deutlich wird, ohne ausreichend verbalisiert zu werden oder
- unterschiedliche bzw. konträre Erfahrungen (nicht jedoch Meinungen oder Einstellungen!) zu einem Thema bestehen.

Gesprächsrunden werden mit einer Zusammenfassung wesentlicher Erfahrungen abgeschlossen. Dabei sollte Bezug auf die Themenschwerpunkte genommen werden. Die Zusammenfassung sollte auch genutzt werden, um Zusammenhänge zwischen Problembereichen (z. B. Selbstsicherheit und Kratzen) zu unterstreichen.

Unproduktive, endlose Diskussionen sind oft ein Hinweis darauf, daß sich Gruppenleiter oder Teilnehmer an Inhalten „festgebissen" haben. Die Ursache kann aber auch darin liegen, daß der Gruppenleiter den Plan verfolgt: „Ich muß die Teilnehmer von der Richtigkeit des Programminhalts überzeugen". Auch in solchen Situationen ist es günstiger, die Diskussion zu beenden.

Hilflosigkeit im Umgang mit der Krankheit anerkennen und emotionalen Ausdruck fördern. Das Gruppenprogramm konfrontiert die Teilnehmer mit dem Ausmaß ihrer krankheitsbedingten Probleme wie ständiger Juckreiz, aufgekratzte Hautpartien, permanentes Unwohlsein sowie der eigenen Hilflosigkeit, diese Probleme in den Griff zu bekommen. Die Auseinandersetzung mit bisher nicht wahrgenommenen Problemen wird oft als bedrohlich erlebt, da bisher geltende Überzeugungen in Frage gestellt werden, z. B.:

- unrealistische Erwartungen bezüglich des Krankheitsverlaufs: „Ich bin doch nicht wirklich krank, ich habe nur eine Allergie, die wieder verschwindet";
- Ablehnung des Zusammenhangs von Krankheit und persönlichem Verhalten: „Meine Krankheit hat nichts mit meiner Psyche zu tun";
- Abwertung von „Problemen" als persönliche Defizite: „Ich habe keine ‚Probleme'";
- Schuldgefühle: „Ich habe zu wenig Willenskraft, um das Kratzen zu unterdrükken";
- Gefühl des Isoliertseins: „Nur ich habe solche Probleme";
- unrealistische, überhöhte Ziele bezüglich eigenen Verhaltens: „Ich muß in jeder Situation selbstsicher sein" oder bezüglich der Krankheit: „Wenn ich mein Verhalten ändere, wird meine Neurodermitis geheilt".

Das Ansprechen von emotionaler Betroffenheit setzt Interaktionen mit den anderen Teilnehmern in Gang, die für den Gruppenzusammenhalt und die emotionale Verarbeitung wichtig sind. Sie können durch folgende Interventionen gefördert werden:

- die Hilflosigkeit der Betroffenen anerkennen: „Es ist für Sie bisher keine Möglichkeit erkennbar, wie Sie eine Veränderung erreichen könnten";
- offenen Gefühlsausdruck verstärken: „Ich finde es gut, daß Sie offen darstellen, mit welchen Gefühlen Sie sich um Veränderungen bemühen";
- positives Umdeuten: „Die Probleme fallen jetzt erst auf und die Gelegenheit ist günstig, bessere Umgangsweisen zu erlernen";
- Kritik am Gruppenprogramm aufgreifen und konstruktive Lösungsansätze suchen;
- die Gruppe in die Problemlösung einbeziehen: „Welchen Rat können Sie geben?";
- Individualisierung: „Nur ich habe so schwere Probleme" abbauen und auf Ähnlichkeiten zwischen den Teilnehmern hinweisen.

Besonders wichtig ist es, eine realistische und differenzierte Bewertung der Krankheit zu fördern, indem sowohl Hindernisse und Schwierigkeiten als auch Fortschritte oder positive Ansätze herausgestellt werden.

Im Umgang mit Widerständen Eigenverantwortlichkeit stärken. Die Konfrontation mit der Hilflosigkeit löst bei den Teilnehmern häufig Gegenreaktionen aus, die sich in offenen oder indirekten Widerständen zeigen:

- Hervorheben der Schwierigkeiten: „Vorgestern passierte es wieder, daß ich mich so hemmungslos aufgekratzt habe";
- Übertragung der Verantwortung auf den Gruppenleiter: „Ich habe getan, was Sie mir gesagt haben, trotzdem hat sich der Hautzustand verschlechtert";
- Ablehnung des Therapieprogramms: „Das Programm hat überhaupt nicht geholfen. Der Ansatz ist nichts für mich. In der Praxis helfen einem solche Theorien nichts";
- indirekter Widerstand: Vergessen der Unterlagen oder der „Übungen im Alltag", Fehlen oder Zuspätkommen.

Häufig lassen sich solche Widerstände explizit vorwegnehmen (z. B.: „Es wird Ihnen schwerfallen, die Entspannungsübungen regelmäßig durchzuführen"). Dadurch wird es den Teilnehmern auch erleichtert, Schwierigkeiten in die Gruppen einzubringen und zu bearbeiten, ohne sich als „Quertreiber" oder „Versager" fühlen zu müssen.

Eine mögliche Gefahr für den Gruppenleiter besteht darin, für die Teilnehmer Verantwortung für die Schwierigkeiten bei der Umsetzung des Programms zu übernehmen. Vor allem „Außenseiter" können beim Gruppenleiter das Gefühl provozieren, sich gegen persönliche Angriffe verteidigen zu müssen und den Teilnehmer abzuweisen. Eine ungünstige Reaktion ist der Versuch, einen Teilnehmer von der „Richtigkeit" des Gruppenprogramms zu überzeugen, gegen seine Einstellung zu argumentieren und dadurch seine Erfahrungen zu „invalidieren".

Statt dessen sollte der Gruppenleiter die Eigenverantwortlichkeit hervorheben: „Es ist verständlich, daß Sie skeptisch sind, daß Sie nach so vielen ergebnislosen Versuchen ausgerechnet durch dieses Gruppenprogramm etwas ändern könnten. Wenn überhaupt, dann könnten nur Sie selbst Möglichkeiten zur Veränderung entwickeln. Sie erhalten Anregungen, aber Sie selbst können nur herausfinden, welche für Sie sinnvoll sind. Veränderungen sind auch nicht von einen auf den anderen Tag zu erreichen. Es muß eine ‚Durststrecke' überwunden werden, in der die Fortschritte erst langsam sichtbar werden."

Begrenzte Bearbeitung von individuellen Problemen. Im Gruppenverlauf können gravierende Probleme einzelner Teilnehmer deutlich werden, die den Gruppenprozeß behindern können. Im Rahmen des Gruppenprogramms ist eine ausführliche Bearbeitung der zugrundeliegenden Probleme nicht möglich; dennoch sollten diese zumindest erkannt werden, um sie bei der Gestaltung der Gruppeninteraktion zu berücksichtigen.

Dies kann z. B. geschehen, indem im Zwiegespräch für einen Teilnehmer relevante „Kernsätze" übermittelt werden. So kann der Gruppenleiter z. B. bei starker Konfliktvermeidung auf angepaßtes Verhalten eingehen (z. B.: „Manchmal ist es unumgänglich, Reibungspunkte zu bieten und Konflikte auszutragen"). Eine Konfrontation ist jedoch nur sinnvoll, wenn der Betroffene diese auch aufnehmen kann und die Geduld der Gruppe nicht zu sehr beansprucht wird. Andernfalls ist es günstiger, Probleme in einer Einzelberatung zu bearbeiten.

Gestaltung der Rollenspiele

Unterstützung durch Kotherapeuten. Nach unserer Erfahrung ist es günstig, daß der Gruppenleiter einen Kotherapeuten heranzieht, um die Rollenspiele durch Demonstrationen am Modell einzuführen. Andernfalls ist es dem Geschick des Gruppenleiters überlassen, einen Teilnehmer durch gezielte Instruktionen in das einleitende Rollenspiel einzubeziehen.

Grundsätzlicher Ablauf. Im Idealfall sollten Rollenspiele flüssig und „kurz und bündig" verlaufen und wesentliche Merkmale von Verhaltensweisen deutlich machen. Der Schwerpunkt liegt auf Handeln, Üben, Wiederholen, und nicht auf Reflexion und Diskussion.

Relevante Verhaltensaspekte werden durch eine Demonstration ungünstiger und günstiger Merkmale in aufeinanderfolgenden Rollenspielen vom Gruppenleiter veranschaulicht. Dabei wird den Teilnehmern jeweils im Anschluß die Gelegenheit gegeben, ihre Beobachtungen mitzuteilen. Der Gruppenleiter weist darauf hin, daß nicht die Szene selbst oder inhaltliche Gesichtspunkte wichtig sind, sondern die Verhaltensweisen der Hauptperson. Schließlich faßt er die wesentlichen Aspekte kurz zusammen, wobei er besonders auf die Aspekte fokussiert, die in den darauffolgenden Rollenspielen mit den Teilnehmern eingeübt werden sollen.

Jeder Teilnehmer sollte dann die vorgegebene oder eine selbstgewählte Problemsituation zumindest einmal in einem „Trockenlauf" darstellen und eine Rückmeldung zu seinem Verhalten erhalten. Die Rückmeldung des Gruppenleiters ist vorwiegend auf positive Aspekte fokussiert; ungünstige Verhaltensweisen werden vom Gruppenleiter konkret benannt und Verbesserungsvorschläge dann in einem wiederholten Rollenspiel eingeübt. Die abschließende Rückmelderunde sollte in eine Anregung zur Umsetzung im Alltag (statt Hausaufgabe empfiehlt sich der Ausdruck „Übung im Alltag") münden: *„Könnten Sie sich vornehmen, Ihren Nachbarn auf diese Weise anzusprechen?"* um dann zum „Trockenlauf" des nächsten Teilnehmers überzugehen.

Schematischer Ablauf der Rollenspiele

1. Demonstration zentraler Verhaltensaspekte durch den Gruppenleiter:
   - Darstellung eines ungünstigen Modells (z. B. ängstliches Verhalten)
   - Besprechung der Beobachtungen der Teilnehmer: Was ist aufgefallen?
   - Darstellung eines günstigen Modells (z. B. selbstsicheres Verhalten)
   - Zusammenfassung wesentlicher Aspekte
   - Übergang zum 1. Rollenspiel

2. Rollenspiele mit den Teilnehmern:
   1. Rollenspiel zum Einstieg („Trockenlauf")
   Rückmeldung durch Gruppenleiter und Teilnehmer
   2. Rollenspiel
   Rückmeldung
   Hausaufgabe („Übung im Alltag")
   Übergang zum nächsten Teilnehmer
   „Trockenlauf" ... etc.

Lenkung der Rollenspiele. Das grundsätzliche Vorgehen des Gruppenleiters ist aktiv und direktiv, wenn auch die von Liberman empfohlene offensive Grundhaltung („out of the seat") nach unserer Erfahrung mit Neurodermitiskranken zuviel Anspannung auslöst und eher eine ruhige, flexible Gestaltung der Rollenspiele günstig ist (Liberman et al. 1975).

Der unvermeidlich auftretende Leistungsdruck kann vermindert werden, indem man

- auf den Übungscharakter hinweist: die Rollenspiele sind eine Möglichkeit, eigene Verhaltensweisen besser kennenzulernen, Rückmeldung zu erhalten und mit neuen Verhaltensweisen zu experimentieren, um in den Situationen *flexibler* zu reagieren;

- in den Rollenspielen zusätzlich auch weniger günstige Verhaltensweisen durchspielt, z. B. auch aggressives neben selbstsicherem Verhalten; und indem man
- explizit hervorhebt, daß zwar eine Rückmeldung durch andere notwendig ist, aber daß der Schwerpunkt auf den positiven Leistungen und Verbesserungen liegt.

Ein flüssiger Einstieg kann erreicht werden, indem ein Teilnehmer direkt angesprochen wird, der zuvor bereits eine passende Problemsituation angesprochen hat. Es kann hilfreich sein, erst einmal inhaltliche Gesichtspunkte anzusprechen (z. B.: *„In welcher Hinsicht fühlen Sie sich von Ihrem Nachbarn in Ihren Interessen übergangen?"*) und dann erst auf die Rollenspielebene einzusteigen (z. B.: *„Wie würden Sie sich bei ihm beschweren?"*).

Sind die wesentlichen Rahmenbedingungen einer Situation möglichst konkret erfaßt, wird ohne lange Diskussionen über Motive und Hintergründe direkt zum ersten Rollenspiel übergegangen. Insbesondere im anfänglichen „Trockenlauf" kann ein Gruppenleiter als Rollenspielpartner helfen, die Situation zu simulieren, um dann im weiteren Verlauf einen Rollenspielpartner einzuflechten (*„Wie würden Sie als Nachbar reagieren? Vielleicht können Sie es einmal darstellen?"*).

Rollenspielszenen sollten möglichst nicht unterbrochen werden, es sei denn, ein Teilnehmer ist blockiert und braucht Ermutigung. In diesem Fall können folgende Methoden angewendet werden:

- Modellvorgabe: Demonstration des angestrebten Verhaltens durch den Gruppenleiter; vorher wird die Aufmerksamkeit auf wesentliche Punkte gelenkt. Im Anschluß muß direkt ein Nachspielen des Modells ermöglicht werden.
- Prompting: Direkte Instruktionen, (auch nonverbale) Hinweise oder Signale, die unmittelbar während des Rollenspiels gegeben werden und sich v. a. auf den verbalen Ausdruck beziehen. Sie werden am besten eingesetzt, wenn der Teilnehmer bereits Ansätze des angestrebten Verhaltens zeigt.
- Shaping: Aufbau und Verstärkung von Verhaltensänderungen in kleinen Schritten (z. B. erst Blickkontakt, dann Stimme).

Hat der Teilnehmer ein Ziel erreicht oder sind die Stärken und Schwächen deutlich geworden, kann das Rollenspiel abgeschlossen werden. Idealerweise sollte ein Rollenspiel nur wenige Minuten dauern, keinesfalls sollte es zeitlich „ausufern".

Rückmeldung. Die Rückmeldung erfolgt unmittelbar nach dem Rollenspiel und ist immer an den Teilnehmer direkt gerichtet. Es muß sichergestellt werden, daß die Rollenspiele eine konstruktive, unterstützende Erfahrung für die Teilnehmer sind. Deshalb muß jeder Versuch der Teilnehmer verstärkt werden, wie inkompetent er auch sein mag!

Nach jedem Trockenlauf gibt der Gruppenleiter eine positive Rückmeldung (*„Sie haben deutlich gesagt, was Sie möchten!"*), bevor er die übrigen Teilnehmer zu einer positiven Rückmeldung auffordert (*„Was fanden Sie selbstsicher?"*). Die Rückmeldung bezieht sich dabei auf spezifische Aspekte seines Verhaltens (kein Gießkannenprinzip) und orientiert sich am individuellen Standard des Teilnehmers, nicht am Vergleich zu anderen Gruppenteilnehmern.

Ungünstige Verhaltensweisen werden vom Gruppenleiter selbst rückgemeldet. Der Teilnehmer darf nicht mit zu vielen Verbesserungsvorschlägen überfordert werden (*„Worauf könnten Sie noch achten?"*). Durch die Anregung, eine, maximal zwei Verhaltensweisen zu ändern (*„Vielleicht versuchen Sie einmal, noch mehr Blickkontakt zu halten!"*), kann zu einem erneuten, möglichst kurzen Rollenspiel übergeleitet werden.

„Hausaufgaben"

Die Umsetzung der in der Gruppe behandelten Inhalte durch „Hausaufgaben" ist eine zentrale Bedingung für den Erfolg des Gruppenprogramms. Der Begriff „Hausaufgabe" löst jedoch bei vielen Teilnehmern erfahrungsgemäß Reaktanz aus, da er mit der Vorstellung verbunden ist, daß die Ziele, wie in der Schule, fremdbestimmt sind; günstiger ist der Begriff „Übung im Alltag". Daher betont der Gruppenleiter von Beginn an, daß *das Ziel des Programms ist,* **Anregungen** *zu geben, die im Alltag ausprobiert werden können, um eigene Ziele besser verfolgen und Belastungen abbauen zu können. Erfahrungsgemäß ist es am günstigsten, sich in der Sitzung eine Situation zu überlegen und sich eine konkrete Veränderung vorzunehmen, die man bei nächster Gelegenheit auch umsetzt, sonst verhält man sich im Alltag wieder in den gewohnten Bahnen."*

Die Inhalte des Gruppenprogramms sind in der Regel durch einen motivierten, nicht zu stark durch zusätzliche Probleme belasteten Teilnehmer gut umzusetzen. Dennoch ist es besonders wichtig, in der „Hausaufgabenrunde" auftretende Schwierigkeiten aufzugreifen und zu bearbeiten.

2.2.3
Gruppensitzungen

> **Sitzung 1**
> 1. Vorstellung der Teilnehmer und Programmschwerpunkte
> 2. Kratzen: Besprechung des „Kratztagebuchs"
> 3. Verhaltenstraining: selbstsicheres Verhalten
> 4. Blitzlicht
> 5. Entspannungstraining: Muskelentspannung (lange Version)

Vorstellung der Teilnehmer und Programmschwerpunkte

Die Teilnehmer werden aufgefordert, sich kurz vorzustellen (Name, Alter, berufliche und familiäre Situation, Verlauf der Neurodermitis). Daraufhin werden noch einmal die 2 Schwerpunkte jeder Sitzung wiederholt:

- Kratzen: Auswertung des „Kratztagebuchs"; Erkennen von wiederkehrenden Auslösern (nicht nur psychischen) des Kratzens;
- Verhalten: konkretes Besprechen und Einüben von bestimmten Verhaltensweisen, z. B. wie man sich in einer bestimmten Situation selbstsicher verhalten kann;
- Entspannung: systematisches Einüben von Entspannungsmethoden und weiterführenden Methoden zur Beeinflussung der Haut.

Den Teilnehmern wird nochmals die Bedeutung der Einstellung verdeutlicht:
„Es ist ganz wichtig, daß Sie unsere Hinweise als Anregung verstehen, die Sie aus der Gruppensitzung in Ihren Alltag mitnehmen. Am günstigsten ist es, die Anregungen auszuprobieren, sich durch Mißerfolge nicht entmutigen zu lassen und langfristige Effekte zu erwarten. Das Gruppenprogramm kann nur eine Phase sein, in der Sie sich bewußter als sonst beobachten und versuchen, Verhaltensgewohnheiten zu ändern."

Kratzen: Besprechung des „Kratztagebuchs"
Auswertung des „Kratztagebuchs"; Hausaufgabe: frühe Anzeichen für Juckreiz

Zunächst wird das „Kratztagebuch" (I) ausgewertet. Die Teilnehmer werden gebeten, auszurechnen, wie oft sie sich pro Tag gekratzt haben. Die durchschnittliche Häufigkeit (unabhängig von der Kratzstärke) wird in ein Diagramm („Kratzkurve" mit 12 Meßzeitpunkten) eingetragen; günstig sind hierfür große Blätter, die an die Wand geheftet werden können. Im Anschluß sollen erste Erkenntnisse aus der Selbstbeobachtung in einer Runde besprochen werden. Diese gibt dem Teilnehmer auch Gelegenheit, Schwierigkeiten beim Ausfüllen der Kratzprotokolle darzulegen (s. Abschn. 2.2.4).

Abschließend wird darauf hingewiesen, daß *„es noch zu früh ist, um aus den ersten Beobachtungen endgültige Schlußfolgerungen zu ziehen, aber daß erste wichtige Erkenntnisse gesammelt werden. Die Beobachtungen sollen nun in einer neuen, erweiterten Form des „Kratztagebuchs" zielgerichteter festgehalten werden."*

Nach dem Austeilen des neuen „Kratztagebuchs" (II) (s. S. 35) und Informationsblatt 6 wird die Spalte „auslösende Situation/frühe Anzeichen" eingeführt:

„Juckreiz ist ein Signal dafür, daß mit der Haut etwas nicht in Ordnung ist. Dieses Signal kommt für viele so plötzlich, daß sie nichts mehr dagegen unternehmen können. Andere nehmen zuvor bestimmte Empfindungen an der Haut wie Kribbeln oder Spannungsgefühle wahr. Diese frühen Anzeichen als Warnsignale wahrzunehmen ist günstig, da man die Möglichkeit hat, etwas gegen die Hautreaktion zu unternehmen, bevor sie so stark ist, daß nur noch das Kratzen bleibt."

Die Teilnehmer werden gebeten, frühe Anzeichen in das Kratztagebuch einzutragen; die Beobachtungen werden in der nächsten Sitzung besprochen.

Verhaltenstraining: selbstsicheres Verhalten
Rational; Modelldemonstration; Durchführung der Rollenspiele

Danach geht der Gruppenleiter zum Verhaltenstraining über:

Rational. *„Das heutige Thema ist Selbstsicherheit. Sicherlich haben Sie die Fähigkeiten, die man zur Selbstsicherheit braucht. Unser Ziel ist, diese so bewußt zu machen, daß Sie diese auch auf Situationen übertragen können, in denen Sie sich unsicher fühlen.* (Frage an die Gruppe:) *Wie kann man selbstsicheres Verhalten aufbauen?*

- *Durch **Wissen,** was Selbstsicherheit bedeutet,*
- *durch **Selbstbeobachtung** im Alltag, um eigene Fähigkeiten kennenzulernen und*
- *durch immer wiederkehrende **Übung,** um sich an neues Verhalten zu gewöhnen.*

*Deshalb wollen wir Selbstsicherheit am Beispiel einer Alltagssituation darstellen, in der Sie bereits selbstsicher sind oder noch selbstsicherer werden möchten. Sie sollen auch Rückmeldung darüber bekommen, was an ihrem Verhalten selbstsicher war. Die Beispielsituationen können künstlich sein; entscheidend ist nicht die Situation, sondern nur, **wie** man etwas tut. Es sollen typische Merkmale von Selbstsicherheit deutlich werden, die man auch auf andere Situationen übertragen kann."*

Demonstration unsicheren und selbstsicheren Verhaltens. Der Gruppenleiter stellt in einem Rollenspiel (ggf. gemeinsam mit den Kotherapeuten) eine Beispielsituation (nächtliche Ruhestörung) vor, mit dem Hinweis, das Verhalten der Hauptperson zu beobachten:

- Ungünstiges Modell: Die Hauptperson beschwert sich bei einem Nachbarn, der ein Fest veranstaltet. Dieser stört die Ruhe durch zu laute Musik. Sie klopft an, entschuldigt sich für die Störung und fragt nach, ob er „vielleicht" die Musik „etwas" leiser drehen könnte. Dabei verhält sie sich unsicher (z. B. Blick seitwärts gewandt).
  Diskussion: Dazu werden dann die Beobachtungen der Teilnehmer hinsichtlich des Verhaltens der Hauptperson gesammelt. Dabei geht der Gruppenleiter auf solche Beobachtungen ein, die anschließend besonders eingeübt werden sollen.
- Günstiges Modell: Das Rollenspiel wird wiederholt, jedoch verhält sich die Hauptperson im Kontrast zu vorher selbstsicher: sie äußert direkter („ich möchte, daß …") und mit energischer Stimme ihre Forderung, die sie mit den Händen unterstreicht.

Diskussion: Danach wird der Gegensatz im Verhalten der Hauptperson besprochen (*„Wie hat sie ihre Rechte vertreten?"*). Auf einer Tafel werden Stichpunkte notiert:

Selbstsicheres Verhalten:

Wie man es sagt:	*Was* man sagt:
Blickkontakt	„ich" statt „man"
Stimme	keine langen Entschuldigungen
………..	………..

In dieser Phase sollten Diskussionen um inhaltliche Fragen („Hat sie wirklich das Recht?") vermieden werden, sondern direkt zu den Rollenspielen der Teilnehmer übergeleitet werden. Hartnäckige Einwände können auch in ein Rollenspiel überführt werden (*„Wie würden Sie sich dann verhalten? Können Sie es einmal vormachen?"*).

Durchführung der Rollenspiele mit den Teilnehmern und „Hausaufgabe". (Dieser Punkt kann bei Zeitmangel auf die 2. Sitzung verschoben werden.)

Die Rollenspiele sollten möglichst flüssig durchgeführt werden. Wesentliches Ziel ist es, allen Teilnehmern in der 1. Sitzung ein Erfolgserlebnis zu vermitteln. Die Szenen sollten immer einfach gestaltet werden. Auf eine Wiederholung nach Rückmeldung sollte diesmal verzichtet werden. Die durch Wiederholung erzielte Redundanz bildet eine „Vorlage" für die Rollenspiele in den folgenden Sitzungen. Je nach sozialer Kompetenz der Teilnehmer kann jedoch mehr Abwechslung durch Variation der Reaktionen des Rollenspielpartners erzielt werden.

Abschließend werden die Teilnehmer dazu angeregt, eine Alltagssituation auszusuchen, in der es um eigene Interessen geht. *„Im Alltag wird vieles durch Gesetze geregelt, trotzdem gibt es in sozialen Beziehungen viel Spielraum: z. B. gegenüber Nachbarn oder Kollegen oder im Umgang mit Behörden; Selbstsicherheit ist immer dann wichtig, wenn Sie ihre eigenen Interessen vertreten müssen, weil diese von anderen nicht beachtet werden. Um selbstsicheres Verhalten zu üben, ist es günstig, sich einmal eine bestimmte Situation vorzunehmen und zu beobachten, wie selbstsicher man sich verhält. Bitte überlegen Sie sich nun einmal eine Situation und notieren Sie sich diese. Schauen Sie sich das Informationsblatt in Ruhe zu Hause an."*

Abschließend wird Informationsblatt 7 ausgeteilt und den Teilnehmern etwas Zeit gelassen, um sich eine Situation auszudenken und zu notieren.

Blitzlicht

(Sollten die Rollenspiele auf die 2. Sitzung verschoben werden, folgt das Blitzlicht besser am Schluß.)

Der Gruppenleiter weist darauf hin, daß im Blitzlicht jeder Teilnehmer sein momentanes Befinden in wenigen Worten zusammenfassen soll. Darüber hinausgehende Äußerungen sollten ohne weitere Diskussion stehengelassen werden. Das Blitzlicht sollte dazu dienen, Abstand vom vorhergehenden Thema zu finden und einen Einschnitt zu machen, um zum nächsten Thema überzugehen.

Entspannungstraining: Muskelentspannung (lange Version)
Rational; Durchführung; Nachbesprechung

Rational und Kurzdemonstration. Zu Beginn wird erläutert, daß es verschiedene Entspannungsmethoden gibt (z. B. AT, Yoga), die jedoch alle ähnliche Effekte haben: *„Entspannungsmethoden führen zu einer Umschaltung des Körpers, die sich in einer Veränderung des vegetativen Nervensystems, z. B. Herzschlag und Atmung, sowie einer Entspannung der Muskulatur äußert. Sogar das Immunsystem zeigt Veränderungen, die im Blutbild nachweisbar sind und nach der Übung anhalten. Dadurch werden auch die Mastzellen gehemmt, weniger Histamin ausgeschüttet und der Juckreiz verringert.*

Um solche Effekte zu erzielen, ist es notwendig, eine **systematische Methode** *zu erlernen, denn ein festgelegter Ablauf hilft, sich auch dann zu entspannen, wenn man angespannt ist. Wir haben die Muskelentspannung gewählt, da sie besonders leicht zu erlernen ist. Außerdem ist das Vorgehen aktiver als bei anderen Methoden, d. h., man kann besser Kratzen verhindern. Voraussetzung ist allerdings regelmäßige Übung.*

Bei der Muskelentspannung geht man so vor, daß nacheinander alle Muskeln des Körpers erst angespannt und dann entspannt werden. Durch den Vergleich von Anspannung zu Entspannung kann man die Muskeln dann noch tiefer entspannen."

Der Gruppenleiter demonstriert dann „im Zeitraffer" das Vorgehen mit allen Muskelgruppen: rechte Hand – rechter Arm – linke Hand – linker Arm – Schultern – Stirn – beide Beine – Brustkorb (Atmung; s. Informationsblatt 8).

Durchführung der Muskelentspannung (lange Version). Nachdem Fragen zum praktischen Vorgehen geklärt sind, führt der Gruppenleiter die beste Sitzhaltung vor: Oberkörper gerade, Oberarme herunterhängend, Hände auf die Oberschenkel, Unterschenkel gerade, Füße fest auf dem Boden.

Danach wird die Gruppe zu einem Durchgang angeleitet (s. Instruktionen).

Nachbesprechung. Anschließend beschreibt jeder Teilnehmer in einer Runde, wie gut er sich insgesamt entspannen konnte, bei welchen Muskelgruppen die Entspannung am deutlichsten spürbar war und ob es Probleme oder störende Empfindungen gab.

Hausaufgabe. Daraufhin werden die Informationsblätter 8 und 9 sowie ggf. eine Kassette mit den Entspannungsinstruktionen ausgeteilt und noch einmal die wesentlichen Hinweise für die täglichen Übungen zu Hause besprochen. Die Teilnehmer können die Tonkassetten auch anhand der Instruktionen (oder während der Sitzung) selbst aufnehmen. Hervorgehoben werden sollte:

- mindestens 2mal täglich üben;
- mindestens einmal im Sitzen tagsüber;
- mindestens einmal ohne Kassette; die Kassette nur benutzen, wenn nötig.

Dann wird anhand von Informationsblatt 6 und dem neuen „Kratztagebuch" besprochen, daß täglich der Übungsverlauf protokolliert werden sollte. Durch die Einschätzung der Entspannung vor und nach der Übung wird deutlicher, wie wirksam die Übungen sind. Gleichzeitig läßt sich anhand der Kratztagebücher ablesen, ob die Übungen langfristig Juckreiz und Kratzen beeinflussen. Die Teilnehmer werden daran erinnert, bei der nächsten Sitzung unbedingt ihre Kratztagebücher mitzubringen.

Instruktion zur Entspannungsübung
Progressive Muskelentspannung – lange Version (15 min)

Setzen Sie sich möglichst bequem auf einem Stuhl zurecht, den Rücken angelehnt, den Oberkörper gerade, die Füße flach auf dem Boden, die Arme locker von den Schultern herunterhängend.
Wenn Sie so bequem wie möglich sitzen, dann schließen Sie nun die Augen.
Konzentrieren Sie sich nun ganz auf Ihre Körperempfindungen.
Die Umgebung wird von ganz allein mit der Zeit immer gleichgültiger werden.

Schließen Sie jetzt die rechte Hand zur Faust – nicht zu fest – und achten Sie auf die Spannung in Ihrer Faust und im Unterarm.
Und nun lassen Sie ihre Hand locker, ganz locker. Achten Sie darauf, wie sich die Muskeln Ihrer Hand und Ihres Unterarmes allmählich immer mehr entspannen.
Schließen Sie die rechte Hand noch einmal zur Faust. Halten Sie wieder die Spannung.
Lassen Sie nun wieder locker, und achten Sie auf den Übergang von der Spannung zur Entspannung. Versuchen Sie, jeden einzelnen Finger zu entspannen; den Daumen, den Zeigefinger, Mittelfinger, Ringfinger und den kleinen Finger.

Als nächstes spannen Sie nun den Muskel des rechten Oberarms fest an.
Winkeln Sie dabei den Ellbogen an. Achten Sie auf die Spannung.
Und lassen Sie locker. Sie spüren das angenehme Gefühl, das sich beim Übergang von der Anspannung zur Entspannung im ganzen Arm ausbreitet und bis in die Hand und jeden Finger gleitet; in den Daumen, den Zeigefinger, den Mittelfinger, den Ringfinger und den kleinen Finger. Sie spüren, wie der rechte Arm ganz schwer wird.

Schließen Sie nun die linke Hand zur Faust. Achten Sie genau auf die Empfindungen, die bei der Anspannung entstehen.
Und nun lassen Sie wieder locker. Achten Sie auf die angenehmen Empfindungen beim Übergang von der Anspannung zur Entspannung. Versuchen Sie auch wieder, jeden einzelnen Finger zu entspannen; den Daumen, den Zeigefinger, Mittelfinger, Ringfinger und den kleinen Finger.

Spannen Sie nun den Muskel im linken Oberarm fest an. Achten Sie auf die Spannung.
Entspannen Sie wieder. Lassen Sie die Muskeln ganz locker.
Sie spüren wieder den Übergang von der Anspannung zur angenehmen Entspannung. Konzentrieren Sie sich auch wieder auf die Entspannung von Oberarm, Unterarm, Hand und jedes einzelnen Fingers; Daumen, Zeigefinger, Mittelfinger, Ringfinger und kleiner Finger. Sie spüren, wie der linke Arm ganz schwer wird.

Gehen Sie über zu den Schultern. Ziehen Sie die Schultern hoch, und achten Sie auf die Spannung, die dabei entsteht.
Und lassen Sie wieder locker, ganz locker. Achten Sie jetzt nur auf das angenehme Gefühl der Entspannung. Lassen Sie die Muskeln immer gelöster werden. Die Entspannung strahlt bis in die Rückenmuskeln aus. Lassen Sie auch den Nacken und Hals ganz locker werden.

Konzentrieren Sie sich nun auf Ihre Stirn. Ziehen Sie die Augenbrauen fest nach oben, so daß auf der Stirn Querfalten entstehen. Achten Sie auf die Spannung an der Stirn und Kopfhaut.

Und entspannen Sie wieder. Lassen Sie die Stirn wieder glatt werden wie eine glatte, leere Fläche. Sie spüren, wie mit der Entspannung der Stirn die ganze Kopfhaut lockerer wird. Achten Sie auf das Gefühl der Ruhe, das sich im ganzen Körper ausbreitet, während Sie das ganze Gesicht immer mehr entspannen.

Spannen Sie nun beide Oberschenkel und Waden fest an. Pressen Sie die Fersen gegen den Boden, die Zehenspitzen nach oben gerichtet. Halten Sie die Spannung. Und lassen Sie locker. Achten Sie auf die angenehmen Empfindungen, die sich beim Übergang von der Anspannung zur Entspannung allmählich ausbreiten.
Nun wiederholen Sie die Übung. Spannen Sie Oberschenkel und Waden fest an. Und lassen Sie die Muskeln wieder locker, ganz locker, so daß beide Beine ganz entspannt sind.

Konzentrieren Sie sich nun auf Ihre Atmung. Achten Sie darauf, wie die Luft aus- und einströmt.
Halten Sie nun nach dem Einatmen die Luft für kürzere Zeit an. Achten Sie dabei auf die Spannung in Ihrer Brust und den Schultern.
Und lassen Sie die Luft wieder heraus. Achten Sie darauf, wie sich beim Ausatmen der Brustkorb und die Schultern angenehm entspannen.
Wiederholen Sie das Einatmen. Achten Sie wieder auf die Spannung in der Brust.
Und genießen Sie die Entspannung beim langsamen Ausatmen.
Und nun verfolgen Sie wieder nur das Ein- und Ausströmen Ihres Atems.
Versuchen Sie nicht mehr, die Atmung zu beeinflussen.
Die Atmung geschieht nun ganz von allein.
Und achten Sie auf das Gefühl der Ruhe, das sich beim Ausatmen wie eine Welle im ganzen Körper ausbreitet.

Wenn Gedanken auftauchen, hängen Sie ihnen nicht nach.
Sie ziehen einfach vorüber wie Wolken am Himmel.
Denken Sie an gar nichts anderes als an das angenehme Gefühl der Entspannung.

Sie spüren jetzt, wie Sie mit Ihrem ganzen Gewicht auf dem Stuhl aufruhen.
Lassen Sie sich immer tiefer und tiefer in Entspannung sinken.
Und genießen Sie das angenehme Gefühl von Ruhe, Gelöstheit und Wohlbefinden.

Bereiten Sie sich nun langsam wieder auf das Ende der Übung vor.
Atmen Sie einige Male tief durch.
Spannen Sie die Hände langsam wieder an.
Strecken Sie die Arme und Beine und räkeln Sie sich.
Öffnen Sie allmählich wieder die Augen.

INFORMATIONSBLATT 6

Erläuterungen zum Kratztagebuch II

In dem neuen Kratztagebuch sollen nun genauere Angaben zum Auftreten von Kratzen und Juckreiz sowie zu den Entspannungsübungen gemacht werden. Bringen Sie auch weiterhin die ausgefüllten Blätter zu jedem Gruppentermin mit.

Auslösende Situation oder frühes Anzeichen für Juckreiz oder Kratzen
Tragen Sie Stichwörter zur Situation ein, in der Sie sich gekratzt haben, bzw. zu dem frühen Anzeichen von Juckreiz.

Entspannungsübung: Abkürzungen der Version:

L = lange Muskelentspannung
M = mittellange Muskelentspannung
K = kurze Muskelentspannung
S = Signalentspannung
V = Vorstellungsübung gegen Juckreiz
F = flexible Entspannung
Sek = Sekundenentspannung
H = Hautwahrnehmungsübung
K = Kühleübung

Entspannung
Stärke der Entspannung vor und nach der Übung einschätzen:

0	1	2	3	4	5	6	7	8	9	10

völlig entspannt — völlig angespannt

Bemerkung: Grund für Auslassen der Übung eintragen.

Tag:			Name:	
Zeit	Haut-pflege	Kratzen Stärke 0–10	Juckreiz Stärke 0–10	Vorausgehende Situation Auslöser für Kratzen Frühe Anzeichen für Juckreiz
Zeit	Version	Ent-spannung vorher 0–10	Ent-spannung nachher 0–10	Bemerkungen
Medikamente:				

Selbstsicher eigene Rechte vertreten

Selbstsicherheit spielt immer dann eine große Rolle, wenn Sie ihre eigenen Interessen vertreten müssen, weil diese von anderen nicht beachtet werden: in der Zusammenarbeit mit Kollegen, beim Zusammenwohnen, im Umgang mit Behörden und öffentlichen Einrichtungen, in sozialen Kontakten oder im Privatleben. Selbstsicherheit ist einerseits von Unsicherheit und andererseits von Aggressivität zu unterscheiden:

Unsicheres Verhalten	Selbstsicheres Verhalten	Aggressives Verhalten
Meine Rechte werden von anderen verletzt; ich werde ausgenutzt	**Meine Rechte werden von anderen wahrgenommen und respektiert**	Ich verletzte die Rechte von anderen und nutze sie aus
Ich erreiche meine Ziele nicht	**Ich erreiche Ziele, ohne andere zu übervorteilen**	Ich erreiche Ziele auf Kosten anderer
Angst, Frustration, Verletztsein	**Selbstvertrauen, Selbstwertgefühl**	Angreifbarkeit, demütigendes Verhalten
Zurückgezogenheit, Hemmungen	**Geselligkeit, Spontaneität**	Reizbarkeit, Feindseligkeit, Ärger

Selbstsicheres Verhalten drückt sich darin aus,
wie Sie etwas sagen: Blickkontakt, kräftige, lebhafte Stimme, zugewandte Haltung, deutliche Mimik und Gestik und
was Sie sagen: von sich selbst in der Ich-Form reden; erst sagen, was Sie wollen, dann warum; sich nicht entschuldigen für berechtigte Forderungen; ruhig und bestimmt bleiben.

Ziel der Verhaltensübungen ist nicht das ideale Verhalten, sondern sich einen Gesichtspunkt vorzunehmen und durch Übung in die Tat umzusetzen.

• **Blickkontakt** • **Stimme** • **Haltung** • **Gesichtsausdruck**	• **„Ich"** • **Erst Wunsch, dann Begründung** • **Ruhig, bestimmt bleiben** • **Sich nicht unangemessen entschuldigen**

Übungssituation:

INFORMATIONSBLATT   8

Hinweise zur Durchführung der Muskelentspannung

Grundvoraussetzung für ein erfolgreiches Training ist **regelmäßiges Üben.** Wählen Sie einen ruhigen Platz, an dem Sie ungestört Ihre täglichen Übungen durchführen können, möglichst auf einem Stuhl oder Sessel in einem leicht abgedunkelten Raum.

Die Übungen sollten **nicht länger als 20 min** dauern. Versuchen Sie, Ihre beste Übungsdauer herauszufinden. Für manche sind bereits 10 min zuviel, für andere 15 min zuwenig.

Versuchen Sie, wenn möglich, immer um die gleiche Tageszeit Ihre Übungen durchzuführen. Dadurch gewöhnen Sie sich leichter daran und vergessen die Übung seltener. Idealerweise sollten Sie **3mal,** mind. aber 2mal täglich üben.

Das Wesentliche an den Übungen ist die **Regelmäßigkeit.** Versuchen Sie, einige Teile der Übung durchzuführen, selbst wenn nur einige Minuten Zeit zur Verfügung stehen. Am besten hat es sich erwiesen, nachmittags nach Arbeitsschluß und abends vor dem Einschlafen zu üben. Günstig ist es, einen festen Ort und eine feste Uhrzeit für die Übungen festzulegen, so daß Ihnen nach einiger Zeit „etwas fehlt", wenn Sie nicht zu dieser Zeit Ihre Übungen machen.

Benutzen Sie anfangs mindestens einmal täglich die Kassette, um den gesamten Ablauf der Übung zu erlernen. Im Laufe des Trainings sollte Ihnen der Ablauf so vertraut werden, daß die Übung ohne Kassette automatisch „abgespult" werden kann.

Fühlen Sie sich frei, zu **fühlen, was gerade da ist,** und nicht, was Sie glauben, was da sein sollte. Versuchen Sie nicht, sich innerlich zu sagen, dieses und jenes dürfte ich jetzt eigentlich nicht spüren. Entscheidend ist, daß Sie sich auf die Beobachtung dessen konzentrieren, was Sie im Körper und auf der Haut wirklich spüren können.

Sie werden kaum immer alle störenden **Außengeräusche** ausschalten können. Versuchen Sie deshalb, Geräusche als etwas zu empfinden, das zur Übungssituation gehört. Mit zunehmender Übung werden Sie Außenreize nicht mehr als störend für Ihre Übung empfinden.

Besonders zu Beginn der Übung werden Sie vielleicht merken, daß Ihnen störende Gedanken durch den Kopf gehen: unerledigte Aufgaben, Erinnerungen etc. Auch hier ist es nicht hilfreich, die Gedanken zu unterdrücken oder sich zu sagen, ich darf nicht diese Gedanken haben, ich muß mich doch auf die Übung konzentrieren etc. Versuchen Sie, störende Gedanken als gegeben hinzunehmen und sich klarzumachen: „Ich denke jetzt an dieses und jenes, das mich aus diesem oder jenem Grund beschäftigt oder belastet. Ich werde mich nach Abschluß der Übung, wenn es so wichtig ist, weiter damit beschäftigen." Manchmal ist es auch hilfreich, sich **störende Gedanken als am Himmel entlangziehende Wolken** vorzustellen, die **kommen und gehen.** Sie brauchen mehr Energie, um einen Gedanken zu unterdrücken, als ihn zur Kenntnis zu nehmen und einen Moment zurückzustellen.

INFORMATIONSBLATT   9

Das Vorgehen bei der Muskelentspannung

Prinzip: Regelmäßiger Wechsel zwischen Anspannen (ca. 5 s) und Entspannen (ca. 10 s) der Muskelgruppen, die nacheinander durchgegangen werden.

Achten Sie beim Übergang jeweils genau auf den Unterschied in den Empfindungen.

8 Muskelgruppen:
Rechte Hand
Rechter Arm
Linke Hand
Linker Arm
Schultern
Stirn
Beine
Brust und Atmung

4 Muskelgruppen:
Rechte Hand und Arm
Linke Hand und Arm
Stirn, Nacken, Schultern
Brust und Atmung

2 Muskelgruppen:
Hände, Arme, Stirn, Schultern
Brust und Atmung

Hände
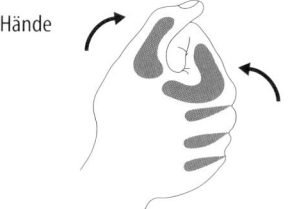

Arme
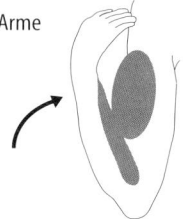

Schultern
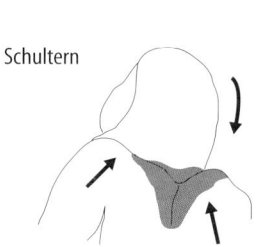

Stirn
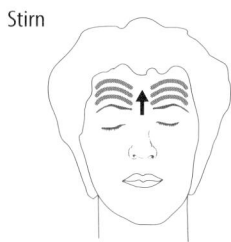

Beine
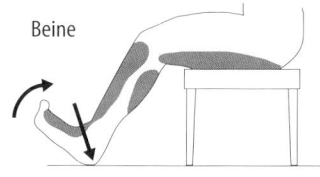

Kratzen: frühe Anzeichen von Juckreiz/Auslöser von Kratzen

Auswertung des „Kratztagebuchs"; Besprechung von frühen Anzeichen;
Hausaufgabe: Teufelskreis von Juckreiz und Kratzen

Zu Beginn werten die Teilnehmer die durchschnittliche Häufigkeit des Kratzens aus, die der Gruppenleiter in das Diagramm einträgt. Dann leitet der Gruppenleiter zu den Fragen über: *„Welche frühen Anzeichen von Juckreiz haben Sie bemerkt? Welche Situationen sind Ihnen aufgefallen, in denen Sie kratzen?"* Die Beobachtungen der Teilnehmer werden dann in einer Gesprächsrunde gesammelt.

Als frühe Anzeichen werden v. a. Kribbeln, Spannungs- oder Hitzeempfindungen genannt. Nicht selten schildern die Teilnehmer jedoch, daß der Juckreiz plötzlich eintritt. Der Gruppenleiter weist deshalb noch einmal auf die Bedeutung früher Anzeichen hin: *„Man kann umso besser den Kreislauf von Juckreiz und Kratzen unterbinden, je früher man das Anzeichen wahrnimmt, um Gegenmaßnahmen zu ergreifen, z. B. Rückfettung der Haut oder Entspannungsübungen. Die Wahrnehmung von frühen Anzeichen ist trainierbar und wird sich deshalb auch mit der Zeit noch verbessern."*

Abschließend teilt der Gruppenleiter neue „Kratztagebücher" und Informationsblatt 10 aus und stellt das Teufelskreislaufmodell vor:

„Kratzen ist deshalb so schwer zu beeinflussen, weil es unmittelbar zu einem wohltuenden Nachlassen des Juckreizes führt. Die hervorgerufenen Entzündungsreaktionen treten jedoch verzögert auf; sie verstärken wiederum den Juckreiz und man muß immer stärker kratzen, um den Juckreiz zu unterdrücken. Juckreiz und Kratzen schaukeln sich also gegenseitig zu einem Teufelskreislauf auf. Vielleicht kennen Sie auch „Kratzanfälle", bei denen es Ihnen zunächst gleichgültig ist, wie sehr die Haut geschädigt wird. Erst danach wird Ihnen bewußt, wie langwierig die Abheilung blutig aufgekratzter Hautstellen sein wird. Deshalb ist es notwendig, frühzeitig diesen Teufelskreislauf zu unterbrechen.

Wir wollen in nächster Zeit feststellen, in welchen Situationen sich Juckreiz und Kratzen aufschaukeln. Dann ergeben sich auch Anhaltspunkte, um den Teufelskreislauf zu unterbrechen. Deshalb tragen Sie bitte bis zur nächsten Sitzung in das „Kratztagebuch" ein, in welchen Situationen Sie einen solchen Teufelskreislauf beobachtet haben."

Verhaltenstraining: Selbstsicherheit
Besprechung der „Hausaufgaben"

Zu Beginn der „Hausaufgabenrunde" schreibt der Gruppenleiter noch einmal die wesentlichen Merkmale selbstsicheren Verhaltens an die Tafel und leitet die Runde mit der Frage ein, ob die Teilnehmer selbstsicheres oder unsicheres Verhalten in einer Situation beobachten konnten. Die Schilderungen der Teilnehmer werden dann durch Fragen des Gruppenleiters („Wie haben Sie das gemacht? Wie hat der andere reagiert?") soweit konkretisiert, daß sie in ein möglichst kurzes Rollenspiel münden, in dem selbstsichere Verhaltensaspekte positiv verstärkt werden müssen.

Häufig äußern Teilnehmer den Vorbehalt, daß ihnen das selbstsichere Verhalten im Alltag aufgesetzt oder künstlich erschienen ist und daß sie sich innerlich nach wie vor unsicher fühlen. Der Gruppenleiter sollte allzu rigide Zielsetzungen korrigieren:

„Unsicherheit ist etwas Normales. Man sollte sich zugestehen, auch einmal unsicher zu sein. Andererseits ist es auf Dauer von Nachteil, immer wieder Situationen zu vermeiden, in denen man sich unsicher fühlt, weil man dann nicht lernt, die Situationen besser zu bewältigen. Deshalb ist es von Vorteil, wenn man zumindest weiß, wie man sich selbstsicher verhalten kann, auch wenn man sich anders fühlt. An neue Verhaltensweisen muß man sich auch erst einmal gewöhnen und diese regelrecht einüben. Dazu sollte man anfangs nicht zu schwere Situationen wählen, sonst überfordert man sich.

Die Vorschläge können nur eine Orientierungshilfe sein, keine festen Regeln. Jeder verhält sich auf ganz individuelle Weise selbstsicher; das Wichtigste dabei ist, für eigene Interessen aktiv zu werden und das Geschehen in die Hand zu nehmen."

Nicht selten werden selbstsichere Verhaltensweisen auch im Sinne aggressiver Durchsetzung fehlinterpretiert und die negativen Folgen dieses Verhaltens nicht angemessen wahrgenommen. Eine günstigere soziale Wahrnehmung kann erreicht werden, indem die Rückmeldung anderer Teilnehmer ausgenutzt wird oder die Wirkung auf Interaktionspartner durch Rollentausch (der Teilnehmer übernimmt die Rolle des Interaktionspartners) verdeutlicht wird.

Blitzlicht

Der Gruppenleiter sollte die Regeln streng handhaben, um ausschweifende Beiträge zu verhindern:

- sich nur auf eigenes Erleben beziehen,
- nicht über abstrakte Themen reden,
- keine verdeckten Interaktionen (auf andere bezogene Anspielungen) sowie
- sich nicht zu lange aufhalten.

Der Gruppenleiter sollte sich Stellungnahmen enthalten und nur in Ausnahmefällen auf Teilnehmer eingehen (z. B. wenn diese zu aufgewühlt sind, um fortzufahren); nach dem letzten Beitrag wird direkt zum Entspannungstraining übergegangen.

Entspannung: Muskelentspannung (Version mittlerer Dauer)
Rational; Durchführung; Nachbesprechung

Rational und Kurzdemonstration. „*Wir üben nun die verkürzte Fassung ein, bei der Muskelgruppen noch mehr zusammengefaßt werden. Dadurch können Sie die Entspannung noch schneller erreichen und flexibler im Alltag einsetzen. Dies ist v. a. dann wichtig, wenn man sich nicht gut konzentrieren kann, z. B. aufgrund von Juckreiz oder störenden Außenreizen.*“

Der Gruppenleiter demonstriert dann, wie die einzelnen Muskelgruppen angespannt werden; rechte Hand und Oberarm; linke Hand und Oberarm; Kopf, Stirn, Nacken, beide Beine und Füße; Brustkorb (Atmung).

Vor und nach der Übung (Instruktionen s. S. 56) schätzt jeder Teilnehmer den gegenwärtigen Anspannungsgrad ein: 0 = tief entspannt, 10 = völlig angespannt.

Nachbesprechung. Erst danach werden Schwierigkeiten mit den Übungen zu Hause besprochen (s. Abschn. 2.2.4). Häufig werden von den Teilnehmern negative Aspekte besonders hervorgehoben, positive Effekte dagegen eher vernachlässigt. Deshalb sollte der Gruppenleiter auch gezielt nach positiven Ansätzen beim Üben fragen und diese verstärken. Idealerweise sollte 2mal täglich (mindestens einmal ohne Kassette) geübt werden.

Instruktion zur Entspannungsübung
Progressive Muskelentspannung – mittlere Version (7 min)

Setzen Sie sich möglichst bequem auf einem Stuhl zurecht. Legen Sie die Arme auf die Oberschenkel auf. Wenn Sie so bequem wie möglich sitzen, dann schließen Sie die Augen. Konzentrieren Sie sich nun ganz auf Ihre Körperempfindungen. Die Umgebung wird von ganz allein mit der Zeit immer gleichgültiger werden.

Spannen Sie die Muskeln des rechten Oberarms, Unterarms und der rechten Hand an und achten Sie auf die Spannung. Und nun lassen Sie locker, ganz locker. Sie spüren das angenehme Gefühl, das sich beim Übergang von der Anspannung zur Entspannung im ganzen Arm ausbreitet und bis in die Hand und jeden Finger gleitet: in den Daumen, den Zeigefinger, Mittelfinger, Ringfinger und den kleinen Finger. Sie spüren, wie der rechte Arm ganz schwer wird.
Spannen Sie die Muskeln des linken Oberarms, Unterarms und der linken Hand an und achten Sie auf die Anspannung. Und nun lassen Sie locker, ganz locker. Sie spüren wieder den Übergang von der Anspannung zur angenehmen Entspannung. Konzentrieren Sie sich auch wieder auf die Entspannung von Oberarm, Unterarm, Hand und jedes einzelnen Fingers: von Daumen, Zeigefinger, Mittelfinger, Ringfinger und kleiner Finger. Sie spüren, wie der linke Arm ganz schwer wird.
Konzentrieren Sie sich nun auf Stirn, Nacken und Schultern. Ziehen Sie die Augenbrauen und die Schultern fest nach oben. Achten Sie auf die Spannung an der Kopfhaut, im Nacken und in den Schultern. Und entspannen Sie wieder. Lassen Sie die Stirn wieder glatt werden wie eine glatte, leere Fläche. Sie spüren, wie mit der Entspannung der Stirn die ganze Kopfhaut lockerer wird. Die Entspannung strahlt über Nacken und Schultern bis auf den Rücken aus. Achten Sie auf das Gefühl der Ruhe, das sich im ganzen Körper ausbreitet.

Konzentrieren Sie sich nun auf Ihre Atmung. Achten Sie darauf, wie die Luft aus- und einströmt. Halten Sie nun nach dem Einatmen die Luft für kürzere Zeit an. Achten Sie dabei auf die Spannung in Ihrer Brust und Schultern. Und lassen Sie die Luft wieder heraus. Achten Sie darauf, wie sich beim Ausatmen der Brustkorb und Schultern angenehm entspannen.
Wiederholen Sie das Einatmen. Achten Sie wieder auf die Spannung in der Brust. Und genießen Sie die Entspannung beim langsamen Ausatmen. Und nun verfolgen Sie wieder nur das Ein- und Ausströmen Ihres Atems. Versuchen Sie nicht mehr, die Atmung zu beeinflussen. Die Atmung geschieht ganz von allein. Und achten Sie auf das Gefühl der Ruhe, das sich beim Ausatmen wie eine Welle im ganzen Körper ausbreitet.
Wenn Gedanken auftauchen, hängen Sie ihnen nicht nach. Sie ziehen einfach vorüber wie Wolken am Himmel. Denken Sie an gar nichts anderes als an das angenehme Gefühl der Entspannung. Sie spüren jetzt, wie Sie mit Ihrem ganzen Gewicht auf dem Stuhl aufruhen. Lassen Sie sich immer tiefer und tiefer in Entspannung sinken. Und genießen Sie das angenehme Gefühl von Ruhe, Gelöstheit und Wohlbefinden.
Bereiten Sie sich nun langsam wieder auf das Ende der Übung vor. Atmen Sie einige Male tief durch. Spannen Sie die Hände langsam wieder an. Strecken Sie die Arme und Beine und räkeln Sie sich. Öffnen Sie allmählich wieder die Augen.

INFORMATIONSBLATT 10

Den Teufelskreislauf von Juckreiz und Kratzen unterbrechen

Ein wesentliches Problem bei Neurodermitis sind langanhaltende Schäden der Haut, die durch Kratzen hervorgerufen werden. Kurzfristig unterbricht das Kratzen den Juckreiz, weil es Schmerz hervorruft, der angenehmer ist als Juckreiz. Durch diese kurzfristige „Erleichterung" läßt sich das Kratzen so schwer unter Kontrolle bringen. Danach tritt der Juckreiz jedoch umso stärker auf, weil zeitlich verzögert Entzündungsreaktionen ausgelöst werden und man muß immer stärker kratzen, um den Juckreiz zu unterdrücken.

Kratzen und Juckreiz verstärken sich also gegenseitig und können sich „aufschaukeln". Auf diese Weise kann sich ein Teufelskreislauf ergeben, der in sog. „Kratzanfällen" endet: es wird einem gleichgültig, wie sehr die Haut geschädigt wird, wichtig ist nur das Übertönen des Juckreizes. Die langfristigen Folgen sind blutig aufgekratzte Hautstellen, Schuldgefühle oder Niedergeschlagenheit oder gar Vorwürfe von anderen.

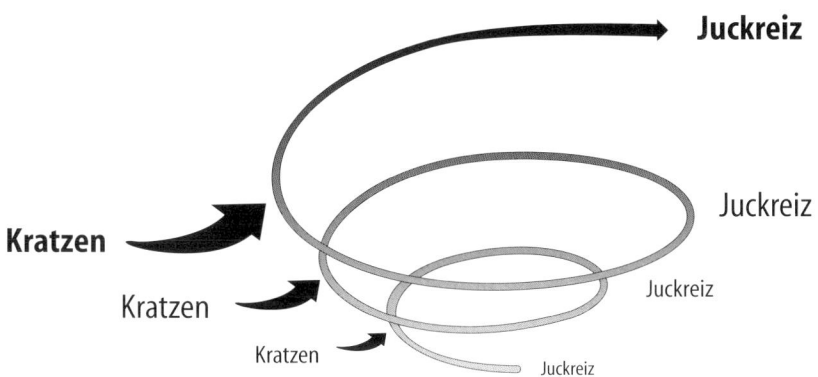

Es ist nicht gleichgültig, wieviel Sie sich kratzen!
Versuchen Sie frühzeitig, die Spirale von Juckreiz und Kratzen anzuhalten; denken Sie an die langfristigen Schäden, die durch das Kratzen entstehen. Je nach Stärke des Juckreizes kommen als Alternative zum Kratzen in Betracht:

- Kneifen oder Drücken der juckenden Hautstelle,
- alle Muskeln 1 min anspannen, dann entspannen,
- Spazierengehen und andere entspannende Aktivitäten oder
- Entspannungsübungen.

Kratzen: „Teufelskreislauf" von Juckreiz und Kratzen

Auswertung des „Kratztagebuchs"; Besprechung des Teufelskreislaufs; Hausaufgabe: eigene Techniken der Kratzkontrolle

Zunächst werden die Kratztagebücher ausgewertet und die durchschnittliche Häufigkeit des Kratzens in die „Kratzkurve" eingetragen. Bezug nehmend auf Informationsblatt 10, werden die Teilnehmer gefragt, ob sie den Teufelskreislauf von Juckreiz und Kratzen im Alltag beobachten konnten. Zumeist schildern einige Teilnehmer, daß sie sich in ein „hemmungsloses" Kratzen hineinsteigern, ohne sich die Folgen bewußtzumachen. Eine differenzierte Wahrnehmung wird durch Fragen nach dem Ablauf erreicht: *„Wie lange etwa dauerte die Juckreiz-Kratz-Attacke? Wodurch wurde der Teufelskreislauf beendet? Wie haben Sie sich danach gefühlt?"*

Die negativen Folgen der Aufschaukelung werden herausgestellt, um die Notwendigkeit eines frühzeitigen Durchbrechens des „Teufelskreislaufs" zu unterstreichen:

- vermehrter Juckreiz durch die verursachten Hautschäden,
- Verzögerung der Abheilung durch Wunden und Entzündungen,
- erhöhte Infektionsgefahr,
- Selbstvorwürfe und negative Reaktionen der Umwelt,
- Umstellung auf stärkere Medikamente (Kortison),
- Notwendigkeit stationärer Behandlungen sowie
- Krankmeldung am Arbeitsplatz.

Daraufhin wird Informationsblatt 11 ausgeteilt mit der Anregung, eigene Gewohnheiten zur Verhinderung von Kratzen auf dem Blatt zu notieren. Es wird angekündigt, daß man in den nächsten Sitzungen besonders wirksame Techniken einüben und in der Folgezeit systematisch anwenden wird.

Abschließend werden neue „Kratztagebücher" verteilt.

Verhaltenstraining: selbstsicher über Neurodermitis informieren
Modelldemonstration; Rational; Durchführung der Rollenspiele

Modelldemonstration. Der Gruppenleiter leitet das Verhaltenstraining ein: *„Selbst-sicherheit ist auch in solchen Situationen wichtig, in denen Sie auf die Neurodermitis angesprochen werden. Achten Sie im folgenden Rollenspiel einmal darauf, wie die Hauptperson auf Fragen nach der Neurodermitis reagiert.“*

- Ungünstiges Modell: In dem Rollenspiel wird die Hauptperson von einem Bekann-ten auf ihre Hauterscheinungen angesprochen, die dieser erstmals an ihrem Arm bemerkt. Auf die Frage, ob sich diese im Urlaub eine Allergie geholt habe, reagiert die Hauptperson unruhig mit ausweichenden Erklärungen. Dabei schaut sie zu Boden und versteckt ihre Arme.
  Diskussion: Die Teilnehmer werden nach ihren Beobachtungen gefragt: *„Was ist Ihnen aufgefallen am Verhalten der Hauptperson?“*
- Günstiges Modell: Anschließend wird die Szene wiederholt, diesmal antwortet die Hauptperson mit ruhiger und bestimmter Stimme, den Blickkontakt haltend. Sie erklärt, daß es sich um Neurodermitis handelt und gibt noch einige Informatio-nen zum Verlauf, Juckreiz, Kratzen und zur Behandlung.
  Diskussion: Erneut werden die Beobachtungen der Teilnehmer gesammelt und Stichworte (s. Informationsblatt 12) an die Tafel geschrieben. Im allgemeinen er-kennen die Teilnehmer diese Situation gut wieder und zeigen eine lebhafte Reso-nanz, so daß mit der Frage: *„Kennen Sie diese oder ähnliche Situationen aus dem Alltag?“* leicht in Rollenspiele übergeleitet werden kann. Bei unsicheren Teilneh-mern sollte auf einen schematischen, kurzen Ablauf des Rollenspiels geachtet wer-den; die Antwort kann auch wörtlich wiederholt werden.

Rational. Nach dem letzten Rollenspiel erläutert der Gruppenleiter den Teufelskreis-lauf der Vermeidung und die Möglichkeiten selbstsicheren Verhaltens:
*„Für viele Betroffene ist die Situation, auf die Neurodermitis angesprochen zu wer-den, so belastend, daß sie diese vermeiden und sich zurückziehen. **Vorübergehend** ist dies entlastend; **langfristig** jedoch werden Kontakte zu anderen durch den Rückzug re-duziert und man erhält weniger Unterstützung und Bestätigung. Dadurch fühlt man sich unverstanden oder als Außenseiter. Dies verstärkt wiederum die Unsicherheit und Ängste; die Folge ist eine noch stärkere Vermeidung etc.*
Günstiger ist es dagegen, sich in der Öffentlichkeit mit der Neurodermitis zu zeigen und über die Krankheit selbstsicher zu reden. Viele Menschen wissen nur wenig über Neurodermitis, deshalb ist es notwendig, über die Krankheit zu informieren.
Wenn andere zu befangen sind, um nach den Hauterscheinungen zu fragen, kann man auch von sich aus Klarheit schaffen. Das heißt nicht, daß man immer auf den anderen eingehen muß. Manchmal ist es auch ärgerlich, immer wieder die gleichen Fragen gestellt zu bekommen. Dann ist es wichtig, sich abzugrenzen.
Das Wichtigste ist, daß man sich in solchen Situationen aktiv verhält und sich nicht zurückzieht oder passiv reagiert.“

„Hausaufgabe". In einer abschließenden Runde werden alle Teilnehmer aufgefordert, sich eine Alltagssituation zu überlegen, in der sie sich wegen der Neurodermitis unsicher verhalten oder die sie deshalb vermeiden. Die Situation wird auf Informationsblatt 12 notiert und die Anregung gegeben, diese Situation einmal aktiv aufzusuchen.

Blitzlicht

Häufig wird das nachfolgende Blitzlicht ausführlicher, da einige Teilnehmer auf das Thema sehr betroffen reagieren. Dennoch sollten der Gruppenleiter darauf achten, daß die Teilnehmer „Dampf ablassen", ohne in Diskussionen zu geraten.

Entspannung: Muskelentspannung (Kurzversion)
Besprechung von Problemen beim Üben; Kurzdemonstration und Durchführung; Nachbesprechung

Zunächst werden die bisherigen Erfahrungen mit den Entspannungsübungen zu Hause durchgesprochen. Falls die verkürzte Version nicht intensiv genug ist, kann die lange Version parallel weitergeführt werden. Zusätzlich werden die Teilnehmer angeregt, die kürzeren Versionen auch in Situationen anzuwenden, in denen häufig Kratzen auftritt.

Kurzdemonstration und Durchführung. Wenn die bisherigen Übungen keine größeren Probleme bereiten, wird zur Kurzversion der Muskelentspannung übergegangen. Der Ablauf wird wieder im Zeitraffer verdeutlicht: gleichzeitig beide Arme, Hände, Stirn, Nacken und Schultern; dann Brustkorb (Atmung).
Vor und nach der Übung schätzt jeder Teilnehmer seinen Anspannungsgrad ein.

Nachbesprechung. In der Nachbesprechung äußern sich oftmals einige Teilnehmer überrascht von dem Effekt, den sie auch mit einer stark verkürzten Übung erreichen können. Der Gruppenleiter sollte jedoch auch auf die Teilnehmer eingehen, die eher Probleme mit den Entspannungsübungen haben. Oftmals bieten sich sehr individuelle Ansätze, um Anspannung abzubauen oder Kratzen zu verhindern: *„Die Muskelentspannung ist eine Möglichkeit, Einfluß auf Juckreiz und Kratzen zu nehmen, aber sie ist nicht die einzige. Sie haben eigene Techniken entwickelt, die Ihnen besser liegen und die Sie noch weiter ausbauen sollten."*

Instruktion zur Entspannungsübung
Progressive Muskelentspannung – Kurzform (4 min)

Setzen Sie sich möglichst bequem hin, den Rücken angelehnt, den Oberkörper gerade, die Füße flach auf dem Boden, die Arme locker von den Schultern herunterhängend. Schließen Sie die Augen.
Konzentrieren Sie sich nun ganz auf Ihre Körperempfindungen.

Spannen Sie die Muskeln beider Arme, Hände, Stirn, Nacken und Schultern an.
Achten Sie auf die Spannung in allen Körperteilen.
Und nun lassen Sie locker, ganz locker.
Sie spüren das angenehme Gefühl, das sich beim Übergang von der Anspannung zur Entspannung überall ausbreitet.
Sie spüren, wie Arme und Schultern ganz schwer werden.

Konzentieren Sie sich nun auf Ihre Atmung.
Achten Sie darauf, wie die Luft aus- und einströmt.
Halten Sie nun nach dem Einatmen die Luft für kürzere Zeit an.
Achten Sie dabei auf die Spannung in Ihrer Brust und Schultern.
Und lassen Sie die Luft wieder heraus.
Achten Sie darauf, wie sich beim Ausatmen der Brustkorb und Schultern angenehm entspannen.
Versuchen Sie nun nicht mehr, die Atmung zu beeinflussen.
Die Atmung geschieht nun ganz von allein.
Verfolgen Sie nur das Ein- und Ausströmen Ihres Atems.
Mit jedem Ausatmen breitet sich die Entspannung wie eine Welle im ganzen Körper aus.
Lassen Sie sich immer tiefer und tiefer in Entspannung sinken.
Und genießen Sie das angenehme Gefühl von Ruhe, Gelöstheit und Wohlbefinden.

Bereiten Sie sich nun langsam wieder auf das Ende der Übung vor.
Atmen Sie einige Male tief durch.
Spannen Sie die Hände langsam wieder an.
Strecken Sie die Arme und Beine und räkeln Sie sich.
Öffnen Sie allmählich wieder die Augen.

Eigene Gewohnheiten zur Verhinderung von Kratzen

Bitte versuchen Sie zu beschreiben,

- wie Sie versuchen, Kratzen zu verhindern (was Sie konkret tun),
- in welcher Situation (z. B. allein oder mit anderen zusammen),
- wann, d. h. bei leichtem oder starkem Juckreiz.

Wir werden die Möglichkeiten zur Verhinderung von Kratzen in der nächsten Sitzung sammeln, so daß Sie die Strategien untereinander austauschen können.

	Was tun Sie?	Situation	Juckreiz leicht oder stark?
1.			
2.			
3.			
4.			
5.			

INFORMATIONSBLATT 12

Sich selbstsicher mit Neurodermitis zeigen

Situation: sich zeigen in der Öffentlichkeit

▼

Gedanke: "Andere könnten mich anstarren"

▼

Gefühl: Angst

▼

Vermeidungs-
verhalten

Verstärkte Angst

Kurzfristig:
Erleichterung

**Teufelskreislauf
von
Angst und
Vermeidung**

Selbstunsicheres
Verhalten

Langfristig:
– weniger Kontakte
– weniger Bestätigung

Negatives
Selbstbild

Anregungen zum Umgang mit sich selbst

- Stehen Sie zu sich und Ihrer Neurodermitis in der Öffentlichkeit: „Ich schränke mich nicht ein nur wegen meiner Neurodermitis!"
- Keine Vermeidung, Rückzug oder Feindseligkeit aufgrund von unterstellten negativen Reaktionen. Fragen Sie sich: „Was kann mir in der Situation wirklich passieren?"

Anregungen zum Umgang mit Nichtneurodermitikern

- Unterscheiden Sie bei anderen positive Aufmerksamkeit von Abwertung. Wie würden Sie reagieren, wenn Sie die Krankheit nicht kennen würden?
- Handeln Sie nicht aufgrund bloßer Vermutungen über die Reaktion anderer auf die Neurodermitis, sondern versuchen Sie, Klarheit zu bekommen:
  Ist es Aufmerksamkeit oder Scheu? Versuchen Sie aufzuklären.
  Ist es Abwertung oder Mitleid? Grenzen Sie sich selbstsicher ab!
- Lassen Sie sich nicht aus der Fassung bringen, sondern helfen Sie Hautgesunden, Ihre Hautkrankheit zu verstehen!

Kratzen: eigene Techniken der Kratzkontrolle
Auswertung des „Kratztagebuchs"; eigene Kratzkontrolltechniken;
Hausaufgabe: Anwendung einer Technik

Nach Auswertung der „Kratztagebücher" und der „Kratzkurve" können erstmals Trends deutlich werden. Bei positiver Bilanz sollte der Teilnehmer darauf angesprochen werden, in welchen Alltagssituationen er bereits Veränderungen bemerkt hat, die hierfür verantwortlich sein könnten. Erfolge sollten positiv verstärkt und internal attribuiert werden (verbesserte Fähigkeit zur Selbstkontrolle).

Bei einer Zunahme von Kratzen dagegen sollte man auf situative Auslöser hinweisen (externale Attribution): *„Erst müssen einmal Erkenntnisse über auslösende Situationen für Kratzen gefunden werden, dann ergeben sich auch Anhaltspunkte für eine Beeinflussung von Kratzen."*

In einer Runde werden dann die Strategien zur Kontrolle von Kratzen gesammelt, die die Teilnehmer auf Informationsblatt 11 festgehalten haben. Die Strategien können folgendermaßen geordnet werden (am besten auf einer Tafel notieren):

- Ablenkung: Konzentration auf andere Reize (manuelle Tätigkeiten, z. B. Stricken);
- Übertönen: Hervorrufen von stärkeren Reizen (z. B. Eisbeutel);
- Entspannung/Kühle: Hervorrufen von angenehmen Reizen (z. B. Entspannung);
- Selbstgespräche: Konzentration auf hilfreiche Gedanken (kognitive Selbstinstruktion, z. B.: „Es wird gleich wieder besser").

Dann teilt der Gruppenleiter Informationsblatt 13 aus. Die Teilnehmer können sich diejenigen Techniken notieren, die sie bisher noch nicht eingesetzt haben. Als Hausaufgabe nimmt sich jeder Teilnehmer vor, eine Technik, die ihm nützlich erscheint, kontinuierlich über eine Woche hinweg einzusetzen. Abschließend werden wieder neue „Kratztagebücher" verteilt.

Verhaltenstraining: sich von negativen Reaktionen auf Neurodermitis abgrenzen
Besprechung der Hausaufgaben; Modelldemonstration; Rollenspiele

Der Gruppenleiter faßt die wichtigsten Gesichtspunkte zum Thema der letzten Sitzung zusammen und fragt nach den Situationen, die sich die Teilnehmer in der letzten Sitzung notiert haben. Dabei soll die Schilderung der Situation übergangslos in Rollenspiele übergehen, in denen selbstsicheres Informieren über Neurodermitis konkreter demonstriert werden kann.

Alternativ zu einer Wiederholung ergibt sich für den Gruppenleiter die Möglichkeit, die Thematik auf die selbstsichere Abgrenzung von negativen Reaktionen zu erweitern. Ausgangspunkt sind Situationen, in denen Teilnehmer berichten, daß sie sich über aufdringliche Fragen oder übertriebene Mitleidsäußerungen anderer ärgern. Diese können ebenfalls in Rollenspielen eingeübt werden:

- Ungünstiges Modell: die Hauptperson wird wieder vom Bekannten auf die Hauterscheinungen angesprochen, diesmal jedoch mit übertriebener Besorgnis („sieht furchtbar aus!"). Sie reagiert abweisend und unangemessen aggressiv, beschimpft den Bekannten und wendet sich dann ab; der Bekannte bleibt verständnislos und über die Reaktion verwundert zurück.
  Diskussion: Die Teilnehmer werden wieder nach ihren Beobachtungen gefragt.
- Günstiges Modell: Daraufhin wird die Szene wiederholt, diesmal verhält sich die Hauptperson ruhig und bestimmt. Sie informiert über die Neurodermitis, fügt jedoch hinzu, daß sie nicht gern darüber redet und sich ärgert, immer wieder darauf angesprochen zu werden.
  Diskussion: Schließlich werden die Beobachtungen der Teilnehmer besprochen; neben nonverbalen Aspekten wird herausgestellt, daß die Hauptperson ihre konträre Position offen und bestimmt mitteilt und sich dabei auch sprachlich von der anderen Person abgrenzt („Mir geht es nicht so! Ich möchte nicht darüber reden … ").

Durchführung der Rollenspiele. In den Rollenspielen bringen die Teilnehmer oftmals als Beispiele die Reaktionen von Eltern oder Partnern vor („Hast Du Dich wieder aufgekratzt! Kannst Du Dich nicht zusammenreißen? Du mußt endlich mal die Haut einfetten! Versuch doch mal diese Diät, ich hab Dir den Zeitungsartikel ausgeschnitten … "). Nicht selten zeigen die Teilnehmer aggressive Gefühlsausbrüche, die der Gruppenleiter u. U. im Vorgriff auf Übungen zum Ausdruck negativer Gefühle (Sitzung 10) kanalisieren sollte: *„Es fällt Ihnen schwer, den Ärger über die Vorwürfe zurückzuhalten und manchmal ist es eine Erleichterung, wenn man einfach nur ausdrückt, was man fühlt, ohne daran zu denken, ob man den anderen verletzt. Sicherlich ist es aber auf Dauer günstiger, anderen v. a. zu sagen, was man möchte, z. B., daß man seine Ruhe haben will oder schon selbst weiß, was für einen gut ist."*

Abschließend gibt der Gruppenleiter eine Zusammenfassung: *„Es gibt mehrere Möglichkeiten, wie man mit den Reaktionen anderer auf die Neurodermitis selbstsicherer umgeht; man kann andere informieren oder sich von negativen Reaktionen anderer abgrenzen. Besonders wichtig ist es, daß Sie die Situation aktiv angehen. Auf Dauer erreichen Sie dadurch auch, daß andere nicht mehr so verständnislos oder befangen auf die Neurodermitis reagieren. Das wird Ihnen wiederum helfen, die Neurodermitis noch besser in den Griff zu bekommen."*

Blitzlicht

In der Regel werden Probleme in den Beziehungen zu nahestehenden Bezugspersonen angesprochen. Die gemeinsamen Erfahrungen fördern den Gruppenzusammenhalt. Andererseits gibt es auch Teilnehmer, die betonen, daß sie bei ihrem Partner Verständnis für die Erkrankung finden. Für den Gruppenleiter ergibt sich zusätzlich die Möglichkeit, einen genaueren Eindruck von dem Beziehungsverhalten der Teilnehmer zu erhalten und das Kommunikationstraining in den folgenden Sitzungen besser auf die Teilnehmer abstimmen zu können.

Entspannung: Entspannung auf Signal
Rational; Durchführung; Nachbesprechung

Vor der Entspannungsübung wird der aktuelle Stand der Entspannungsübungen besprochen. Sollten die meisten Teilnehmer noch nicht gut genug mit den Übungen zurechtkommen, so kann die kurze Version der Muskelentspannung wiederholt werden. Andernfalls führt der Gruppenleiter in die Signalentspannung ein:

Rational. „Sie haben gelernt, die Entspannung in immer kürzerer Zeit herbeizuführen. Durch regelmäßiges Üben erlernen Sie mit der Zeit eine automatisierte Entspannungsreaktion, die Sie auch an bestimmte Signale koppeln können.
Ein solches Signal kann z. B. das innerliche Herunterzählen von 10 bis 0 sein, das das Absinken in die Entspannung versinnbildlicht. Ein anderes Signal ist das Ausatmen, an das ebenfalls die Entspannung gekoppelt werden kann; dies kann noch verstärkt werden durch das gleichzeitige Mitsprechen des Wortes „ruhig". Schließlich kann auch die Vorstellung einer angenehmen Situation die Entspannungsreaktion auslösen, z. B. die Vorstellung einer Landschaft."
In einer Runde wird nun jeder Teilnehmer dazu angeregt, sich ein Ruhebild zu überlegen. Beispiele sind eine Landschaft aus einem möglichst angenehmen Urlaub, eine Strandszene oder eine Blumenwiese; es sollte sich um eine real vorhandene, statische Szenerie handeln. Jeder Teilnehmer sollte sich vorläufig auf ein Bild festlegen. Vor der Durchführung schätzt jeder Teilnehmer seinen Entspannungsgrad ein.

Durchführung. Instruktionen s. S. 67.

Nachbesprechung. In der Abschlußrunde werden die Teilnehmer danach gefragt, welches Signal am wirksamsten war, um Entspannung herbeizuführen, und ob diese Technik dem Teilnehmer persönlich am meisten liegt. Diese sollte auch immer dann im Alltag ausprobiert werden, wenn die Teilnehmer dazu Gelegenheit haben.
Häufig ist die Vorstellung des Ruhebildes nicht lebendig oder statisch; dieses Problem fällt mit zunehmender Übung, u. U. auch durch die Wahl eines anderen Ruhebildes weg. Gegebenenfalls kann diese Technik auch ganz weggelassen werden, da sie nur eine unter mehreren Möglichkeiten darstellt, die Entspannungsreaktion abzurufen.

Instruktion zur Entspannungsübung
Entspannung mit Signalwort und Ruhebild (3 min)

Schließen Sie die Augen.
Konzentrieren Sie sich nun ganz auf Ihre Körperempfindungen.

Entspannen Sie die Muskeln beider Arme, Hände, Stirn, Nacken und Schultern.
Lassen Sie die Muskeln locker, ganz locker.
Achten Sie ganz allein auf das angenehme Gefühl der Entspannung, das sich überall ausbreitet.
Sie spüren, wie Arme und Schultern allmählich schwerer werden.
Zählen Sie langsam rückwärts von 10 bis 0 und entspannen Sie dabei immer tiefer und tiefer.

Konzentrieren Sie sich nun auf Ihre Atmung.
Achten Sie darauf, wie die Luft aus- und einströmt.
Und wie sich beim Ausatmen der Brustkorb und Schultern angenehm entspannen.
Versuchen Sie nicht, die Atmung zu beeinflussen.
Die Atmung geschieht ganz von allein.
Verfolgen Sie nur das Ein- und Ausströmen Ihres Atems.
Mit jedem Ausatmen breitet sich die Entspannung wie eine Welle im ganzen Körper aus.
Sprechen Sie innerlich das Wort „ruhig" mit, während Sie ausatmen.
Lassen Sie sich immer tiefer und tiefer in Entspannung sinken.
Und genießen Sie für einen Augenblick das angenehme Gefühl von Ruhe, Gelöstheit und Wohlbefinden.

Stellen Sie sich nun Ihr Ruhebild vor, während Sie weiterhin die tiefe, körperliche Entspannung spüren.

… (1 min Pause) …

Bereiten Sie sich nun langsam wieder auf das Ende der Übung vor.
Zählen sie von 0 bis 10.
Atmen Sie dabei einige Male tief durch.
Spannen Sie die Hände langsam wieder an.
Strecken Sie die Arme und Beine und räkeln Sie sich.
Öffnen Sie allmählich wieder die Augen.

Gewohnheiten zur Verhinderung von Kratzen

Bitte tragen Sie auch eigene Gewohnheiten ein!

Sich ablenken

- Hände beschäftigen (Stricken, Basteln)
- Gespräche führen, telefonieren
- sich mit Bekannten treffen
- Spazierengehen

- ....
- ....

Entspannung und Kühle

- Muskelentspannung
- Rückwärtszählen
- Schwerevorstellung
- an die frische Luft gehen
- in die Sauna gehen
- Ruhebild
- Atemübung
- Kühlevorstellungen
- sich ins Bett legen
- mit Waschlappen kühlen

- ....
- ....

Übertönen

- 1 min alle Muskeln anspannen, entspannen
- 1 min auf juckende Stellen drücken, dann entspannen
- Handtuch aus dem Kühlschrank auflegen
- sich auf die Hände setzen

- ....
- ....

Sonstige Strategien

- hilfreiche Selbstgespräche
- andere bitten, auf Kratzen aufmerksam zu machen

- ....
- ....

Nachts

- Entspannungstechnik
- Schwerevorstellung
- Kühle

- ....
- ....

Sitzung 5
1. Kurzentspannung
2. Kratzen: Habit-reversal-Technik
3. Kurzentspannung
4. Verhaltenstraining: Problemlösetraining
5. Blitzlicht
6. Kurzentspannung: Nachbesprechung

Kurzentspannung
Rational; Durchführung

Die Sitzung wird mit einer Kurzentspannung eingeleitet. Der Gruppenleiter erklärt hierzu: *„Ziel ist es, die Entspannungsreaktion in immer kürzerer Zeit und so flexibel wie möglich im Alltag abzurufen. Dazu werden wir jetzt gleich zu Beginn eine kurze, 2minütige Entspannungsübung durchführen.*

Wenden Sie die Technik an, die Ihnen am meisten liegt: Muskelentspannung, Rückwärtszählen, Ruhebild, Atemtechnik – ganz wie Sie wollen. Wir werden die Übung erst am Schluß der Sitzung besprechen. Bitte beginnen Sie jetzt mit der Entspannungsübung, und nehmen Sie sich erst dann wieder zurück, wenn ich hierzu auffordere.“

Kratzen: Habit-reversal-Technik
Auswertung des „Kratztagebuchs"; Habit-reversal-Technik;
Hausaufgabe: Anwendung der Technik; Selbstbeobachtung von Selbstgesprächen bezüglich Kratzen

Nach Auswertung der „Kratztagebücher" und Aktualisierung der „Kratzkurve" wird die Hausaufgabe besprochen (systematische Anwendung einer Technik zur Kratzkontrolle). Zumeist besteht eine Schwierigkeit darin, daß das Kratzen zu spät bewußt wird. Hieran anknüpfend leitet der Gruppenleiter über zur Habit-reversal-Übung.

Rational und Kurzdemonstration. „Ein Grund für die Schwierigkeit, den automatisierten Ablauf von Kratzen zu unterbrechen, liegt darin, daß durch eine Unterbrechung zunächst der Juckreiz stärker wird und gleichzeitig auch die innere Anspannung ansteigt.

Ist der Juckreiz auf eine Hautstelle begrenzt, so besteht eine wirkungsvolle Technik zur Kratzkontrolle darin, mit der Hand eine Minute lang fest auf die juckende Hautstelle zu drücken. Dies hilft Ihnen zunächst, durch den Druck den Juckreiz zu übertönen. Dabei wird zunächst die Anspannung steigen, die Sie aber durch die Muskelentspannung wieder abbauen. Wir werden diesen Ablauf in einer Übung einmal simulieren.“

Zunächst demonstriert der Gruppenleiter den Ablauf der Habit-reversal-Technik:

- Bewußtes Erkennen des Kratzimpulses (zum Kratzen ansetzen);
- Unterbrechen der Kratzhandlung (inneres Warnsignal: „Halt! Nicht Kratzen!");
- Vorstellung der negativen Folgen von Kratzen;

- Anwendung der Kratzkontrolltechnik (auf die Haut drücken; alternativ können auch alle Muskeln des Körpers angespannt werden);
- Abbau von Anspannung durch eine Entspannungstechnik.

Durchführung. Dann wählen die Teilnehmer eine Situation, in der Juckreiz Kratzen auslöst. Sie werden dazu angeleitet, die Augen zu schließen und sich die Situation vorzustellen:

„Stellen Sie sich nun die Situation vor, in der Juckreiz auftritt ... Konzentrieren Sie sich auf die Empfindung von Juckreiz ... Sie spüren den Impuls, sich zu kratzen ...

1. *Sie setzen zum Kratzen an und bewegen die Hand zur juckenden Hautstelle hin ...*
2. *Sagen Sie sich innerlich: „Halt! Nicht kratzen!" und unterbrechen die Bewegung ...*
3. *Stellen Sie sich jetzt vor, wie die aufgekratzte Haut aussieht; denken Sie an die lange Zeit bis zur Abheilung der Hautschäden ...*
4. *Drücken Sie jetzt mit der Hand fest auf die Haut, eine Minute lang (Pause) ...*
5. *Führen Sie die Kurzentspannung durch und verweilen Sie noch in Entspannung ...*

Ich werde Ihnen dann das Signal zum Zurücknehmen der Entspannung geben ...".

Nachbesprechung und Hausaufgabe. Danach werden die Teilnehmer nach ihren Körperempfindungen während der Übung befragt. Bei einigen löst die Konfrontation (in sensu) mit Juckreiz Angst und Vermeidung aus. Mit der Frage: *„Was ging Ihnen zu Beginn der Übung durch den Kopf?"* lassen sich ungünstige Kognitionen herausarbeiten, z. B.: „Wenn ich mir den Juckreiz vorstelle, dann wird er so schlimm, daß ich nichts mehr dagegen tun kann. Ich werde dem Juckreiz hilflos ausgeliefert sein. Dies will ich nicht unnötigerweise riskieren." Hieraus ergeben sich auch Ansatzpunkte für das Thema der nächsten Sitzung.

Abschließend faßt der Gruppenleiter das Ziel der Übung noch einmal zusammen: *„Die Übung soll Ihnen helfen, den Kratzimpuls bewußter zu erkennen. Sie erinnern sich an die ungünstigen Folgen von Kratzen und denken: „Halt! Nicht kratzen!", und dann übertönen Sie durch das Drücken auf die Haut den Juckreiz. Vergessen Sie nicht, im Anschluß eine kurze Entspannungstechnik durchzuführen.*

*Es wird Ihnen **nicht immer** möglich sein, die Juckreiz-Kratz-Spirale zu unterbrechen. Wenn Sie jedoch Kratzkontrolltechniken zur automatischen Gewohnheit machen, wird es Ihnen immer besser gelingen. Versuchen Sie deshalb innerhalb der nächsten Woche, die Übung so oft wie möglich zu machen."*

Dann teilt der Gruppenleiter das neue Kratztagebuch und Informationsblatt 14 aus und erklärt hierzu: *„Der Gedanke an Juckreiz kann ebenso unangenehme Gefühle wie z. B. Anspannung hervorrufen wie der Juckreiz selbst. Durch negative Gedanken kann Juckreiz verstärkt oder sogar ausgelöst werden. In der nächsten Sitzung beschäftigen wir uns deshalb einmal genauer mit Ihren gedanklichen Reaktionen auf Juckreiz. Mit Hilfe der ausgeführten Beispiele können Sie einmal einschätzen, wie Sie reagieren."*

Kurzentspannung

Erneut wird eine Kurzentspannung durchgeführt, diesmal jedoch mit einer verkürzten Dauer von ca. 1½ min.

Verhaltenstraining: Problemlösetraining
Rational; Durchführung; Zusammenfassung; Hausaufgabe

Der Gruppenleiter leitet direkt zum Problemlösetraining über.

Rational. „*Wenn Probleme längere Zeit ungelöst bleiben und man nur grübelt, ohne zu einer Lösung zu kommen, so belastet dies auch den Körper. Die Belastung ist häufig nicht wahrzunehmen, kann aber auf Dauer zu einer Schwäche des Abwehrsystems führen. Bei der Veranlagung zu Neurodermitis lösen diese Körperreaktionen leichter erhöhten Juckreiz und Entzündungsreaktionen aus. Abhilfe schaffen kann ein Training der Fähigkeit, schrittweise und systematisch an Probleme heranzugehen.*"

Durchführung. Der Gruppenleiter sollte einen möglichst motivierten Gruppenteilnehmer direkt ansprechen, um die Schwellensituation bei der Suche nach einem Freiwilligen abzubauen. Günstig ist es, einen Teilnehmer auszuwählen, der bereits zuvor angedeutet hat, daß er ein Problem hat: „*Vielleicht kann ich das einmal verdeutlichen an dem Problem, das Sie vorhin angesprochen haben?*" Das Problem sollte in jedem Fall nicht zu schwierig sein!

Der Gruppenleiter notiert dann an der Tafel:

1. Was ist das Problem?
2.
3.

(Zur Bearbeitung der ersten Punkte sollten jeweils maximal 5 min verwendet werden.)

1. Was ist das Problem? (Problemdefinition)
Im 1. Schritt wird das Problem anhand einer typischen Beispielsituation möglichst konkret erfaßt. Dazu exploriert der Gruppenleiter Gedanken, Gefühle, Verhalten und Konsequenzen. Er sollte darauf achten, daß der Teilnehmer noch keine Überlegungen zur Lösung anstellt, sondern das Wichtigste des Problems herausarbeitet. Um die Gruppensituation aufzulockern, können die Teilnehmer miteinbezogen werden: „*Was ist Ihrer Meinung nach das Problem von Frau/Herrn X?*"

Abschließend faßt der Gruppenleiter das Problem in einem Stichwort zusammen und notiert dieses zu Punkt 1. „*Dieser 1. Schritt ist wichtig, sonst sind keine Lösungen zu finden, wenn das Problem im Diffusen und Unklaren bleibt.*"

2. Was wollen Sie erreichen? (Ziele)
„*Häufig tritt man bei Problemen auf der Stelle, weil man nicht weiß, was man erreichen will; das Ziel bleibt unklar. Dieser Schritt wird häufig übergangen. Man geht unbefangener an das Problem heran und es erleichtert die Lösung, wenn man sich fragt: Was will ich?*"

Sollte der Teilnehmer bei diesem Schritt Schwierigkeiten haben, so kann er auch nach dem idealen „Wunschzustand" fragen. Zum Schluß faßt der Gruppenleiter das Ziel zusammen und läßt es den Teilnehmer noch einmal selbst formuliert wiederholen.

3. Welche Lösungen gibt es? (Lösungsmöglichkeiten)
„Häufig verfolgen wir bei Problemen immer wieder gleiche Verhaltensmuster. Wir schließen vorschnell Lösungen aus, ohne dies bewußt zu tun. Günstiger ist stattdessen, zunächst möglichst viele Lösungsmöglichkeiten zu sammeln, bevor man diese bewertet. Dies kann hier auch die Gruppe übernehmen. Im Alltag bezieht man gewöhnlich Freunde ein, die man um Rat fragt."
Der Gruppenleiter schreibt die Lösungsmöglichkeiten der Teilnehmer auf (aus Zeitgründen höchstens 6–10 Möglichkeiten). Er achtet dabei darauf, möglichst spontane und unterschiedliche Ideen unzensiert aufzunehmen (sog. „Brainstorming").

4. Vor- und Nachteile der Lösungsmöglichkeiten (Bewertung)
„Nun kommen wir zur Bewertung, die am besten wieder vom Betroffenen selbst vorgenommen werden kann." Der Gruppenleiter notiert zu jedem Vor- und Nachteil, den der Teilnehmer nennt, ein „+" oder „−" (diese können unterschiedliches Gewicht haben).

5. Welches ist die beste Lösung? (Auswahl eines Lösungsansatzes)
Der Teilnehmer wählt die Lösung aus, die aus seiner Sicht die meisten Vorteile und die geringsten Nachteile hat, ohne jedoch diese rigide aufzurechnen. Dabei sollte daran erinnert werden, daß häufig die langfristigen Konsequenzen eigenen Verhaltens sehr wichtig sind und daß das Ausprobieren neuer Lösungsmuster Vorrang hat.

6. Wie können Sie die Lösung umsetzen? (Umsetzung)
Die Umsetzung des Lösungsansatzes sollte möglichst konkret festgehalten werden. Es sollte jedoch betont werden, daß dies keine endgültige Festlegung ist, sondern daß sich eventuell nach dem Ausprobieren eine veränderte Situation ergibt, die einen erneuten Durchlauf des Problemlöseschemas notwendig machen kann. Gegebenenfalls kann der Lösungsansatz auch in einem Rollenspiel eingeübt werden.

Zusammenfassung und Hausaufgabe. Der Gruppenleiter faßt zum Schluß zusammen: „Das 6-Punkte-Schema verhindert häufige Fehler beim Umgang mit Problemen:

- *Probleme werden zu abstrakt oder ungenau gesehen,*
- *Ziele werden daran orientiert, welche Lösungsmöglichkeiten man kennt und*
- *nicht alle Möglichkeiten werden erkannt oder eingefahrene Lösungsmuster verfolgt.*

Damit Sie das Problemlöseschema kennenlernen, probieren Sie es bitte einmal bis zur nächsten Sitzung bei einem Problem aus, das möglichst nicht zu schwierig ist."
Abschließend wird Informationsblatt 15 ausgeteilt.

Blitzlicht

Zumeist ist der Teilnehmer, dessen Problem bearbeitet wurde, am meisten engagiert, während die übrigen Teilnehmer eher zurückhaltend sind.

Kurzentspannung: Nachbesprechung

Vor und nach einer erneuten Kurzentspannungsübung werden alle Teilnehmer gebeten, das Entspannungsniveau einzuschätzen. Die Übung wird auf nur noch 1 min eingeschränkt.

Häufig sind einzelne Teilnehmer überrascht, wie gut sie sich trotz der Kürze entspannen konnten. Der Gruppenleiter sollte darauf hinweisen, daß sich nun schon erste Effekte durch die Übung ergeben und daß die Teilnehmer zunehmend in der Lage sind, im Alltag Entspannung flexibel einzusetzen, u. a. auch zur Kratzkontrolle. Sie werden aufgefordert, die Entspannungsreaktion immer dann abzurufen, wenn sie im Alltag daran denken, und weiterhin auch eine Version der Muskelentspannung oder Signalentspannung regelmäßig durchzuführen.

Negative Selbstgespräche können Juckreiz verstärken, positive ihn abschwächen!

Selbstgespräche sind Gedanken, die uns in bestimmten Situationen durch den Kopf gehen und die unsere Wahrnehmung von Körperreaktionen und unser Verhalten wesentlich bestimmen.

Auch die Juckreizempfindung ist davon abhängig, ob
- wir dem Juckreiz viel Aufmerksamkeit schenken,
- wir ungünstige Erwartungen haben, wie der Juckreiz sich verändert,
- wir uns vorstellen, dem Juckreiz ausgeliefert zu sein,
- oder wir uns einfach nur vorstellen, wie schön es ist, wenn der Juckreiz durch Kratzen nachläßt, aber nicht, welche Schäden dadurch entstehen.

Negative Selbstgespräche können den Juckreiz verstärken und das Kratzen auslösen. Positive Selbstgespräche können helfen, dem Juckreiz standzuhalten.

Negative Selbstgespräche	Positive Selbstgespräche
Das Jucken wird immer schlimmer und schlimmer.	**Es wird wieder vorübergehen.**
Ich kann es nicht mehr aushalten.	**Ich werde dem Juckreiz standhalten und mich nicht kratzen.**
Das Jucken macht mich noch verrückt.	**Die Haut bleibt heil.**
Ich bekomme heute (nacht) bestimmt keine ruhige Minute mehr.	**Ich sollte mit jemandem reden, um mich abzulenken.**
Was ich auch probiere, es hilft ja doch nichts gegen das Jucken.	**Ich sollte meine Hände beschäftigen.**
Meine Haut sieht morgen bestimmt wieder schrecklich aus.	**Ich sollte versuchen, mich zu entspannen.**
Ich kann nichts dagegen tun.	**Wenn ich mich jetzt nicht kratze, ist die Haut morgen schon wieder heil.**
Kratzen ist gut.	

Problemlösen

Schwierigkeiten im Alltag lassen sich nicht völlig vermeiden. Für den Körper
ungünstige Belastungen entstehen v. a. dann, wenn man keine Möglichkeiten
sieht, die unangenehmen Situationen zu beeinflussen.

Die Lösung solcher belastender Alltagsprobleme wird häufig dadurch erschwert, daß

- das Problem zu abstrakt oder ungenau betrachtet wird,
- im Umgang mit Schwierigkeiten nicht alle Möglichkeiten erkannt werden sowie
- eingefahrene, aber ungünstige alte Lösungsmuster bestehen.

Die Art des Vorgehens verhindert also die beste Lösung, Problemlösungen können erleichtert werden, wenn man die Fähigkeit trainiert, systematisch in Schritten vorzugehen:

1. Was ist genau das Problem?
2. Welches Ziel haben Sie, was wollen Sie?
3. Listen Sie erst *alle* Lösungsmöglichkeiten auf, die Ihnen einfallen, auch unge-
   wöhnliche! Noch nicht bewerten!
4. Überlegen Sie dann erst die Vorteile und Nachteile der Lösungsmöglichkeiten!
5. Wählen Sie die beste Lösungsmöglichkeit oder Kombination!
6. Überlegen Sie ganz konkret, wie Sie die beste Lösung ausführen können.

---

1. **Was ist genau das Problem?**
2. **Was wollen Sie?**
3. **Wie können Sie dies erreichen?**
4. **Vor- und Nachteile der Lösungsmöglichkeiten.**
5. **Welche Lösungsmöglichkeit ist die beste?**
6. **Wie können Sie diese umsetzen?**

INFORMATIONSBLATT 15 (FORTS.)

Problemlösen: „Hausaufgabe"

Problem (Stichwort): ....

Problemlöseschritte:
Was genau ist das Problem: ....

....

Was wollen Sie: ....

....

Wie können Sie dies erreichen (Lösungsmöglichkeiten):

1. ....

2. ....

3. ....

4. ....

5. ....

Vor- und Nachteile der Lösungsmöglichkeiten:

Lösungsmöglichkeit	Vorteile	Nachteile

Welche Lösungsmöglichkeit ist die beste: ....

Wie können Sie diese umsetzen: ....

....

Sitzung 6

1. Kratzen: Wiederholung: Habit-reversal-Übung;
   negative Selbstgespräche bezüglich Juckreiz/Kratzen
2. Verhaltenstraining: Problemlösen (Wiederholung)
3. Blitzlicht
4. Entspannung: differentielle Entspannung

Kratzen: negative Selbstgespräche bezüglich Juckreiz/Kratzen

Auswertung des „Kratztagebuchs"; Besprechung: negative Selbstgespräche; Wiederholung der Habit-reversal-Technik; Hausaufgabe: positive Selbstgespräche einüben und Selbstbeobachtung von automatischem Kratzen

Zu Beginn werden wieder die „Kratztagebücher" ausgewertet und die „Kratzkurve" vervollständigt. Daraufhin geht der Gruppenleiter auf die „Hausaufgabe" ein:

„Der Juckreiz kann Sie manchmal zur Verzweiflung bringen, während er Ihnen zu anderen Zeiten nicht so viel ausmacht. Das hängt auch von der inneren Verarbeitung des Juckreizes ab, d. h. wie Sie seelisch auf den Juckreiz reagieren. Solche inneren Reaktionen laufen oft sehr schnell ab, so daß sie nicht immer bewußt sind.

Allerdings lassen sich solche automatischen Gedanken bewußt machen, indem man sie in Worte faßt, wie Selbstgespräche, die man laut vor sich hin sagt. Diese Gedanken verstärken auch die Juckreizempfindung, wenn Sie sich darauf konzentrieren oder wenn Sie sich vorstellen, daß der Juckreiz sehr schlimm werden wird. Außerdem gibt es automatische Gedanken, die die Schwelle zum Kratzen herabsetzen, etwa durch den Gedanken, daß Sie überhaupt nichts dagegen tun können.

Durch Konzentration auf günstige Selbstgespräche oder Ablenkung kann man die Juckreizempfindung abschwächen, etwa durch den Gedanken, daß der Juckreiz wieder vorübergehen wird. Man hat in Experimenten festgestellt, daß dabei nicht nur die Empfindung, sondern auch die objektiven Hautreaktionen gehemmt werden."

In einer Runde sammeln die Teilnehmer nun die Selbstgespräche, die sie im Alltag bei sich beobachten konnten. Der Gruppenleiter hilft jedem Teilnehmer, sich ein positives Selbstgespräch als Formel zu erarbeiten. Die Teilnehmer werden dazu angeregt, diese als „Hausaufgabe" einzuüben und im „Kratztagebuch" zu vermerken.

Im Anschluß wird noch einmal die Habit-reversal-Übung der letzten Sitzung durchgeführt, um die Kratzkontrolltechniken zur automatischen Gewohnheit werden zu lassen. Danach berichten die Teilnehmer in einer Runde, ob sie die Technik bereits eingesetzt haben. Zu beachten ist die Praktikabilität der Ansätze. Als gute Alternative zum „Drücken" der juckenden Hautfläche bieten sich auch isometrische Übungen, z. B. die Anspannung der gesamten Körpermuskulatur, an.

Dann verteilt der Gruppenleiter das neue „Kratztagebuch" und die Informationsblätter 16 und 17 und erklärt hierzu: *„Wir haben uns bisher v. a. auf den Teufelskreislauf von Juckreiz und Kratzen konzentriert. Sie haben aber sicher auch schon bemerkt, daß Sie sich manchmal kratzen, ohne daß Juckreiz vorhanden ist, scheinbar ohne Auslöser, sondern aus Gewohnheit. Wir nennen dies „automatisches" Kratzen. Zur Vorbereitung auf die nächste Sitzung beobachten Sie bitte einmal, in welchen Situationen bei Ihnen Kratzen ohne Juckreiz auftritt."*

Verhaltenstraining: Problemlösen

Für das Problemlösetraining wird die Gruppe in Untergruppen von 3 Personen aufge-
teilt, die jeweils unabhängig ein Problem bearbeiten (günstig ist hierzu eine 2. Tafel
oder ein Flip-Chart). In jeder Untergruppe wird jeweils ein Teilnehmer ermittelt, der
die Rolle eines Anleiters übernehmen möchte. Dieser hat die Aufgabe, die einzelnen
Schritte des Problemlöseschemas vorzugeben; hierzu kann auch der Teilnehmer herangezogen werden, dessen Problem bereits in der letzten Sitzung bearbeitet wurde
und „Vorerfahrung" besitzt. Gruppenleiter und Kotherapeut greifen ggf. als Supervi-
soren ein. Als Zeitlimit für die Bearbeitung des Schemas wird ca. eine halbe Stunde
vereinbart.

Blitzlicht

Abweichend vom sonstigen Vorgehen bittet der Gruppenleiter die Teilnehmer, deren
Probleme bearbeitet wurden, die einzelnen Schritte kurz zusammenzufassen. Die
übrigen Teilnehmer werden gefragt, ob sie aus dem Problemlöseschema auch Hilfen
für die Bearbeitung des eigenen Problems ziehen können.

Entspannung: differentielle Entspannung
Rational; Durchführung; Nachbesprechung

Rational. Der Gruppenleiter führt die Übung folgendermaßen ein: *„In Alltagssituationen ist es oftmals notwendig, sich möglichst flexibel zu entspannen. Dabei können
Sie ja oftmals nicht die Augen schließen und in der bisher eingeübten Haltung sitzen.*

*Wir werden deshalb ein Experiment durchführen, bei dem wir uns entspannen und
gleichzeitig die Augen öffnen. Wir werden dann bei geöffneten Augen auch eine leichte
Handlung ausführen, indem wir einen Arm heben, ohne die Entspannung aufzuheben.
Dies wird Ihnen vielleicht zunächst schwierig erscheinen, mit der Übung fällt es Ihnen
aber immer leichter, sich auch mit geöffneten Augen zu entspannen.*

*Damit Sie nicht dadurch abgelenkt werden, daß Sie sich gegenseitig beobachten
können, möchte ich Sie bitten, sich so in eine Reihe zu setzen, daß Sie keinen Blickkontakt haben, am besten alle in eine Richtung."*

(Der Gruppenleiter sitzt schräg, so daß er alle Teilnehmer im Blickfeld behält.)

Durchführung. Die Übung wird nach folgenden Schema durchgeführt (Instruktionen
s. S. 79):

- Kurzentspannung (2 min);
- Entspannung (nur in Gedanken) einschätzen (0–10);
- Augen öffnen, Entspannung beibehalten; nach oben/links/rechts/unten blicken;
- Arm heben und ausstrecken, dabei Entspannung einschätzen (0–10);
- Kurzentspannung (2 min);
- Entspannung einschätzen (0–10);
- Zurücknehmen.

Nachbesprechung. Der Gruppenleiter fragt abschließend nach dem Verlauf der Entspannung, die normalerweise bei Anheben des Arms etwas geringer, zum Schluß wieder etwas intensiver wird. Nicht selten sind die Teilnehmer überrascht, wie gering der Unterschied ist. Dies zeigt, daß die Entspannungsreaktion auch unter schwierigen Bedingungen aufrechterhalten werden kann. Als Hausaufgabe werden die Teilnehmer gebeten, nun auch mit geöffneten Augen oder bei einfachen Tätigkeiten (z. B. am Schreibtisch) so oft die Entspannungsreaktion einzuüben, wie sie im Alltag daran denken.

Instruktion zur Entspannungsübung
Differentielle Entspannung

Schließen Sie die Augen und führen Sie eine Entspannung durch nach der Methode, die Ihnen am besten liegt. Ich werde mich nach einer Weile wieder melden.

... (2 min Pause) ...

Schätzen Sie nun ein, wie entspannt Sie sich fühlen. Während Sie die Ruhe und Entspannung beibehalten, öffenen Sie die Augen und schauen Sie nach vorne. Sie können die Aufmerksamkeit gleichzeitig nach innen und außen richten; oder Sie können mit der Aufmerksamkeit von innen nach außen und wieder zurück wandern. Behalten Sie dabei soviel wie möglich von der Entspannung bei; falls es unangenehm sein sollte, können Sie jederzeit wieder die Augen schließen.
Nun richten Sie Ihren Blick nach oben, an die Decke, ohne den Kopf zu bewegen ... und entspannen Sie die Muskeln, achten Sie auf Ihre Atmung (ca. 10 s Pause) .... Blicken Sie nach links ... und bleiben Sie dabei ganz entspannt (ca. 10 s Pause) .... Blicken Sie nach rechts ... und entspannen Sie die Muskeln, achten Sie auf Ihre Atmung (ca. 10 s Pause) ... Blicken Sie nach unten ... und bleiben Sie ganz entspannt (ca. 10 s Pause) .... Heben Sie jetzt einen Arm und strecken Sie ihn aus, während der übrige Körper ganz entspannt bleibt. Die Augen bleiben geöffnet. Entspannen Sie die Muskeln und achten Sie auf das Ausatmen ...; schätzen Sie noch einmal ein, wie tief entspannt Sie sind und merken Sie sich den Wert (ca. 10 s Pause) .... Schließen Sie wieder die Augen und entspannen Sie sich für eine Weile.

... (2 min Pause) ...

Schätzen Sie ein letztes Mal ein, wie tief entspannt Sie sind ... und bereiten Sie sich nun auf das Ende der Übung vor. Zählen Sie von 0 bis 10. Atmen Sie einige Male tief durch. Strecken Sie die Arme und Beine wieder fest an. Öffnen Sie die Augen.

INFORMATIONSBLATT   16

„Automatisches Kratzen"
kann durch Selbstbeobachtung abgebaut werden

Grundsätzlich kann man 2 Arten von Kratzen unterscheiden:

1. **Kratzen mit Juckreiz:** z. B. ausgelöst durch Reizung der Haut, Druck oder Spannungsgefühle, Wärme, Schwitzen, Wolle etc.
   Vorgehen: Ausschalten des Auslösers (Ausschaltung/Vermeidung der Reizung, Abbau von Anspannung durch Entspannungsübungen, Kühle, andere Kleidung etc.).

2. **Kratzen ohne Juckreiz:** läuft eher beiläufig ab, wie eine automatisch ausgeführte Gewohnheit **(automatisches Kratzen)**; Auslöser sind nicht unmittelbar feststellbar und scheinbar nicht vorhanden.
   Vorgehen: Durch Selbstbeobachtung können meist auslösende Situationen gefunden und vielfach schon dadurch das automatische Kratzen abgebaut werden. Langfristig sollte auch das Verhalten geändert werden (z. B. selbstsicherer oder gelassener).

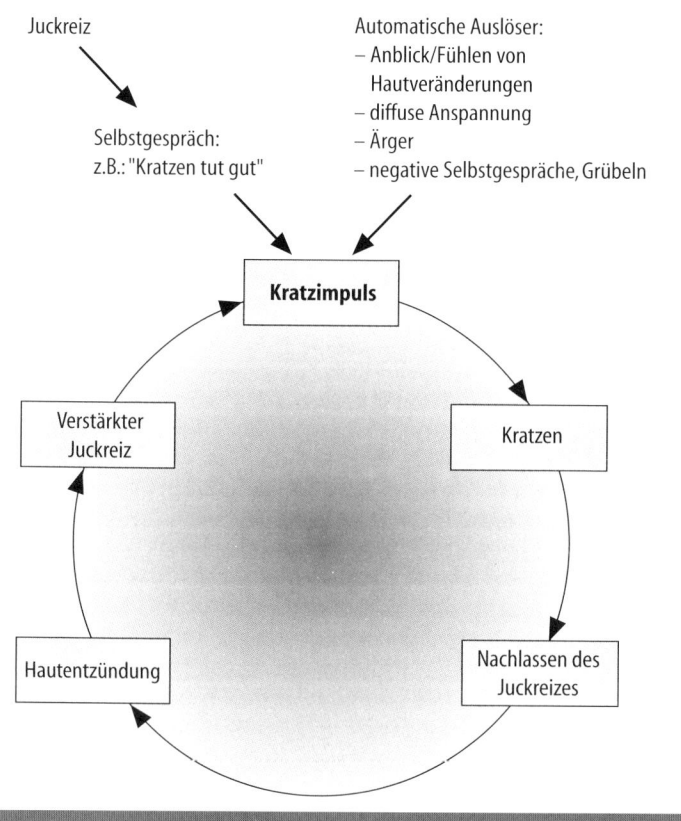

INFORMATIONSBLATT 17

Auslöser von „automatischem Kratzen"

Faktoren, die automatisches Kratzen auslösen können:

Übermäßige Beschäftigung mit der Haut kann automatisches Kratzen auslösen:
- freier Zugang zur Haut (beim Aufstehen/beim Ausziehen),
- Eincremen, Hautpflege,
- Hautveränderungen sehen/fühlen (Pickel, Kruste),
- Hautempfindungen: Kribbeln, Schwitzen, gespannte/trockene Haut und
- über die Haut reden.

Unangenehme Gefühle können automatisches Kratzen auslösen:
- diffuse Anspannung,
- Grübeln, negative Selbstgespräche,
- Wegfallen von Ablenkung,
- Ärger,
- Unsicherheit,
- Einsamkeit,
- unter-Druck-Stehen,
- Termindruck und
- Leistungsdruck.

Im Leichtschlaf kann automatisches Kratzen ausgelöst werden:
- unterschwellige Wahrnehmung von Juckreiz, Schweiß etc.,
- Anspannung durch Ereignisse vom Tage,
- Erschöpfung und
- Träume.

Kratzen: „automatisches" Kratzen

Auswertung des „Kratztagebuchs"; Besprechung: automatisches Kratzen; Hausaufgabe: Selbstbeobachtung von Spannungssituationen

Nach Auswertung der „Kratztagebücher" und der „Kratzkurve" wird die Hausaufgabe besprochen: „Ein positives Selbstgespräch bezüglich Kratzen einüben." Danach stellt der Gruppenleiter das Konzept des „automatischen Kratzens" dar:

„Nicht immer wird Kratzen durch Juckreiz ausgelöst. Kratzen kann auch eine Gewohnheit sein, die in den unterschiedlichsten Situationen auftritt, ohne daß man sagen kann, wodurch es ausgelöst wurde.

Manchmal aber fällt Ihnen vielleicht doch auf, daß es in unangenehmen Situationen auftritt, z. B. wenn sie verärgert sind. Oder Sie ertappen sich beim Kratzen, wenn Sie sich schlafen legen wollen und sich ausgezogen haben; dann gibt es kein Hindernis mehr wie z. B. die Kleidung, um sich zu kratzen. Wir nennen solche Auslöser „automatische" Auslöser, weil das Kratzen wie eine „automatische" Gewohnheit abläuft.

Durch gezielte Selbstbeobachtung kann der automatische Ablauf bewußter wahrgenommen werden und das automatisierte Kratzen unterbleibt von allein."

Dann werden die Teilnehmer gefragt, ob sie bereits beobachtet hätten, in welchen Situationen Kratzen ohne Juckreiz auftritt. In der Regel geben einige Spannungssituationen als einen häufigen Auslöser von „automatischem" Kratzen an. Der Gruppenleiter teilt Informationsblatt 18 aus und erklärt hierzu:

„Dieses Schema verdeutlicht, wie Anspannung, Kratzen und Verhalten miteinander zusammenhängen. Als Beispiel für eine auslösende Situation ist hier dargestellt, wie eine Person kritisiert und zurechtgewiesen wird.

Die Reaktion wird nach unterschiedlichen Gesichtspunkten gesehen: einmal gehen der Person negative Gedanken durch den Kopf, etwa: ,Alle sind gegen mich!' Darunter ist dargestellt, welches Gefühl ausgelöst wird: Verletzung und Bedrücktsein. Dann reagiert auch der Körper auf solche belastenden Situationen, z. B. mit Magendrücken oder bei Neurodermitis besonders mit Juckreiz. Schließlich ist das Verhalten dargestellt, also das, was Sie tun: z. B. schweigen und sich kratzen.

*Dieses Schema ist auch eine Hilfe, um Anhaltspunkte für **Veränderungen** abzuleiten: etwa eine Veränderung der Einstellung, die sich in positiveren Selbstgesprächen äußern könnte; oder der Körperreaktion, indem die Person erst einmal versucht, sich durch eine Entspannungsübung zu beruhigen; oder des Verhaltens, indem die Person sich gegen die Kritik wehrt, anstatt sich zu kratzen."*

Anschließend geht der Gruppenleiter zur „Hausaufgabe" über: *„Wir werden in der nächsten Sitzung das Schema noch genauer besprechen. Hierfür ist es günstig, wenn Sie zur nächsten Sitzung eine typische Situation notieren, die nach den Beobachtungen im Kratztagebuch besonders häufig auftritt und automatisches Kratzen auslöst."*

Abschließend werden wieder neue „Kratztagebücher" verteilt.

Verhaltenstraining: positive Gefühle äußern
Modelldemonstration; Rational; Durchführung der Rollenspiele

Der Gruppenleiter leitet nun zum Kommunikationstraining über:

„In den Verhaltensübungen behandeln wir Situationen, die mit Anspannung verbunden sind. Nachdem wir uns mit Selbstsicherheit und Problemlösen beschäftigt haben, möchte ich jetzt zum persönlichen Bereich übergehen. Hier kommt es weniger auf die Rechte als vielmehr auf Gefühle an.

Eine Beispielsituation soll wieder einen wichtigen Gesichtspunkt verdeutlichen. Dabei ist nicht die Situation selbst entscheidend, sondern die Fähigkeit, eigene Gefühle anderen gegenüber auf eine Weise deutlich zu machen, daß Belastungen in den Beziehungen zu nahestehenden Personen abgebaut werden. In der nächsten Szene sollen Sie darauf achten, wie welche Gefühle geäußert werden."

Anschließend wird eine Situation dargestellt, in der positive Gefühle von Bedeutung sind. Beispielsweise kommt die Hauptperson, die mit ihrem Partner zusammenlebt, nach Hause in die Wohnung. Der Partner hat alles aufgeräumt.

- Ungünstiges Modell: Die Hauptperson erzählt von dem Tagesablauf, ohne die aufgeräumte Wohnung zu beachten. Der Partner spricht sie schließlich darauf an, doch sie versteht dessen Andeutung nicht. Der Partner ist enttäuscht, die Hauptperson beginnt, sich zu verteidigen.
  Diskussion: Die Teilnehmer werden gefragt, ob ihnen am Verhalten der Hauptperson etwas aufgefallen ist.
- Günstiges Modell: Daraufhin zeigt die Hauptperson im 2. Rollenspiel ein anderes Verhalten: sie bemerkt, daß der Partner aufgeräumt hat, obwohl dies eigentlich ihre Aufgabe gewesen wäre und teilt ihm mit, welche Entlastung dies für sie bedeutet.
  Diskussion: Danach läßt der Gruppenleiter erneut die Teilnehmer ihre Beobachtungen sammeln; wichtige Aspekte werden wieder an die Tafel geschrieben (s. Informationsblatt 19).

Durchführung der Rollenspiele. Für die anschließenden Rollenspiele kann der Gruppenleiter entweder die vorgegebene Standardsituation wählen oder die Teilnehmer danach fragen, ob ihnen Personen einfallen, denen sie selten eine positive Rückmeldung geben. Es wird dann genauer exploriert, welche Verhaltensweise sie positiv finden und welches Gefühl dieses Verhalten hervorruft (z. B. Freude, Dankbarkeit). Dann wird der Teilnehmer gebeten darzustellen, wie er es der betreffenden Person gegenüber ausdrücken würde.

Rational. Zum Abschluß der Rollenspiele faßt der Gruppenleiter die Bedeutung des offenen Ausdrucks positiver Gefühle zusammen:

„Wir äußern häufig zu wenig positive Gefühle und dies kann auch zu Spannungen oder Mißverständnissen beitragen. Wir äußern nicht nur zu wenig Gefühle, wir machen dies auch zu ungenau.

Gerade auch in belasteten Beziehungen kann man eine Verbesserung herbeiführen, indem man das Verhalten, das man gut findet, ganz konkret anspricht. Der andere weiß dann genau, was Sie gut finden und er hat eher die Möglichkeit, auf Sie einzugehen. Dadurch lassen sich Spannungen abbauen. Sie fühlen sich eher wohl, und vielleicht fällt damit auch eine Situation weg, in der Sie sich sonst häufig kratzen."

Hausaufgabe. Es wird daraufhin Informationsblatt 19 ausgeteilt und die Teilnehmer gebeten, sich darauf als Erinnerungsstütze den Namen einer Person zu notieren, der gegenüber sie deutlicher ihre positiven Gefühle ausdrücken möchten.

Blitzlicht

Die Teilnehmer werden aufgefordert, ihre Gefühle und Gedanken zu den Rollenspielen darzustellen. Häufig werden die Beziehungen zu Eltern oder Ehepartnern angesprochen. In der Regel führt das Thema zu einer emotionalen Auflockerung der sonst eher angespannten Atmosphäre bei den Rollenspielen.

Entspannung: Übung zur Hautwahrnehmung
Rational; Durchführung; Nachbesprechung

Rational. Der Gruppenleiter leitet dann zur Hautwahrnehmungsübung über: *„Ich möchte heute von den Entspannungsübungen zu Techniken übergehen, mit denen Sie die Haut beeinflussen können.*

*Die Haut reagiert ja sehr fein auf **Gefühle**, wie es sich in einer Vielzahl von Redewendungen ausdrückt (z. B. ‚vor Wut rot anlaufen‘). Tatsächlich kann man nachweisen, daß sich sowohl die Hautdurchblutung als auch die Schweißabgabe unter Anspannung verändern. Solche Hautreaktionen können bei Veranlagung zu Neurodermitis auch zu Juckreiz und Entzündung führen.*

*Umgekehrt kann man durch **positive** Vorstellungen die Haut auch in günstiger Weise beeinflussen. Dies bedarf jedoch noch mehr Übung als z. B. bei Entspannungstechniken, da die Fähigkeit zur Wahrnehmung positiver Empfindungen, im Gegensatz zu negativen Empfindungen, unterentwickelt ist. Diese Fähigkeit zur Wahrnehmung von positiven Hautempfindungen werden wir zunächst trainieren.*

Durch die Neurodermitis ist Ihre Einstellung zur Haut eher negativ geprägt. Dabei ist Ihnen möglicherweise nicht bewußt, welche vielfältigen und lebenswichtigen Funktionen die Haut hat. Durch die folgende Vorstellungsübung sollen Sie sich dessen bewußter werden und eine positivere Einstellung zur Haut bekommen.“

Durchführung s. S. 85.

Nachbesprechung. In einer Runde werden die Teilnehmer nach den Vorstellungen gefragt, die sie als besonders angenehm empfunden haben; zumeist werden Kühleempfindungen genannt. Häufig wird auch berichtet, daß gar keine Empfindung zu spüren war. Der Gruppenleiter sollte darauf hinweisen, daß *„dieses neutrale Gefühl positiv zu bewerten ist, da aufgrund fehlender Übung zunächst nur ein neutraler Zustand der Haut hergestellt werden kann.“* Bei Juckreiz oder Spannungsgefühlen sollten sich die Teilnehmer besser von diesen störenden Empfindungen ablenken und auf die Entspannung konzentrieren.

Abschließend sollte der Gruppenleiter betonen, daß *„die Übung zunächst einmal nicht zum Ziel hat, die Haut unmittelbar zu beeinflussen, sondern die Wahrnehmungsfähigkeit zu verbessern. Die Übung ist eine „Vorstufe“, um in einem weiteren Schritt Techniken zur Beeinflussung der Hautfunktionen zu erreichen.“*

Instruktion zur Entspannungsübung
Übung zur Hautwahrnehmung

Setzen Sie sich bequem hin, den Rücken angelehnt, den Oberkörper gerade, die Füße flach auf dem Boden, die Arme locker von den Schultern herunterhängend. Schließen Sie die Augen.
Zählen Sie rückwärts von 10 bis 0 und entspannen Sie dabei alle Muskeln.

Verfolgen Sie nun das Ein- und Ausströmen Ihres Atems.
Mit jedem Ausatmen breitet sich die Entspannung wie eine Welle im ganzen Körper aus.
Sprechen Sie innerlich das Wort „ruhig" mit, während Sie ausatmen.
Lassen Sie sich immer tiefer und tiefer in Entspannung sinken.
Und genießen Sie das angenehme Gefühl von Ruhe, Gelöstheit und Wohlbefinden.

Sie haben Ihre Aufmerksamkeit nun ganz nach innen gerichtet.
Machen Sie sich bewußt, daß die Haut eine Grenze zwischen innen und außen darstellt. Und daß die Haut den Körper wie eine Hülle umgibt und schützt vor Einwirkungen von außen.

Beobachten Sie nun einmal die unterschiedlichen Empfindungen der Haut.
Machen Sie sich bewußt, wie Sie auf Ihrer Haut Berührung und Kontakt zu Dingen und anderen Menschen spüren. Sie spüren z. B. die Struktur des Gewebes der Kleidung, auf der die Hände aufruhen.
Sie können den Unterschied zwischen Wärme und Kühle der Haut spüren.

Richten Sie Ihre Aufmerksamkeit dorthin, wo die Haut widerstandsfähig und gesund ist. Machen Sie sich bewußt, wie sich die Haut ruhig und glatt anfühlt ...
geschmeidig ...
kräftig.

Stellen Sie sich vor, daß die Haut eine lebendige Hülle um Ihren Körper darstellt ...
... und daß sie aus Zellen besteht, Hautzellen und Abwehrzellen ...
... und daß sie ständig, ohne daß Sie dies merken, viele Aufgaben übernimmt:
Berührung und Kontakt herzustellen, abzugrenzen, Wärme oder Kühle zu empfinden, Sie zu schützen vor Einwirkungen von außen, Bakterien und Fremdkörper abzuwehren.
Lenken Sie Ihre Energie darauf, die gesunden Funktionen von Hautzellen und den Abwehrzellen in der Haut zu kräftigen. Stellen Sie sich vor, wie in den Vorgängen zwischen Hautzellen und Abwehrzellen ein natürliches Gleichgewicht besteht.

Bereiten Sie sich nun langsam wieder auf das Ende der Übung vor.
Atmen Sie einige Male tief durch.
Spannen Sie die Hänge langsam wieder an.
Strecken Sie die Arme und Beine und räkeln Sie sich.
Öffnen Sie allmählich wieder die Augen.

Kratzen als (vermeidbare) Reaktion auf Spannungssituationen

Kratzen kann ausgelöst werden durch: Juckreiz; Situationen, die unangenehm oder mit Spannung verbunden sind; negative Selbstgespräche und Gedanken; unangenehme Gefühle, wie Langeweile. Allerdings geschieht dies häufig nicht bewußt.

Ein erster wesentlicher Schritt, diesen Ablauf zu unterbrechen, ist das frühzeitige Erkennen von solchen Auslösern. Besonders achten sollte man auf negative Selbstgespräche und Gedanken, da diese das eigene Verhalten (Kratzen) und Körperreaktionen (Juckreiz) wesentlich bestimmen. Daher ist ein weiterer Ansatzpunkt, sich bewußter zu machen, welche Gedanken einem durch den Kopf gehen. Das folgende Schema kann hilfreich sein, um Situationen im Alltag bewußter zu verfolgen:

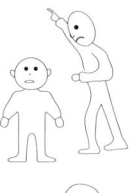

Situation:
Was löst die Spannung aus ?
Beispiel: *Jemand kritisiert mich.*

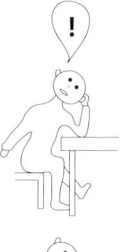

Gedanken:
Welche Selbstgespräche gehen
mir durch den Kopf ?
Beispiel: *Alle sind gegen mich.*

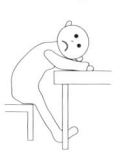

Gefühl:
Wie fühle ich mich dann ?
Beispiel: *Ich bin verletzt.*

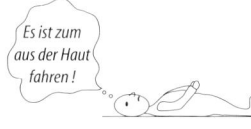

Körperreaktion:
Wie reagiert mein Organismus ?
Beispiel: *Ich habe Juckreiz.*
Oder: *Ich habe Magendrücken.*

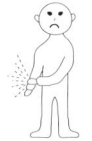

Verhalten:
Was tue ich bzw. was tue ich nicht ?
Beispiel: *Ich kratze mich.*
Oder: *Ich schweige.*

Abbildungen nach
Franke (1991);
Abdruck mit freundlicher
Genehmigung der
Psychologie-Verlags-Union,
Weinheim.

Direkter Ausdruck positiver Gefühle

Lob, Beachtung, Komplimente und Anerkennung sind besonders in persönlichen Beziehungen wichtig, also im Umgang mit dem Partner, Mitbewohnern, Freunden oder Familienmitgliedern. Indem man positive Gefühle äußert, zeigt man anderen, was einem gefällt und beeinflußt sie auch in ihrem Verhalten. Wer Lob, Beachtung und Anerkennung erhält, fühlt sich in seinem Selbstwertgefühl bestätigt und wird das positive Verhalten auch weiterhin zeigen.

Im Alltag wird jedoch unterschätzt, wie wichtig die **Äußerung** positiver Gefühle ist. Häufig wird vorausgesetzt, daß andere wissen, was man sich wünscht. Oder viele Verhaltensweisen werden einfach als selbstverständlich und keiner besonderen Anerkennung würdig erachtet. Die spontane Äußerung positiver Gefühle wird also meist unterlassen oder vernachlässigt.

Mit dem Vernachlässigen positiver Gefühlsäußerungen versäumt man es, etwas für die positive Gestaltung der Beziehung, für gegenseitige Bestätigung und Freude am Zusammensein zu tun. Die Vernachlässigung dieser positiven Seiten des Umgangs miteinander kann dazu führen, daß im Laufe der Zeit negative Seiten der Beziehung das Übergewicht bekommen und Spannung und Unzufriedenheit entstehen. Ein wichtiges Ziel in persönlichen Beziehungen ist es deshalb, dem anderen im Alltag häufiger deutlich zu machen, was einem an seinem Verhalten gefällt.

Allerdings werden positive Gefühle entwertet, wenn sie zu allgemein nach dem „Gießkannen-Prinzip" geäußert werden. Beziehen Sie sich deshalb auf ein bestimmtes Verhalten oder ein konkretes Ereignis. Gefühle wie Freude oder Anerkennung sollten am besten *unmittelbar* geäußert werden, nachdem sich die andere Person positiv verhalten hat. Machen Sie hierbei deutlich, *welches Gefühl* das Verhalten bei Ihnen ausgelöst hat.

- **Die Person ansehen.**
- **Sagen, welches konkrete Verhalten Ihnen gefiel.**
- **Sagen, welches Gefühl das Verhalten bei Ihnen ausgelöst hat.**

Person oder Situation:

Kratzen: Spannungssituationen als Auslöser von Kratzen
Auswertung des „Kratztagebuchs"; Besprechung der Spannungssituationen;
Hausaufgabe: Selbstbeobachtung von Belohnung/Bestrafung von Kratzen

Nach Auswertung der „Kratztagebücher" und der „Kratzkurve" werden die Teilnehmer nach einer Spannungssituation gefragt, die nach ihrer Beobachtung zu Kratzen führt. Dabei wird die Situation nach unterschiedlichen Aspekten der Reaktion aufgeschlüsselt und Ansätze für Veränderungen besprochen, z. B.:

● Selbstgespräche: Selbstabwertung abbauen;
● Körperreaktion: Entspannung;
● Verhalten: eigene Interessen selbstsicher äußern;
● Situation: Stellenwechsel, Auszug.

Die Teilnehmer werden dazu angeregt, die Veränderung eines Verhaltensaspektes in den Alltagssituationen zu versuchen.

Abschließend wird Informationsblatt 20 ausgeteilt und hierzu erklärt:

*„Neben einer Verschlechterung des Hautzustandes hat Kratzen auch psychische Belastungen zur Folge. Es können Schuldgefühle und Ärger eintreten oder die Menschen, mit denen Sie zusammenleben, reagieren auf Kratzen mit Kritik oder versuchen, Sie davon abzuhalten. Vor allem wenn Sie schon seit Ihrer Kindheit Vorwürfe Ihrer Eltern erlebt haben, hat sich bei Ihnen vielleicht die Überzeugung entwickelt, daß Kratzen etwas ganz Schlimmes ist, das Sie unter allen Umständen vermeiden müssen. Diese Folgen werden dann als **Bestrafung** erlebt.*

*Andererseits können die Folgen von Kratzen auch eine **Belohnung** darstellen: z. B. wenn Sie abends endlich einmal ungestört sich kratzen dürfen, ohne daß jemand Sie beobachtet oder kritisiert. Günstiger wäre jedoch eine Form der Selbstbelohnung, die der Haut nicht schadet."*

Als Hausaufgabe wird dazu angeregt, bis zur nächsten Sitzung einmal festzustellen, welche Formen von Selbstbestrafung und Selbstbelohnung für Kratzen vorkommen.

Verhaltenstraining: direkter Ausdruck von Wünschen
Modelldemonstration; Rational; Durchführung der Rollenspiele; „Hausaufgabe"

Daraufhin werden die „Hausaufgaben" zum Thema „Ausdruck positiver Gefühle" besprochen. Die Teilnehmer werden gebeten, eine kurze Beschreibung der Situation zu geben und ihr (verbales) Verhalten darzustellen; wichtig ist, daß die Teilnehmer eine positive Rückmeldung für die Umsetzung der „Hausaufgaben" erhalten. Danach wird zum Rollenspiel bezüglich „Ausdruck von Wünschen" übergeleitet.

Im Rollenspiel kann z. B. dargestellt werden, wie sich Partner oder Mitbewohner hinsichtlich der Erledigung von Einkäufen absprechen.

- Ungünstiges Modell: Die Hauptperson spricht die Notwendigkeit eines Einkaufs an, geht aber gleich zu wütenden Vorwürfen über. Sie macht abwertende Äußerungen über den Egoismus des Partners; dieser verteidigt sich, indem er zum Gegenangriff übergeht.
  Diskussion: Nach dieser kurzen Szene werden die Beobachtungen der Teilnehmer zum Verhalten der Hauptperson gesammelt. Diese konzentrieren sich auf die indirekte Äußerung eines Wunsches in Form eines Vorwurfes und die Aufschaukelung der negativen Gefühle als dessen Folge.
- Günstiges Modell: Im 2. Rollenspiel äußert die Hauptperson ihren Wunsch dem Partner gegenüber direkter. Statt negativer Gefühle drückt sie die positiven Gefühle aus, die sie hätte, wenn der Partner ihren Wunsch erfüllen würde.
  Diskussion: Erneut werden die Beobachtungen bezüglich des Verhaltens der Hauptperson gesammelt und wichtige Aspekte an die Tafel geschrieben.

Rational. Dazu gibt der Gruppenleiter folgende Erklärung:
„Wie kann man jemanden beeinflussen, daß er das tut, was man will? Eine Möglichkeit ist es, ihn zu zwingen, zu manipulieren, zu erpressen oder durch Druckausübung dazu zu bringen, das zu tun, was Sie wollen. Wie geht es Ihnen, wenn auf Sie Druck ausgeübt wird? Sie werden sich auf Dauer dem Druck widersetzen.

Erfolgversprechender ist es, dem anderen gegenüber als direkten Wunsch mitzuteilen, was für ein Verhalten Sie sich von ihm wünschen und was für ein positives Gefühl das Verhalten bei Ihnen hervorrufen würde. Dadurch wird die Bedeutung für den anderen dann klar, aber er hat die Freiheit, sich dafür oder dagegen zu entscheiden. Einen Wunsch können Sie eher berücksichtigen, sobald es Ihnen möglich ist und nicht mit Nachteilen für Sie verbunden ist."

Durchführung der Rollenspiele und „Hausaufgabe". Danach werden die Teilnehmer gebeten, sich zu überlegen, ob es Personen gibt, denen gegenüber sie wichtige Wünsche hätten, es bisher aber versäumt haben, diese direkt mitzuteilen. Der Gruppenleiter konkretisiert zunächst mit den Teilnehmern den Wunsch (gewünschtes Verhalten, resultierendes Gefühl) und bittet sie dann, den direkten Ausdruck des Wunsches in Rollenspielen einzuüben.

Als „Hausaufgabe" gibt er die Anregung, das in dem Rollenspiel eingeübte Verhalten bei einer Person auszuprobieren. Zum Abschluß teilt der Gruppenleiter Informationsblatt 21 aus und bittet die Teilnehmer, den Namen einer Person zu notieren, der gegenüber sie den Wunsch ausdrücken möchten.

Blitzlicht

Im Blitzlicht werden häufig Konflikte mit nahestehenden Personen angesprochen. Therapeutisch sinnvoll wäre eine Umformulierung der negativen Bewertung in Wünsche; dies ist den Teilnehmern nicht immer möglich. Daher sollte der Gruppenleiter nicht intervenieren, sondern nur für einen geregelten Ablauf der Runde sorgen.

Entspannung: Übung zur Hautwahrnehmung (Wiederholung)
Besprechung

Nach der Durchführung der Übung werden abschließend in einer Runde die Erfahrungen mit der Hautwahrnehmungsübung besprochen. Dabei sollten folgende Fragen im Mittelpunkt stehen:

- Wie gut konnten sich die Teilnehmer entspannen?
- Welche der in der Übung angesprochenen Empfindungen waren angenehm?
- Wie lebendig waren die Vorstellungen zu den positiven Funktionen der Haut?

Während die Entspannung meist keine Schwierigkeit bereitet, können die Vorstellungsübungen zunächst als störend empfunden werden. Eine mögliche Ursache ist die individuell unterschiedliche Vorstellungsfähigkeit (s. Abschn. 2.2.1). Eine andere Ursache kann darin liegen, daß die Vorstellungen negative Kognitionen auslösen oder mit Anspannung verbunden sind, z. B. „Gleich fängt wieder der Juckreiz an" oder „Meine aufgekratzte Haut sieht schlimm aus". Der Gruppenleiter sollte die Probleme im Hinblick auf solche Kognitionen genau explorieren: *„Welcher Gedanke ging Ihnen während der Übung durch den Kopf? Gab es bestimmte Bilder oder Vorstellungen, die unangenehm waren?"* Der Gruppenleiter sollte die Teilnehmer darin bestärken, sich auf angenehme Aspekte zu konzentrieren.

Die Teilnehmer werden abschließend daran erinnert, weiterhin regelmäßig auch die Entspannungsübungen durchzuführen.

INFORMATIONSBLATT   20

„Bestrafung" und „Belohnung" können Kratzen aufrechterhalten

Welche Folgen kann Kratzen bei sich selbst und anderen haben

Bei sich selbst:
- aufgekratzte und entzündete Haut
- Schuldgefühle, Niedergeschlagenheit
- Ärger, schlechte Laune
- aufgekratzte Haut verstecken zu müssen
- Ablehnung von sich selbst

Bei anderen:
- Kritik, Bestrafung
- Schuldgefühle
- Versuch, Kratzen zu verhindern
- Besorgtsein wegen Gesundheit
- Ablehnung durch andere

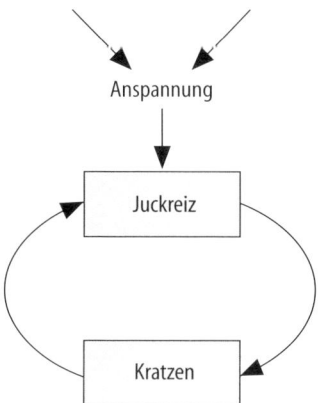

Kratzen-Dürfen als Selbstbelohnung

Manchmal kann das Nachlassen des Juckreizes durch Kratzen so angenehm sein, daß man regelrecht „Lust auf Kratzen" hat und es erscheint als eine Belohnung, sich kratzen zu dürfen. Dies kann ein Anstoß sein, der Frage nachzugehen:

> **Wie kann ich mich besser belohnen?**

Selbstgespräche

Manchmal geht einem als Selbstgespräch das Verbot durch den Kopf: „Du darfst nicht kratzen!", und das „Nicht-Kratzen-Dürfen" wird regelrecht zur Last. Man fühlt sich, als ob man anderen gegenüber Rechenschaft schuldig ist über die eigene Gesundheit und das Kratzen. Zwar ist es in der Tat ja auch nicht ganz gleichgültig, wie andere reagieren, aber die Verantwortung für Ihre Gesundheit liegt ganz bei Ihnen. Zur Veränderung dieser Selbstgespräche ist es hilfreich, sich die Frage zu stellen:

> **Wie kann ich meinem Körper besser Gutes tun?**

Direkter Ausdruck von Wünschen

Unzufriedenheit im Umgang mit anderen Menschen entsteht häufig dadurch, daß man dem anderen das, was man sich wünscht, in ungünstiger Weise deutlich macht. Besonders in engen Beziehungen und unter Verwandten, aber auch gegenüber Mitbewohnern, Arbeitskollegen oder Freunden werden Wünsche häufig in Form von zwingenden, drohenden, manipulierenden oder anschuldigenden Bemerkungen geäußert. Dadurch erreicht man zumeist jedoch nicht die Erfüllung des Wunsches, sondern im Gegenteil Halsstarrigkeit und Widerstand. Auf Dauer kommt es zu Verstimmungen und einer Verschlechterung der Beziehung.

Die Erfüllung Ihres Wunsches wird dem anderen umso leichter fallen, wenn Sie ihm mitteilen, welches Verhalten Sie sich konkret von ihm wünschen. Machen Sie deutlich, wie wichtig Ihnen das gewünschte Verhalten ist, indem Sie sagen, welches Gefühl es bei Ihnen auslösen würde.

Beispiele:
„Ich möchte, daß Du …“.
„Ich würde mich freuen, wenn Du …“.
„Es ist wirklich wichtig für mich, daß Du mir dabei hilfst …“.

An Stelle von:
„Du sollst endlich …“.
„Kannst Du nicht einmal …“.
„Wenn Du mich liebst, mußt Du unbedingt …“.

Durch die positive Form der Äußerung erleichtern Sie anderen die Erfüllung Ihres Wunsches und haben mehr Aussicht auf „Erfolg“ als durch Drohung oder Zwang.

Allerdings wird auch ein noch so brillant formulierter Wunsch nicht unter Garantie erfüllt werden. Dem anderen eine freie Wahl zu lassen heißt auch, ihm die Entscheidung gegen den eigenen Willen zu ermöglichen.

- Die Person ansehen.
- Sagen, welches Verhalten Sie konkret von der Person möchten.
- Sagen, welches Gefühl es bei Ihnen auslösen würde.

Person oder Situation:

Kratzen: Belohnung und Bestrafung von Kratzen
Auswertung des „Kratztagebuchs"; Besprechung von Selbstbelohnung;
Hausaufgabe: Selbstbelohnung für Nicht-Kratzen; Positive Einflüsse auf die Haut

Zunächst werden „Kratztagebücher" und „Kratzkurve" ausgewertet; in einer Zwischenbilanz werden die Veränderungen gemeinsam bewertet und ggf. Ansatzpunkte für weitere Veränderungen besprochen. Erfolge sollten im Sinne einer verbesserten Selbstkontrolle internal attribuiert werden. Bei ungünstigen Verläufen sollten die Teilnehmer zu einer intensiveren Anwendung der erarbeiteten Techniken ermutigt werden und daß mit Veränderungen erst nach einer Umgewöhnungszeit zu rechnen ist.

Daraufhin geht der Gruppenleiter auf die Hausaufgabe der letzten Sitzung ein (Informationsblatt 20). Er faßt kurz zusammen, wie Kratzen durch ungünstige Belohnung- oder Bestrafungsmechanismen verstärkt und daß Kratzen am besten durch Selbstbelohnung für Nicht-Kratzen abgebaut werden kann:

„Wenn man sich nur darauf konzentriert, sich auf keinen Fall zu kratzen, setzt man sich selbst unter Druck und macht sich Vorwürfe, wenn es nicht gelingt. Dadurch entsteht eine Anspannung, die wiederum die Juckreiz-Kratz-Spirale verstärken kann. Günstiger ist es, sich dafür zu belohnen, daß man nicht kratzt: indem man sich etwas Schönes gönnt oder dem Körper etwas Gutes tut."

Die Teilnehmer stellen ihre Beobachtungen hierzu dar. Als Alternative werden günstigere Möglichkeiten der Selbstbelohnung festgehalten (angenehme Freizeitaktivitäten, soziale Aktivitäten etc.). Als „Hausaufgabe" nimmt sich jeder Teilnehmer eine Form von Belohnung vor, wenn er sich in „Risikosituationen" nicht gekratzt hat.

Abschließend leitet der Gruppenleiter zum nächsten Thema über: *„Wenn man sich v. a. darauf konzentriert, negative Einflüsse auf die Haut zu verhindern, vernachlässigt man die Möglichkeiten zur positiven Einflußnahme. Diese sind jedoch bei Neurodermitis besonders wichtig. Deshalb machen Sie sich einmal bewußter, welche Aktivitäten sich auf die Haut günstig auswirken."*

Der Gruppenleiter teilt Informationsblatt 22 aus und gibt die Hausaufgabe:

„Versuchen Sie einmal, möglichst viele Aktivitäten zu notieren, die Einfluß auf die Haut haben. Unterscheiden Sie dabei zwischen schädlichen Aktivitäten und solchen, die Ihrer Haut gut tun. Achten Sie einmal darauf, ob bei Ihnen mehr negative als positive Einflußmöglichkeiten vorkommen. Wünschenswert wäre, daß Sie am Schluß mindestens genauso viele positive Einflußmöglichkeiten haben."

Verhaltenstraining: direkter Ausdruck von Wünschen
Besprechung der „Hausaufgaben"

Dann wird die „Hausaufgaben"-Runde eingeleitet: *„In der letzten Sitzung hatten Sie sich eine Person notiert, der gegenüber Sie einen Wunsch möglichst direkt ausdrücken wollten. Wir wollen nun besprechen, ob sich hierzu eine Gelegenheit ergeben hat und ob es Ihnen gelang, den Wunsch direkt auszudrücken."*

In der anschließenden Runde werden die Teilnehmer wieder dazu angeleitet, ihr Verhalten in kurzen Rollenspielszenen darzustellen. Dabei wird ein direkter Ausdruck von Wünschen auch dann verstärkt, wenn sich nicht unmittelbar positive Konsequenzen ergeben.

Blitzlicht

In einer Runde werden die Gedanken der Teilnehmer zu den Rollenspielen gesammelt. Häufig wird von Teilnehmern angemerkt, daß sie eine selbstbewußtere Haltung zu ihren Wünschen entwickeln konnten und daß sich auch günstige Auswirkungen auf die Atmosphäre in Beziehungen eingestellt haben.

Entspannungstraining: Kühlevorstellungsübung
Rational; Durchführung; Nachbesprechung

Rational. Den Teilnehmern wird zunächst das Ziel der Kühlevorstellungsübung erklärt:

„Mit Hilfe der Vorstellungsübung können Sie direkter die Haut beeinflussen. Es ist bekannt, daß Kühle einen wohltuenden Einfluß auf die Hautentzündung hat, z. B. kühlende Gele oder der kühle Meereswind. Kühle bewirkt auch eine meßbare Verringerung der Durchblutung und damit auch eine Hemmung der Hautentzündung.

Eine vergleichbare Wirkung hat die **Vorstellung** *von Kühle. Dabei ist es wichtig, sich eine leichte, angenehme Kühle vorzustellen, wie ein Lufthauch, der über die Haut streicht. Die Vorstellung von Kälte ist nur bei starkem Juckreiz günstig, andernfalls rufen extreme Empfindungen an der Haut eher unangenehme Reaktionen hervor."*

Der Gruppenleiter fragt die Teilnehmer, wer bereits die günstige Wirkung von Meeresklima beobachten konnte; dies ist in der Regel bei allen Neurodermitikern der Fall.

Durchführung s. S. 95.

Nachbesprechung. Danach werden die Teilnehmer befragt, wie gut sie die Empfindung von Kühle realisieren konnten. Oftmals läßt sich nach der Übung bei einigen Teilnehmern eine blassere Gesichtsfärbung entzündeter Hautstellen beobachten. Dies ist ein guter Beleg für die Möglichkeit, unmittelbar Einfluß auf die Hautfunktionen zu nehmen.

Der Gruppenleiter sollte darauf achten, daß sich die Teilnehmer nicht unter Leistungsdruck setzen und auch weniger intensive, diskrete Kühleempfindungen positiv bewerten. Zudem stellt sich eine systematische Beeinflussung erst nach einiger Zeit durch regelmäßige Übung ein. Gleichzeitig aber sollte darauf hingewiesen werden, daß sich auch Entspannung allein positiv auf die Haut auswirkt.

Instruktion zur Entspannungsübung
Kühlevorstellungsübung (3 min)

Schließen Sie die Augen.
Konzentrieren Sie sich nun ganz auf Ihre Körperempfindungen.

Zählen Sie rückwärts von 10 bis 0 und entspannen Sie dabei alle Muskeln.
Sie spüren, wie Arme und Schultern ganz schwer werden.

Vorfolgen Sie nun das Ein- und Ausströmen Ihres Atems.
Mit jedem Ausatmen breitet sich die Entspannung wie eine Welle im ganzen Körper aus.
Sprechen sie innerlich das Wort „ruhig" mit, während Sie ausatmen.
Lassen Sie sich immer tiefer und tiefer in Entspannung sinken.
Und genießen Sie das angenehme Gefühl von Ruhe, Gelöstheit und Wohlbefinden.

Stellen Sie sich nun vor, daß Sie sich an der Nordsee oder an einem anderen Meeresstrand befinden.
Sie können die schäumenden Meereswellen sehen.
Vielleicht können Sie auch die frische, salzhaltige Luft riechen.
Oder den kühlen, wohltuenden Wind auf Ihrer Haut spüren.

… (30 sek Pause) …

Stellen Sie sich vor, daß die Haut ganz glatt und geschmeidig wird, glatt, ruhig und kühl wie ein Bergsee.

… (30 sek Pause) …

Stellen Sie sich vor, daß die Haut wieder ganz gesund aussieht, ganz straff und rosig.

… (30 sek Pause) …

Bereiten Sie sich nun langsam wieder auf das Ende der Übung vor.
Atmen Sie einige Male tief durch.
Spannen Sie die Hände langsam wieder an.
Strecken Sie die Arme und Beine und räkeln Sie sich.
Öffnen Sie allmählich wieder die Augen.

Wie ich im Alltag direkt den Hautzustand beeinflusse

Positiv   Negativ

Sitzung 10
1. Kratzen: positive Einflüsse auf die Haut
2. Verhaltenstraining: direkter Ausdruck von negativen Gefühlen
3. Blitzlicht
4. Entspannungstraining: Imaginationsübung gegen Juckreiz

Kratzen: positive Einflüsse auf die Haut

Auswertung des „Kratztagebuchs"; Besprechung positiver Einflüsse auf die Haut;
Hausaufgabe: einen Einfluß systematischer nutzen

Nach Auswertung der „Kratztagebücher" und der „Kratzkurve" werden die Teilnehmer gebeten, die Möglichkeiten zur positiven Einflußnahme auf die Haut darzustellen, die ihnen eingefallen sind (Informationsblatt 22). Anregungen anderer Teilnehmer können mitgeschrieben werden. Mit jedem Teilnehmer wird eine Einflußmöglichkeit festgehalten, die in der Folgezeit systematischer genutzt werden soll.

Anschließend wird noch einmal auf das Thema Selbstbelohnung für erfolgreichen Abbau von Kratzen eingegangen. Als Erfolg sollte gelten, wenn sich ein Teilnehmer in einer Situation, in der sonst häufig gekratzt wurde oder in einem festgelegten Zeitraum, in dem sonst regelmäßig Juckreiz auftritt, sich nicht mehr kratzt.

Die Selbstbelohnung sollte sich auf angenehme Aktivitäten beziehen, die im Alltag auch verfügbar sind: Genuß von Musik, Essen; auf die Haut bezogene, angenehme Körperempfindungen wie Sauna, Baden, vom Partner gestreichelt werden, Massage etc.

Abschließend faßt der Gruppenleiter noch einmal die beiden „Hausaufgaben" zusammen: Selbstbelohnung für eine Situation/einen Zeitraum ohne Kratzen und einen positiven Einfluß auf die Haut systematischer nutzen.

Verhaltenstraining: direkter Ausdruck von negativen Gefühlen

Modellrollenspiel; Rational; Durchführung der Rollenspiele

Modelldemonstration. Der Gruppenleiter geht dann zum Verhaltenstraining über, das wieder mit einem Rollenspiel durch den Gruppenleiter eingeleitet wird. Die Teilnehmer werden dazu aufgefordert, das Verhalten der Hauptperson zu beobachten. Diese hat sich mit einem Freund zum Kino verabredet, der jedoch zu spät kommt. Sie ärgert sich.

- Ungünstiges Modell: Die Hauptperson redet schimpfend und aufgebracht auf den Freund ein und „kanzelt ihn ab". Sie macht dabei eine abwertende Geste und wendet sich ab.
  Diskussion: Es werden Beobachtungen zum Verhalten der Hauptperson gesammelt.
- Günstiges Modell: Im 2. Rollenspiel äußert die Hauptperson ihren Ärger in verbaler Hinsicht direkter, bezieht sich dabei nur auf die augenblickliche Situation und macht einen Vorschlag für zukünftige Verabredungen. Ihre Mimik zeigt den Ärger, sie redet jedoch ruhiger und schaut den Freund dabei unmittelbar an.

Diskussion: Anschließend wird besprochen, welche Aspekte im Verhalten sich geändert haben; diese werden an die Tafel geschrieben.

Rational und Durchführung der Rollenspiele. Hierzu erklärt der Gruppenleiter:

„Wenn man sich durch das Verhalten anderer belastet fühlt, muß man aktiv werden und versuchen, die Personen zu beeinflussen, sonst bleibt die Belastung bestehen und die Anspannung führt zu Kratzen. Wie teilt man jemandem mit, daß einen das Verhalten stört oder belastet?

Man kann ihn als Person angreifen und ihm eine negative Eigenschaft zuschreiben; dies ist aggressives Verhalten, das zur Gegenreaktion führt: der andere fühlt sich verletzt. Man kann ihm aber auch nur das eigene Gefühl beschreiben und sich dabei nur auf ein ganz bestimmtes Verhalten beziehen, das einen stört; wenn man außerdem noch sagt, welches Verhalten man sich als Alternative wünscht, dann fällt es ihm sehr viel leichter, dieses zu ändern.“

Die Teilnehmer werden in die Rollenspiele mit der Frage eingeführt: *„Fallen Ihnen Personen ein, deren Verhalten Sie im Alltag häufig belastet, weil es Sie ärgert, bedrückt oder einfach nur stört?“* Im Anschluß werden die Rollenspiele durchgeführt.

Hausaufgabe. Jedes Rollenspiel wird jeweils mit einer „Hausaufgabe“ abgeschlossen. Zum Abschluß wird Informationsblatt 23 ausgeteilt und darauf eine Person notiert, der gegenüber negative Gefühle direkter geäußert werden sollten.

Blitzlicht

In einer Runde äußern sich die Teilnehmer zu ihren Eindrücken aus dem Rollenspiel. Das Thema kann in der Gruppe vielfach Unbehagen oder Spannung hervorrufen, das sich auch in vermehrtem Kratzen äußert. Es kann für den Gruppenleiter ein Hinweis dafür sein, daß negative Gefühle im Alltag häufig nicht ausgedrückt werden, um eine Auslösung von Juckreiz durch Konflikte zu vermeiden.

Entspannungstraining: Imaginationsübung gegen Juckreiz
Rational; Durchführung; Nachbesprechung

Rational. Der Gruppenleiter erklärt zur Einführung:

„Wir wollen nun eine Übung durchführen, die Sie speziell bei Juckreiz einsetzen können. Bewährt haben sich besonders bei leichterem Juckreiz Vorstellungen von Kühle, die Empfindung von einem wohltuenden Gel, das auf der Haut zerfließt oder ein sanftes kühles Seidentuch, das über die Haut streicht. Indem man immer wieder diese Vorstellungen wiederholt, werden auch günstige Reaktionen auf der Haut ausgelöst.

Die heutige Übung enthält eine Reihe von Vorstellungen, die bei Neurodermitis i. allg. mit angenehmen Empfindungen verbunden sind. Nicht jede der Vorstellungen muß Ihnen jedoch liegen. Durch regelmäßiges Üben werden Sie mit der Zeit herausfinden, welche Vorstellungen sich positiv auf die Haut auswirken.“

Durchführung. Instruktionen s. unten.

Nachbesprechung. Die Nachbesprechung konzentriert sich darauf, welche Vorstellungen eher mit angenehmen Empfindungen verbunden sind. Die Teilnehmer werden angeleitet, die Übung zunächst regelmäßig durchzuführen, um die Vorstellung *„ins Unbewußte einwirken zu lassen, so daß die Vorstellungen mit der Zeit automatisch die positiven Hautreaktionen hervorrufen."* Günstig ist es, wenn die Instruktionen auf Tonkassette verfügbar sind (ggf. kann der Text von den Teilnehmern selbst auf Band gesprochen werden). Der Gruppenleiter sollte auf die Möglichkeit hinweisen, die Kassette immer zum Einschlafen zu hören, da sich dann die Vorstellungen „durch das Unbewußte" auch auf das Kratzen im (Halb-)Schlaf auswirken.

Instruktion zur Entspannungsübung
Imaginationsübung gegen Juckreiz

Setzen Sie sich bequem hin, den Rücken angelehnt, den Oberkörper gerade, die Füße flach auf dem Boden, die Arme locker von den Schultern herunterhängend. Schließen Sie die Augen.

Zählen Sie rückwärts von 10 bis 0 und entspannen Sie dabei jeden Muskel Ihres Körpers: Finger ..., Hände ..., Arme – ganz entspannt. Schultern und Nacken – ganz entspannt. Füße ..., Beine ..., Bauch und Brustmuskulatur – ganz entspannt ..., immer tiefer und tiefer entspannt.

Achten Sie auf die beginnende Schwere im ganzen Körper.
Die Schwere breitet sich aus: ... in den Beinen und Armen ..., in den Füßen und Händen. Sie lassen los ..., nach und nach ... immer entspannter und entspannter. Ihr ganzer Körper fühlt sich schwer an ..., ganz schwer ..., schwer wie Blei.

Verfolgen Sie nun das Ein- und Ausströmen Ihres Atems ..., Ein-Aus ..., Ein-Aus.
Mit jedem Ausatmen breitet sich die Entspannung wie eine Welle im ganzen Körper aus.
Sprechen Sie innerlich das Wort „ruhig" mit, während Sie ausatmen.
Lassen Sie sich noch tiefer in Entspannung sinken ..., immer tiefer und tiefer ... und genießen Sie das angenehme Gefühl von Ruhe ..., Gelöstheit ... und Wohlbefinden.

Denken Sie daran, daß Sie die Fähigkeit haben, Reize unterschiedlich wahrzunehmen. Sie haben die Fähigkeit, Empfindungen unterschiedlich zu bewerten. Wir alle haben diese Fähigkeit und wir machen ständig unbewußt Gebrauch davon. Sie können sich an Empfindungen, die Sie vor kurzem noch störten, so gewöhnen, daß Sie sie nicht mehr wahrnehmen. Oder Sie können sich so daran gewöhnen, daß Sie Behaglichkeit spüren, wo vorher Unbehagen war. Etwas mag am Anfang noch so störend gewesen sein, Sie werden überrascht sein, wenn Sie feststellen, daß es in einiger Zeit Teil Ihres Wohlbefindens geworden ist.

Es tut gut, wenn die Stellen Ihres Körpers, die von Juckreiz betroffen sind, unempfindlich und gleichgültig gegen Juckreiz werden. Vielleicht fühlt sich der Juckreiz an wie kleine Nadeln, die weich werden, ganz weich und stumpf.
Der Juckreiz fließt auseinander ... als ob er zerschmilzt ..., zerschmilzt wie Eis ..., wird immer breiter ..., immer schwächer ..., fließt auseinandern ....

Eine Schutzschicht liegt auf der Haut ..., sanft und glatt und kühl ..., ganz kühl ...,
angenehm kühl ..., macht unempfindlich gegen Juckreiz ..., hält ihn vom Eindringen
ab ... wie Regentropfen, die von einem Fensterglas abfließen.

*Der Juckreiz kann nicht eindringen ..., wandert von der Stelle weg ..., fließt auseinan-
der ..., ... wird immer mehr verdünnt ..., immer schwächer und schwächer.*
*Sie spüren, wie der Juckreiz langsam nachläßt ..., sich auflöst ..., immer schwächer
und schwächer wird ..., allmählich immer mehr verschwindet.*

*Von innen strömt das Blut durch die kühle, glatte Haut ..., ganz kalt ..., angenehm
kalt ..., kalt wie Eiswasser. Es bahnt sich im Körper den Weg durch die Blutgefäße.*
*Alles, was in der Haut noch übrig ist vom Juckreiz, wird weggeschwemmt von der
Hautstelle ..., im ganzen Körper verbreitet ..., wird unschädlich gemacht.*

*Der Juckreiz wird immer schwächer und schwächer ..., bis er so schwach ist, daß Sie
ihn kaum noch wahrnehmen können.*
*Und Sie sind ganz gelassen und ruhig ..., entspannen Sie sich noch tiefer ..., immer
mehr entspannt ... und die Schwere und die Ruhe nehmen noch zu.*
*Sie können jetzt die betreffenden Stellen sogar berühren und kein Juckreiz entsteht. Es
fühlt sich an, als ob die Haut schläft.*

*Sie sind völlig gelassen und ruhig ..., tief entspannt ..., jeder Muskel Ihres Körpers ...,
immer tiefer und tiefer entspannt ..., ganz ruhig und gelöst ..., der Juckreiz hat keine
Möglichkeit, sich zu entfalten und einzunisten.*
*Und die Haut kann schlafen und sich erholen. Wenn man schläft, muß man nichts
dazu tun ..., sich nicht anstrengen ..., sich nicht bemühen ..., es geht ganz von allein
..., ohne daß man es mitbekommen muß.*

*Versuchen Sie, diesen Zustand der Gelassenheit und Ruhe ..., Gleichgültigkeit und
Unempfindlichkeit in den einzelnen Hautstellen zu verankern und die Haut unangreif-
bar gegenüber dem Juckreiz zu machen.*
*Diese Ruhe und Gelassenheit legt sich wie ein angenehmer Verband aus kühler Seide
über die betreffenden Hautstellen ..., schützt Sie ..., macht Sie unempfindlich.*
*Von nun an können Sie diesen schützenden, seidenen Verband mit jedem Einschlafen
überziehen. Und er wird die Haut angenehm schützen.*
Und muß manchmal wieder erneuert werden.

*Immer dann, wenn sich Juckreiz bemerkbar machen sollte, Sie stört oder unerträglich
zu werden scheint, können Sie diesen seidenen Verband der Ruhe und Gelassenheit
über die betreffenden Stellen legen ..., wie ein wohltuend kühles Tuch aus Seide ...,
ganz sanft und behutsam ... und Sie werden wieder spüren, wie Sie unempfindlich
und unangreifbar für den Juckreiz werden.*

Bereiten Sie sich nun langsam wieder auf den normalen Wachzustand vor.
Machen Sie sich bewußt, daß Sie sich in einem Zimmer befinden.
*Zählen Sie langsam von 0 bis 10, so daß sich der Körper bei 10 wieder auf den norma-
len Wachzustand umgestellt haben wird.*
Atmen Sie dabei einige Male tief durch.
*Spannen Sie die Hände langsam wieder an. Strecken Sie die Arme und Beine und rä-
keln Sie sich. Öffnen Sie allmählich wieder die Augen.*

INFORMATIONSBLATT   23 ▮▮▮▮▮▮▮▮▮▮▮▮▮▮▮▮▮

Direkter Ausdruck negativer Gefühle

Negative Gefühle zu äußern ist im Umgang mit vertrauten Personen unerläßlich. Indem Sie negative Gefühle äußern, zeigen Sie dem anderen, was Ihnen mißfällt oder Sie belastet. Dadurch helfen Sie dem anderen, sich im Umgang mit Ihnen so zu verhalten, wie Sie es sich wünschen.

Im täglichen Umgang miteinander wird jedoch der offene Ausdruck von Ärger und anderen negativen Gefühlen häufig vermieden. Gründe dafür können z. B. sein: die Angst, sich angreifbar zu machen; der Wunsch, die Stimmung nicht zu verderben oder der Wunsch, der andere möge die eigenen Wünsche selbst erkennen.

Das Vermeiden negativer Gefühlsäußerungen erscheint zwar kurzfristig vielleicht weniger unangenehm, führt jedoch langfristig zu Mißstimmung und Verschlechterung der Beziehung. Wird z. B. Ärger nicht gleich geäußert, dann staut er sich an und kann schließlich in unangemessener starker und verletzender Form zum Vorschein kommen. Häufig ist dann für den anderen nicht mehr erkennbar, welches konkrete Verhalten zu diesem Ausmaß der Verärgerung geführt hat. Er wird sich als ganze Person angegriffen fühlen und eventuell seinerseits zum „Gegenangriff" übergehen. Der rechtzeitige Ausdruck der Verärgerung hätte einen solchen Streit verhindern können.

Die Äußerung von Ärger, Enttäuschung, Traurigkeit oder Angst ist sinnvoll und hilfreich, wenn Sie in einen Wunsch oder in einen Versuch münden, das zugrundeliegende Problem zu lösen. Wichtig dabei ist, daß Sie Ihre Kritik auf konkretes Verhalten des anderen beziehen, so daß dieser weiß, welches Verhalten Sie stört und welches Gefühl es bei Ihnen ausgelöst hat. Gleichzeitig sollten Sie verdeutlichen, welches konkrete Verhalten Sie sich in Zukunft vom anderen wünschen.

- Die Person ansehen, deutlich sprechen.
- Sagen, welches konkrete Verhalten Sie gestört hat.
- Sagen, welches Gefühl es bei Ihnen ausgelöst hat.
- Einen Vorschlag machen, wie sich die Person in Zukunft anders verhalten könnte.

Person oder Situation:

> **ÜBERSICHT**
>
> **Sitzung 11**
> 1. **Kratzen: Zusammenhang Kratzen – Verhalten in Problemsituationen**
> 2. **Verhaltenstraining: direkter Ausdruck negativer Gefühle (Wiederholung)**
> 3. **Blitzlicht**
> 4. **Entspannungstraining: Imaginationsübung gegen Juckreiz (Wiederholung)**

Kratzen: Zusammenhang Kratzen – Verhalten in Problemsituationen

Auswertung des „Kratztagebuchs"; Besprechung von Problemlösen bei Kratzen; Hausaufgabe: Verhaltensänderung in kratzauslösender Situation

Bei der Auswertung der „Kratztagebücher" und der „Kratzkurve" werden positive Veränderungen bezüglich Kratzen besonders hervorgehoben. Zusammenhänge zu Spannungssituationen werden herausgegriffen, um genauer auf die Bedeutung der in dem Verhaltenstraining behandelten Fähigkeiten einzugehen:

„Diffuse Anspannung kann manchmal dadurch entstehen, daß man nahestehenden Personen gegenüber negative Gefühle oder Wünsche nur **indirekt** *ausdrückt. Wenn man z. B. auf jemanden wütend ist, die Wut aber nicht ausdrücken kann, bleiben negative Gefühle bestehen, die auch in der Folgezeit die Stimmung beeinträchtigen und die Anspannung erhalten.*

Vielleicht ist Ihnen durch die Selbstbeobachtung im Kratztagebuch aufgefallen, daß Sie sich manchmal auch wegen einer diffusen Mißstimmung kratzen. Kratzen kann dann ein Versuch sein, den Ärger loszuwerden und anderen seine Wut indirekt zu zeigen. Eine Möglichkeit, diffuse Anspannung aufzulösen, ist die Anwendung des Problemlöseschemas:

1. *Welches Problem löst mein Kratzen aus? Was stört oder ärgert mich?*
2. *Was will ich? Was wünsche ich mir?*
3. *Wie kann ich dies ohne Kratzen erreichen? Indem ich selbstsicherer meine Interessen vertrete? Oder direkter meinen Ärger oder meine Wünsche äußere?"*

Der Gruppenleiter teilt Informationsblatt 24 aus. Er regt die Teilnehmer dazu an, im „Kratztagebuch" Spannungssituationen besonders zu vermerken und sich mit einem Stichwort (z. B. „selbstsicher", „Wunsch ausdrücken") an die aktiven Verhaltensmöglichkeiten zu erinnern.

Verhaltenstraining: direkter Ausdruck negativer Gefühle (Wiederholung)
Besprechung der „Hausaufgabe"

In der „Hausaufgabenrunde" wird die Umsetzung des in der letzten Sitzung festgehaltenen Vorhabens besprochen: einer bestimmten Person gegenüber direkter negative Gefühle ausdrücken. Dabei stellen die Teilnehmer die Situation wieder in einer
kurzen Rollenspielszene dar. Gelegentlich tritt das Problem auf, daß die Teilnehmer
die Rollenspiele im Alltag eher gefühlsgeleitet in Aggressionsausbrüche umgesetzt
haben. Der Gruppenleiter sollte dies nicht abwerten, sondern die positiven Konsequenzen (Entlastung, Echtheit im Gefühlsausdruck, Ausdrucksstärke) wie auch die
negativen Konsequenzen (Verletzung und Abwertung des anderen, Schuldgefühle,
dauerhafte Verhinderung einer Konfliktlösung) ansprechen und im Rollenspiel kon-
struktiveres Verhalten ausprobieren lassen.

Blitzlicht

In der Runde äußern die Teilnehmer häufig, daß sie die Rollenspiele als hilfreich
empfinden, da sie ihre negativen Gefühle stärker als bisher als gerechtfertigt bewerten und akzeptieren können. Die Möglichkeit, durch einen direkten Ausdruck der
Gefühle Konflikte besser bewältigen zu können, führt nicht selten zu einem Gefühl
der Erleichterung.

Entspannungstraining: Imaginationsübung gegen Juckreiz (Wiederholung)
Besprechung

Der Gruppenleiter bespricht zunächst in einer Runde, welche Vorstellungen nach den
Erfahrungen der Teilnehmer in der Imaginationsübung wohltuend sind. Er stellt
günstige Vorstellungen heraus und regt dazu an, diejenige ggf. gezielt in eine Entspannungsübung zu integrieren, die sich individuell als die günstigste herausgestellt
hat. Es sollte darauf hingewiesen werden, daß die Übung nur bei geringfügigem Juckreiz oder „prophylaktisch" vor dem Einschlafen günstig ist. Bei stärkerem Juckreiz
sind die Vorstellungen zu modifizieren: z. B. den Juckreiz in ein anderes Körperteil
wandern zu lassen. Es sollte daran erinnert werden, daß in diesem Fall andere Strategien zur Kratzkontrolle (auf die Haut drücken, Eisbeutel, Ablenkung) günstiger sein
können.

INFORMATIONSBLATT   24 ▐▬▬▬▬▬▬▬▬▬▬▬▬▬▬▬▬▬▬▬▬

**Systematisches Herangehen an Probleme und direkter Ausdruck
von Gefühlen und Wünschen im Umgang miteinander kann Kratzen abbauen**

Kratzen aufgrund von diffuser Spannung kann manchmal darauf zurückzufüh-ren sein, daß man anderen nahestehenden Personen gegenüber negative Gefühle oder Wünsche nur *indirekt* ausdrückt.

Wenn man z. B. wütend ist, die Wut aber nicht ausdrücken kann und sich des-wegen kratzt, so kann man mit der aufgekratzten Haut beim anderen Schuldge-fühle erzeugen, etwa: „Du hast Schuld, daß es mir schlecht geht und deshalb muß ich mich aufkratzen!"

Oder man wünscht sich, daß sich der andere mehr um einen kümmert, möchte dies aber nicht direkt äußern, sondern bekommt die Aufmerksamkeit durch die aufgekratzte Haut.

Kratzen kann also auch Folgen haben, die vordergründig positiv erscheinen, letztendlich jedoch ungünstig sind. Zum einen wird durch das Erzeugen von Schuldgefühlen der andere sich angegriffen oder schlecht fühlen, ohne die kon-kreten Ursachen des Ärgers zu kennen und darauf eingehen zu können. Zum an-deren ist Aufmerksamkeit für die kranke Haut sicher auch nicht das persönliche Interesse, das man sich eigentlich wünscht.

Eine günstigere Alternative zum Kratzen ist es, sich eigene Gefühle (z. B. Är-ger) oder eigene Wünsche (z. B. nach Aufmerksamkeit) bewußt zu machen und *in direkter Form* zu äußern. Auf diese Weise werden frühzeitig Spannungen ab-gebaut, die Kratzen und Juckreiz hervorrufen und man erreicht eher sein Ziel.

Im Alltag kann es eine Hilfe sein, den systematischen Schritten des Problem-lösens zu folgen und durch folgende Fragen den eigenen, häufig kaum bewußten Selbstgesprächen auf die Spur zu kommen:

1. Welches Problem löst mein Kratzen aus? (Was stört oder ärgert mich?)
2. Was will ich? (Was wünsche ich mir?)
3. Wie kann ich dies ohne Kratzen erreichen?
   z. B.: selbstsicheres Verhalten
   z. B.: direkte Äußerung von Ärger
4. Konkrete Planung: Wie/wann werde ich das ausprobieren?

Sitzung 12
1. Kratzen: Abschlußbilanz – Umgang mit Rückfällen
2. Verhaltenstraining: Problemlösen mit Bezugspersonen
   (Kontakte knüpfen/mit Kritik umgehen)
3. Blitzlicht
4. Entspannung: Fortsetzung von Entspannungs- und Vorstellungstechniken
5. Abschlußbesprechung: Veränderung bezüglich Kratzen, Verhalten in
   Problemsituationen, Gelassenheit im Umgang mit Belastungen

Kratzen: Abschlußbilanz – Umgang mit Rückfällen

Zu Beginn wird zum letzten Mal das „Kratztagebuch" ausgewertet und die „Kratzkurve" abgeschlossen. Dann wird mit jedem Teilnehmer eine abschließende Bewertung des Verlaufs der Kratzkurve vorgenommen. Hierbei sollten zwischenzeitliche Verschlechterungen durch Krankheitsschübe ebenso berücksichtigt werden wie Veränderungen in der Behandlung; so kann das Absetzen von Kortison zu einer vorübergehenden Verschlechterung führen, ein Kurzurlaub zu einer Verbesserung etc. Im Vordergrund der Besprechung sollten jedoch Effekte der regelmäßigen Anwendung von Kratzkontrolltechniken und Entspannungstechniken stehen. Die Teilnehmer sollten ausdrücklich gelobt werden für das kontinuierliche Ausfüllen der Kratztagebücher.

Abschließend sollte besprochen werden, welche Maßnahmen bei Rückfällen günstig sind. Besonders wichtig ist es, wieder solche Techniken zur Kratzkontrolle bewußt und gezielt in Zeiten von Symptomverschlechterungen anzuwenden, die sich bei dem Teilnehmer als wirksam erwiesen haben. Hierzu gehören auch Entspannungstechniken und eine adäquate Hautpflege.

Der Gruppenleiter sollte daran erinnern, daß auch der emotionale Umgang mit Rückfällen wichtig ist: Gelassenheit zu bewahren, sich vorübergehend Entlastung zu verschaffen und sich innerlich darauf zu konzentrieren, daß der Krankheitsschub möglichst bald überwunden ist.

Verhaltenstraining: Problemlösen mit Bezugspersonen
(Kontakte knüpfen/mit Kritik umgehen)
Rational; Durchführung der Rollenspiele

In der Regel sollte die Abschlußsitzung darauf verwendet werden, die einzelnen Programmschwerpunkte abschließend zu bewerten. Ein zusätzliches Thema sollte nur dann in Rollenspielen bearbeitet werden, wenn der Gruppenleiter zu der Einschätzung kommt, daß bei mehreren Teilnehmern hierdurch noch wichtige Hilfen gegeben werden könnten und daß die Teilnehmer noch aufnahmefähig sind. Je nach Information aus dem Vorgespräch und aus dem Verlauf des Gruppenprogramms können die im folgenden nur kurz dargestellten Themaschwerpunkte als Weiterführung vorangegangener Themen in Rollenspielen behandelt werden.

Problemlösen mit Bezugspersonen. Der Gruppenleiter nimmt Bezug auf die Umsetzung von Problemlösen auf Konflikte in Beziehungen zu Partnern: „*Das Problemlöseschema bietet den Vorteil, daß man aus den eingeschliffenen Verhaltensmustern im Umgang mit dem Partner oder nahestehenden Personen herauskommt. Dies ist eine schwierige Aufgabe, denn man muß den anderen dazu bringen, die Schritte einzuhalten und konkret zu bleiben. Eine wichtige Voraussetzung ist es, dem anderen zuzuhören und ihn umgekehrt ebenfalls zu bitten, genügend Raum für die Darstellung des eigenen Standpunktes zu lassen. Wir wollen dies in Rollenspielen einmal beispielhaft durchgehen.*"

Der Gruppenleiter gibt Informationsblatt 25 aus und teilt dann die Gruppe (möglichst Männer und Frauen verteilen), wobei sich in jeder Kleingruppe eine Person lediglich für den Ablauf des Schemas verantwortlich fühlen soll.

Es werden dann in jeder Kleingruppe Rollenspielpaare gebildet, in denen ein Teilnehmer die Rolle des Partners (oder der Bezugsperson) übernimmt. Nach Vorlage des Informationsblatts werden folgende Schritte durchgegangen.

- *Problemdefinition:* Was stört mich beim anderen, was stört den anderen bei mir? (Bezugnahme auf eine konkrete Situation, Exploration von Gedanken, Gefühlen, Verhalten und dessen Konsequenzen);
- *Ziele:* Was will ich, was will der andere? (auch den Idealzustand ansprechen; notfalls gibt der Gruppenleiter ein Ziel vor);
- *Lösungsmöglichkeiten:* Wie soll der andere, wie soll ich konkret mein Verhalten ändern? (Diese können wieder von den Gruppenteilnehmern vorgeschlagen werden.)

Nur angedeutet werden sollten die nachfolgenden Schritte:
- *Bewertung der Vor- und Nachteile* („+" und „–" notieren);
- *Welches ist die beste Lösung?* (Langfristige Konsequenzen beachten!);
- *Wozu kann sich jeder verpflichten?* (Konkrete Vereinbarungen treffen).

Zur Vertiefung der Thematik, insbesondere bei sehr ungünstigem Kommunikationsverhalten, kann zusätzlich auch Informationsblatt 26 verwendet werden. Die Rollenspiele sollten sich dann an den formalen Merkmalen eines konstruktiven Kommunikationsverhaltens als Sprecher und Zuhörer orientieren und weniger an den inhaltlichen Zielen des Problemlöseschemas.

Kontakte knüpfen. Alternativ zum Problemlösen kann das Kontaktverhalten eingeübt werden. Dabei bezieht sich der Gruppenleiter auf das Thema Selbstsicherheit:

„*Jeder hat eine sehr individuelle Art, Kontakt herzustellen. Dabei spielen nonverbale Verhaltensweisen, wie wir sie beim selbstsicheren Verhalten eingeübt haben, eine große Rolle: Blickkontakt, zugewandte Haltung, Stimme, Lächeln. Zusätzlich ist es wichtig, ein Thema zu finden, das sich auf Sie persönlich bezieht und auch den anderen interessiert. Um ins Gespräch zu kommen, ist es aber auch günstig, Pausen zu machen, um auch den anderen zum Reden kommen zu lassen, ihm zuhören und Rückfragen zu stellen.*"

In den Rollenspielen sollten wieder alle Teilnehmer an die Reihe kommen. Als Beispielsituation kann die Kontaktaufnahme in einem Zugabteil dienen. Der Ablauf orientiert sich an den Rollenspielen zur Selbstsicherheit (s. Sitzung 1). (Die Rückmeldung sollte sich möglichst nur auf positive Aspekte beziehen, da eine weitere Bearbeitung nicht möglich ist!) Zum Abschluß der Rollenspiele wird Informationsblatt 27 ausgeteilt.

Umgang mit Kritik. Der Umgang mit Kritik ist eine Weiterführung des Themas „Ausdruck negativer Gefühle"; als Rational kann man Elemente aus dem Problemlösen mit Bezugspersonen verwenden:

„Eine sehr belastende Situation ist es, wenn man Kritik erhält, insbesondere, wenn man sich durch jemanden ungerechtfertigt kritisiert fühlt. Auch wenn es schwer fällt, ist es trotzdem wichtig, der Kritik erst einmal Raum zu geben, damit Sie verstehen, worum es dem anderen geht.

Günstig ist es, wenn sie dem anderen Gelegenheit geben, seine Kritik zu konkretisieren, und ihn nach seinen Vorstellungen fragen, was er sich anders wünscht. Wenn Sie mit der betreffenden Person über Alternativen verhandeln, sollten Sie auch den eigenen Standpunkt verdeutlichen, um dann gemeinsam einen Kompromiß auszuhandeln. Wenn dies nicht möglich ist, so wird es besonders wichtig sein, sich von der Kritik der betreffenden Person selbstsicher abzugrenzen."

Die Rollenspiele können mit der Frage eröffnet werden, wann sich die Teilnehmer zuletzt (ungerechtfertigt oder gerechtfertigt) kritisiert gefühlt haben. In den Rollenspielen ist es oftmals möglich, die Kognitionen des Teilnehmers herauszuarbeiten, um ungünstige Verarbeitungsmuster herauszufinden (besonders selbstabwertende Kognitionen!) und diese zu modifizieren. Im Falle von ungerechtfertigter Kritik ist das Ziel eher eine selbstsichere Abgrenzung als eine Einigung oder die Erarbeitung eines Kompromisses. Als zusätzliche Hilfe kann Informationsblatt 28 herangezogen werden.

Blitzlicht

(Ein Blitzlicht sollte nur durchgeführt werden, wenn zuvor in Rollenspielen gearbeitet wurde.)

Im Hinblick auf das Ende der Gruppensitzungen sollte der Gruppenleiter, ggf. nach dem Blitzlicht, auf einen konstruktiven Abschluß der Beiträge achten.

Entspannung: Fortsetzung von Entspannungs- und Vorstellungstechniken

In einer Runde arbeitet der Gruppenleiter heraus, welche Entspannungstechniken (progressive Muskelentspannung in den 3 Versionen, Signalentspannung) und welche Vorstellungsübungen (Hautwahrnehmungsübung, Kühlevorstellungsübung, Vorstellungsübung gegen Juckreiz) zur regelmäßigen Weiterführung geeignet sind. Er ermutigt zur individuellen Abwandlung der vorgegebenen Techniken; es sollte jedoch ein Ablauf festgelegt werden, der täglich zu einem konstanten Zeitpunkt eingeübt wird. In besonders belastenden Zeiten ist es möglicherweise günstig, wieder auf eine ausführliche Version, ggf. unter Zuhilfenahme von Tonkassetten, zurückzugreifen.

**Abschlußbesprechung: Veränderung bezüglich Kratzen,
Verhalten in Problemsituationen, Gelassenheit im Umgang mit Belastungen**

In der Abschlußrunde sollte jeder Teilnehmer eine (Zwischen-)Bilanz bezüglich der
3 Programmschwerpunkte Kratzen, Verhalten und Entspannung ziehen:

*„Welche Ziele haben Sie zu Gruppenbeginn gehabt, was haben Sie bisher in dem
Programm erreicht und was möchten Sie in Zukunft im Umgang mit der Neurodermitis erreichen?"*

Äußern Teilnehmer Unzufriedenheit hinsichtlich ihrer Ergebnisse, sollte die vorgebrachte Kritik oder Einwände konkretisiert werden: *„Wobei hat Ihnen das Programm nicht weitergeholfen?"* Der Gruppenleiter sollte sich auch auf Kritik vorbereiten, die sich auf den formalen Rahmen der Gruppenbehandlung bezieht, z. B.:

- „Vieles war mir schon vorher klar": Hier sollte betont werden, daß es vielleicht auch positiv zu bewerten ist, wenn man in seinen Fähigkeiten im Umgang mit der Erkrankung Bestätigung findet.

- „Das Programm war zu schematisch oder verschult": Hingewiesen werden sollte darauf, daß sich in dem Rahmen nur Anregungen vermitteln lassen, die jeder Teilnehmer individuell umsetzen muß.

- „Ich habe mich überlastet gefühlt": Der Gruppenleiter bestätigt, daß das Programm sehr hohe Anforderungen an die Fähigkeit stellt, sich mit solchen Problemen auseinanderzusetzen und daß sich nicht immer alles unmittelbar, sondern erst mit zunehmender Übung umsetzen läßt (zum Therapeutenverhalten s. Abschn. 2.2.2).

Abschließend sollte der Gruppenleiter noch einmal die Teilnehmer für ihr Engagement loben und die Bemühungen der Teilnehmer herausstellen, regelmäßig das Kratztagebuch zu führen, die Entspannungsübungen durchzuführen und sich auf das Verhaltenstraining einzulassen. An dieser Stelle ist es notwendig, auch persönliche Eindrücke zur Gruppenatmosphäre wiederzugeben und die Stellungnahmen möglichst positiv zusammenzufassen.

Falls organisatorisch möglich, sollte mit den Teilnehmern ein zusätzlicher Nachbesprechungstermin vereinbart werden; als günstiger Zeitraum bietet sich ungefähr 1 Jahr nach Gruppenbeginn an. Soweit vorgesehen, werden abschließend Fragebögen zur Therapieevaluation ausgeteilt.

INFORMATIONSBLATT   25 ▨▨▨▨▨▨▨▨▨▨▨▨▨▨▨▨▨▨▨▨

Problemlösen mit vertrauten Personen

Eine der häufigsten Quellen für seelische und körperliche Belastung sind Spannungen in den Beziehungen zu anderen Menschen, besonders in engen Beziehungen (Familie, Partnerschaft, Freunde, Mitbewohner oder Arbeitskollegen).

Dauerhafte, aber vermeidbare Spannungen und Unzufriedenheit entstehen oft dadurch, daß unterschiedliche Interessen und Bedürfnisse bestehen, die jedoch nicht offen besprochen und miteinander ausgehandelt werden. Eine gemeinsame Lösung wird häufig dadurch erschwert, daß nicht alle Beteiligten ihre Interessen deutlich machen oder eingefahrene Muster im Umgang mit Schwierigkeiten bestehen. In diesem Fall ist es hilfreich, wie beim individuellen Problemlösen, systematisch vorzugehen.

Daneben kann das systematische Problemlösegespräch mit einer vertrauten Person auch sehr hilfreich bei solchen Schwierigkeiten sein, deren Ursachen nicht in der Beziehung selbst liegen, die aber einen oder beide Partner belasten.

Schritte beim Problemlösen mit einer vertrauten Person

1. Was ist das Problem:
   Was stört mich beim anderen? Was stört den anderen bei mir?
2. Wünsche und Idealvorstellungen:
   Was will ich idealerweise? Was will der andere idealerweise?
3. Lösungsmöglichkeiten:
   Wie soll der andere konkret sein Verhalten ändern?
   Wie soll ich konkret mein Verhalten ändern?

(Bei den ersten 3 Schritten sollten die Gesprächspartner abwechselnd die Möglichkeit zur Darstellung ihrer Sichtweise haben, ohne unterbrochen zu werden. Der jeweilige Zuhörer sollte sich darin zurückhalten, durch eigene Bewertungen eine offene Aussprache von Wünschen oder Gefühlen zu verhindern.)

4. Welche Vor- und Nachteile haben die Lösungsmöglichkeiten?
5. Welche Lösungsmöglichkeit ist die beste?
6. Wozu kann sich jeder verpflichten?
   (Was? Wie? Wo? Mit wem? Wann? Wie oft?)

Was ist das Problem?
Was wollen Sie beide erreichen?
Wie soll der andere sein Verhalten ändern?
   Wie soll ich mein Verhalten ändern?
Vor- und Nachteile der Lösungsmöglichkeiten:
Welche gemeinsame Lösungsmöglichkeit ist die beste?
Wozu kann sich jeder verpflichten?

INFORMATIONSBLATT 25 (FORTS.)

Problemlösen mit vertrauten Personen: „Hausaufgabe"

Konflikt (Stichwort): ....

Was ist das Problem?

Was stört mich: ....   Was stört den anderen: ....

....

....

Was wollen beide (idealerweise)?

Was will ich: ....   Was will der andere: ....

....

....

Lösungsmöglichkeiten:

Was soll ich tun: ....   Was soll der andere tun: ....

....

....

Vor- und Nachteile der Lösungsmöglichkeiten:

Lösungsmöglichkeiten	Vorteile	Nachteile

Welche Lösungsmöglichkeit(en) ist (sind) die beste(n):

....

....

Wozu kann ich mich verpflichten: Wozu kann der andere sich verpflichten?

....

....

INFORMATIONSBLATT 26

Direkte Kommunikation und Zuhören können

Specherrolle

Die Form der Mitteilung bestimmt, welchen Inhalt der Sprecher vermittelt und wie der Hörer reagieren wird. Spricht er in direkter Form von sich, so ermöglicht er es dem Zuhörer, positiv darauf einzugehen. Direkte Äußerungen sind gekennzeichnet durch:

- Ich-Gebrauch
- Konkrete Situationen ansprechen
- Konkretes Verhalten ansprechen
- Beim Hier und Jetzt bleiben
- Sich öffnen

Der letzte Punkt ist besonders wichtig: sich öffnen heißt, Bedürfnisse direkt äußern, statt sich absichern und versuchen, unangreifbar zu bleiben. Dies ist in bestimmten Situationen vielleicht sinnvoll, nicht jedoch in der Partnerschaft.

Zuhörerrolle

Zuhören ist Voraussetzung dafür, daß andere ihre Wünsche oder Kritik äußern können. Zuhören ist aber nicht nur passives Ruhigsein, sondern Offenheit und aktives Verstehen wollen gegenüber dem anderen.

Häufig besteht aber ein Mangel an Aufmerksamkeit gegenüber dem Sprecher, sei es aufgrund von Ablenkung durch andere Tätigkeiten oder Lärm (Fernseher!); oder weil langweilige, zermürbende Diskussionen mit übermäßiger Dauer erwartet werden.

- Die Person ansehen
- Zuhören, was die Person sagt
- Eigene Aufmerksamkeit zeigen, z. B. durch Kopfnicken
- Klärende Fragen stellen
- Überprüfen, was Sie gehört haben

Übungssituation:

INFORMATIONSBLATT   27 ▰▰▰▰▰▰▰▰▰▰▰▰▰▰▰▰▰▰▰▰▰▰▰

Kontakte knüpfen

„Kontaktfreudigkeit" kann man nicht nur als eine festgelegte Charaktereigenschaft ansehen, sondern auch als Merkmal von Verhaltensweisen, die erlernbar sind. Eine Grundbedingung für Kontaktverhalten ist die **Spontaneität** des Verhaltens: d. h., daß man den Kontakt „aus eigenem Antrieb" und ohne äußeren Druck oder selbstauferlegtem Zwang herstellt.

Eine weitere Bedingung ist die **Offenheit:** Beziehen Sie sich auf die konkrete gegenwärtige Situation. Erzählen Sie auch von sich selbst.

Schließlich ist es wichtig, der anderen Person genügend **Raum** zu geben: Gehen Sie auf persönliche Äußerungen des anderen ein durch Zuhören, Nachfragen, freundliche Rückmeldung. Akzeptieren Sie ein Nicht-Eingehen oder geringe Resonanz der anderen Person, ohne sich selbst abzuwerten oder diese zu zwingen: Es gibt viele Gründe, warum jemand nicht auf Kontaktversuche antwortet und es besteht keine Verpflichtung, das Kontaktangebot anzunehmen.

Achten Sie auf:

• Blickkontakt
• Laute, lebhafte Stimme
• zugewandte Haltung
• Gestik (Gesicht, Hände)

• Hier und jetzt
• „Ich"
• Auf den anderen eingehen
• Kein Zwang, keine Selbstabwertung

Übungssituation:

INFORMATIONSBLATT   28

Mit Kritik umgehen können

Zuhören, Konkretisieren und das Akzeptieren eigener Fehler, ohne sich selbst abzuwerten, sind Voraussetzungen dafür, um mit Kritik umgehen zu können.

Zuhören ist notwendig, damit andere ihre Wünsche oder Kritik überhaupt äußern können. Zuhören bedeutet, dem anderen gegenüber aufmerksam zu sein und ihm genügend Raum zu geben. Dazu gehört auch, verstehen zu *wollen,* was ihn stört.

Wenn die Kritik nicht konkret genug ist, so können Sie die Person fragen,

- welches Verhalten die andere Person stört: „Was stört Dich genau?";
- welches Gefühl dieses Verhalten bei der Person auslöst: „Inwiefern stört es Dich?";
- welchen Wunsch die Person hat: „Wie soll ich mich Deiner Meinung nach verhalten?"

Sie machen dann wahrscheinlicher, daß Sie umgekehrt auch mit *Ihrem* Standpunkt bei anderen besser ankommen.

Machen Sie sich bewußt, daß nicht Sie als ganze Person oder eine Ihrer Eigenschaften kritisiert werden, sondern Ihr Verhalten gemeint ist. Wenn Sie jemand in Ihrer ganzen Person abwertet, ist es besser, sich selbstsicher abzugrenzen.

Verletzlichkeit gegenüber Kritik hängt oft mit Selbstabwertung zusammen. Sie können Ihre Verletzlichkeit dadurch überwinden, daß Sie Fehler einräumen und gleichzeitig sich (und auch anderen Personen) Ihre positiven Seiten deutlich machen.

Achten sie auf:

- **Aufmerksam zuhören**
- **Verhalten und Gefühle konkretisieren**
- **Keine Selbstabwertung**

Übungssituation:

2.2.4
Häufige Probleme

Probleme beim Führen des Kratztagebuchs

Schwierigkeiten bei der Selbstbeobachtung

- „Es gab zuviel zu registrieren, ich konnte gar nicht alls notieren":
Die Unterscheidung zwischen relevantem und irrelevantem Kratzen ist ein typisches Anfangsproblem, das sich durch mangelnde Erfahrung oder übermäßige Genauigkeit ergeben kann. Als ein mögliches Kriterium kann das für die Haut schädliche Kratzen vorgeschlagen werden, verbunden mit dem Hinweis, daß *„anfangs immer eine Unsicherheit besteht, wo die Grenze zwischen Wesentlichem und Unwesentlichem zu ziehen ist, aber daß sich dies mit der Zeit verändern wird."*

- „Das Kratztagebuch ist zu ungenau, um objektive Werte auszurechnen":
Ein Vergleich der Gruppenteilnehmer untereinander hinsichtlich der Durchschnittswerte aus dem Kratzebuch ist nicht sinnvoll. Jeder Teilnehmer wird für sich mit der Zeit einen Maßstab finden, wie genau er Kratzen registriert.

- „Mein Kratztagebuch hat nur bestätigt, was ich ohnehin wußte, daß es die Nahrungsmittel sind und keine psychischen Auslöser":
Teilnehmer mit einem somatisch orientierten Krankheitskonzept werden nicht über die Bedeutung psychischer Faktoren belehrt, sondern erhalten ebenso positive Rückmeldung für ihre Bemühen um Selbstbeobachtung. Sie können die Möglichkeit nutzen, anhand des Kratzprotokolls zu überprüfen, ob Veränderungen in der Ernährung positive Konsequenzen haben. Im weiteren Verlauf kann behutsam auf andere Auslösefaktoren hingewiesen werden.

- „Mir ist nichts aufgefallen, es sind keine Auslöser feststellbar":
Bei Schwierigkeiten in der Selbstbeobachtung wird der Teilnehmer dazu motiviert, sich zunächst auf bestimmte Aspekte zu konzentrieren. Falls das Kratzen auch ohne Juckreiz sehr stark ist, sollte man „automatische Auslöser" stärker berücksichtigen.

- „Juckreiz und Kratzen ist doch dasselbe, tritt immer gemeinsam auf":
Juckreiz ist eine Empfindung, Kratzen eine Handlung. Durch die Unterscheidung wird es erst möglich, Auslöser für die Hautreaktionen zu finden und sich andere Handlungen als Kratzen anzugewöhnen, die die Haut weniger schädigen. Die Diskrimination von Reiz und Reaktion ist häufig ein Aha-Erlebnis, das die Möglichkeit eröffnet, beide Probleme getrennt besser angehen zu können.

- „Ich war verzweifelt, ich möchte am liebsten nichts mehr damit zu tun haben":
Häufig löst die Selbstbeobachtung zu Hause oder der Vergleich mit anderen Gruppenteilnehmern Niedergeschlagenheit aus: der Teilnehmer wird „Schwarz auf Weiß" damit konfrontiert, daß er die Krankheitsprobleme nicht ausreichend kontrollieren kann.
Es ist sehr wichtig, der emotionalen Betroffenheit Raum zu geben und genau herauszuarbeiten, welche Gedanken und Gefühle diese Erkenntnis auslöst. Der Teilnehmer muß sich nicht mehr alleine fühlen, wenn im Austausch mit anderen Teilnehmern deutlich wird, daß auch andere diese Erfahrung machen.

Ablehnung des Kratztagebuchs

- „Das bringt nichts. Das ist doch unsinnig."

Wird eine generell ablehnende Haltung gegenüber dem Kratztagebuch geäußert, so bieten die bereits oben dargestellten Prinzipien eine Orientierungshilfe für den Gruppenleiter: der Kritik Raum geben und sie konkretisieren, nicht dagegen argumentieren, nicht mit Ratschlägen überzeugen wollen, sondern Fragen weitergeben an andere Teilnehmer und dann die Runde weiterführen.

- „Das ist mir viel zu aufwendig!"

Wird die Mühe als besondere Schwierigkeit herausgestellt, so ist auch hier eine positive Umdeutung möglich: *„Unseren Erfahrungen entspricht es, daß Beobachtungen am Anfang besonders schwer fallen, Sie haben dies ja bisher noch nie so genau getan. Mit der Zeit fällt es leichter, man bekommt ein Gefühl dafür, worauf es ankommt; dann lohnt sich die Mühe auch, da man bewußter Gewohnheiten und deren Auslöser erkennt und diese besser verändern kann."*

Häufige Probleme bei der Gestaltung der Rollenspiele

Vermeidungshaltung gegenüber Rollenspielen. Rollenspiele, v. a. als fester Programmbestandteil und nicht spontan in Szene gesetzt, sind für die meisten Teilnehmer mit Anspannung und Ängsten verbunden. Von Anfang an muß daher Vorsorge gegen die Ausweitung von Vermeidungstendenzen getroffen werden. Eine wesentliche Voraussetzung ist, explizit die Grundregel zu verankern: *„**Alle** nehmen aktiv teil, jeder kommt einmal dran! Rollenspiele sind eine Übung wie Entspannungsübung!"*

Dadurch wird Vermeidungsverhalten im Ansatz unterbunden und eine Erwartungsspannung verhindert. Zudem wird langfristig der Tendenz besonders ängstlicher Teilnehmer entgegengewirkt, durch ihr Ausweichen eine verstärkende Erfahrung zu umgehen und sich im Vergleich zu anderen als weniger kompetent zu erleben.

- „Das Thema trifft auf mich nicht zu!"

Oftmals ist dieser Einwand eine Schutzbehauptung, um sich nicht auf die Rollenspiele einzulassen. Er kann aber u. a. auch begründet sein, weil kein Zusammenhang zwischen Rollenspielen und Lebensalltag besteht. Eine Motivierung zu Rollenspielen ist dann v. a. dadurch zu erreichen, daß sie auf für den Teilnehmer relevante Alltagssituationen bezogen werden. Günstig sind z. B. Problemsituationen, die in dem Vorgespräch genauer angesprochen worden sind.

- „Ich kann schon alles, mir braucht man nicht zu helfen!"

Insbesondere von Männern wird das Einüben von Verhaltensweisen oftmals als Eingeständnis einer Schwäche aufgenommen. Günstig ist es in diesem Fall, sich auf Probleme aus dem Arbeits- und Leistungsbereich zu beziehen (z. B. zum Chef gerufen werden und nicht wissen, was los ist). Der Verweis auf Methoden des Management-Trainings kann das Bewußtsein verstärken, etwas kennenzulernen, mit dem man „up to date" ist. Als Ziel kann herausgehoben werden, daß das Zeigen von Schwächen auch eine Stärke sein kann: es ist ein Signal an die Umwelt, das helfen kann, nicht überfordert zu werden; und daß dieses bei Neurodermitis besonders wichtig ist.

Eine weitere Hilfe besteht darin, sich auf positive Verhaltensweisen zu beziehen und Teilnehmer in ihren Stärken anzusprechen: *„In welcher Situation haben Sie sich zuletzt durchgesetzt?"*.

- „Das Programm ist so verschult, ich komme mir vor wie ein Kind."
Grundsätzlich sollte sich der Gruppenleiter vergewissern, ob er nicht einen zu schulmeisterlich-belehrenden Gesprächsstil verfolgt. Oftmals ist der Einwand jedoch auch Ausdruck einer Vermeidung von Gruppensituationen, in denen persönliches Feedback verletzend sein könnte oder als Abwertung erlebt wird.

Der Gruppenleiter sollte Verständnis zeigen (*„verständlich, daß man sich als erwachsener Mensch nicht sagen lassen will, wie man sich verhalten soll"*), zusätzlich aber auch den Nutzen von Rollenspielen hervorheben: Gewohnheiten bewußter zu betrachten, Rückmeldung zu erhalten, sich mit eigenen Stärken und Schwächen auseinanderzusetzen etc. Schließlich wird hervorgehoben, daß die Programminhalte keine unumstößlichen „Weisheiten" darstellen, sondern als Anregungen zu verstehen sind.

Weigern sich einzelne Teilnehmer nachhaltig, an den Rollenspielen teilzunehmen, so übt der Gruppenleiter keinen Druck aus, sondern versucht, diese zumindest an der Rückmeldung zu beteiligen. Besonders unsichere Teilnehmer können auch zunächst Nebenrollen übernehmen, um dann in der Folgezeit die Schwierigkeiten zu steigern, etwa zunächst eine Situation in der Vorstellung durchzuarbeiten oder diese in einer sehr kurzen Szene proben lassen.

Probleme mit Hausaufgaben

Aufgrund des relativ begrenzten zeitlichen Rahmens haben Hausaufgaben eine wichtige Rolle bei der Umsetzung therapeutischer Inhalte. Deshalb ist es besonders wichtig, die bei Hausaufgaben gehäuft auftretenden Probleme zu bearbeiten.

- „Ich bin nicht dazu gekommen."
Zeitmangel ist im ambulanten Behandlungsrahmen das am häufigsten anzutreffende Hindernis. Ermahnende oder gar strafende Reaktionen des Gruppenleiters sind wenig konstruktiv. Allerdings sollte vermittelt werden, daß von den Gruppenteilnehmern eine aktive Auseinandersetzung mit den Inhalten erwartet wird, etwa durch die Anregung: *„Lassen Sie sich am Wochenende ein paar Minuten Zeit, um sich in aller Ruhe die Materialien noch einmal anzusehen, so daß sie im Gedächtnis bleiben und Sie in der nächsten Gruppensitzung auch eine Beispielsituation nennen können, die wir dann besprechen können."*

- „Mir ist keine Situation aufgefallen."
Häufig sind Probleme bei der Selbstbeobachtung auch darauf zurückzuführen, daß relevante Problemsituationen noch nicht genügend konkretisiert wurden. Der Gruppenleiter kann die Anregung geben, sich „mehr Zeit zu nehmen, um sich zu überlegen, in welcher Situation es um eigene Interessen, Ziele oder Rechte geht". Eine Hilfestellung kann auch darin bestehen, Beispiele zu nennen, etwa beim Thema Selbstsicherheit oder Begegnungen mit Autoritäten (Beruf, Ämter). Sollte es dem Teilnehmer trotzdem schwerfallen, eine Alltagsszene anzugeben, so kann in der „Hausaufgabenrunde" auf die Standardszene der letzten Sitzung zurückgegriffen werden.

- „Ich bin einfach zu ängstlich."

Bei Mißerfolgen in der Umsetzung in den Alltag ist es wichtig, globale, negative Bewertungen aufzugreifen und die Schwierigkeit möglichst konkret zu explorieren (*„Was fiel Ihnen schwer?"*). Hieraus ergeben sich zumeist Ansatzpunkte, um alternative Verhaltensweisen anzuregen (*„Was können Sie anders machen?"*). Entmutigende Erfahrungen können durch Hinweis auf die schwierige Situation auch positiv umgedeutet werden.

Motivierend kann auch der Hinweis auf die Gruppenteilnahme selbst sein: *„Es ist auch selbstsicheres Verhalten, hier an der Gruppe teilzunehmen und sich auf eine unklare Situation einzulassen, eigene Erfahrungen darzustellen oder zu sagen, daß man keine Situation beobachten konnte. Sie setzen sich hier mit der Neurodermitis und mit sich selbst auseinander, und dazu gehört auch schon Selbstsicherheit."*

Häufige Probleme bei Entspannungsübungen

Unregelmäßiges Üben. Wegen der grundsätzlichen Bedeutung werden Probleme, die Übungen regelmäßig durchzuführen, ausführlich und konkret besprochen. Die Ursachen hierfür können u. a. zurückzuführen sein auf:

- ungünstige Erwartungen bezüglich eigener Möglichkeiten („ich bin ein nervöser Mensch, ich kann mich nicht entspannen");
- ungünstige Erwartungen bezüglich des Verfahrens („ich kann mich besser mit Musik entspannen");
- zu hohe, unrealistische Anforderungen an sich („entweder es funktioniert gleich oder ich lasse es bleiben");
- Entmutigung durch den Unterschied zwischen den Übungen unter Anleitung und zu Hause;
- fehlende Hinweisreize (Erinnerungsstützen, z. B. ein bestimmter Stuhl, die Informationsblätter) im Alltagsablauf;
- die Wohn- und Lebenssituation (z. B. Schichtarbeit; zu versorgende Kleinkinder; Wohngemeinschaft).

Als motivierende Maßnahmen kommen in Frage:

- Betonen der Schwierigkeit („schwierig, immer daran zu denken");
- Vorhersage von ersten Übungsfortschritten („Erfolge sind erst nach ca. einem Monat zu erwarten, selten früher");
- positive Verstärkung von positiven Ansätzen in der Gruppensitzung („grundsätzlich haben Sie die Fähigkeit");
- Übung im Tagesablauf verankern („vor dem Abendessen, vor dem Schlafen"; farbige Punkte als Erinnerungshilfe anbringen lassen);
- auf Zusammenhänge zwischen regelmäßiger Übung und Symptomverbesserungen hinweisen.

Juckreiz und andere Mißempfindungen. Grundsätzlich können bei allen Entspannungsübungen störende Körperempfindungen eintreten. Die progressive Muskelentspannung ist in dieser Hinsicht eher unproblematisch; Verspannungen können durch zu festes Anspannen der Muskeln entstehen. Nicht selten können unter Entspannung durch die verringerte Kontrolle auch emotionale Reaktionen (Ängste, depressive Gefühle) eintreten, die für die Teilnehmer selbst überraschend sind. Wenn es der Gruppenrahmen erlaubt, ist eine therapeutische Bearbeitung sinnvoll. Da das autogene Training bezüglich vegetativer Reaktionen und körperbezogenen Ängsten nach unseren Erfahrungen störanfälliger ist, sind ausführlichere Hinweise in Abschn. 4.2.4 enthalten.

Unkonzentriertheit. Die progressive Muskelentspannung führt zwar rasch zu einer deutlichen körperlichen Entspannung, trotzdem können störende Gedanken bleiben oder gar in den Vordergrund treten. Abhilfe können autosuggestive Formeln aus dem autogenen Training bieten („Gedanken kommen und gehen, sie sind ganz gleichgültig"; s. Abschn. 4.2.4), die eine stärkere kognitive Fokussierung bewirken. Langeweile und Ablenkung können anzeigen, daß die Übung zu lange dauert und sich die Schwierigkeiten bei den verkürzten Versionen verlieren.

Einschlafen bei den Entspannungsübungen. Gelegentlich berichten Teilnehmer, daß sie bei den Übungen einschlafen, insbesondere wenn sie aufgrund eines ausgefüllten Tagesablaufs erst am späten Abend dazu kommen. Einerseits stellt dies ein Ziel des Entspannungstrainings dar, da viele Neurodermitiskranke über Einschlafprobleme aufgrund von Juckreiz klagen. Andererseits ist es besonders in der Anfangsphase wichtig, den Ablauf der Übungen bewußt und konzentriert einzutrainieren. Deshalb ist es günstig, sich daran zu gewöhnen, mindestens eine Übung tagsüber und in sitzender, aufrechter Haltung („der Kopf bleibt oben") durchzuführen.

Probleme bei Imaginationsübungen. Aus der Literatur ist bekannt, daß mangelnde Vorstellungsfähigkeit nur durch intensiveres Training zu verbessern ist (Rehfisch et al. 1989). Mißerfolgserfahrungen können durch die Ankündigung vorgebeugt werden, daß „nicht jedem Vorstellungsübungen liegen, aber man sie einmal ausprobieren sollte". Dennoch konnten wir auch die Erfahrung machen, daß es für die überwiegende Mehrzahl der Teilnehmer förderlich ist, eigene, individuell gestaltete Vorstellungen zu entwickeln. Deshalb ist es unbedingt notwendig, in Rückmelderunden nach den Imaginationsübungen genau zu explorieren, welche angenehmen Vorstellungen wahrgenommen wurden.

3 Dermatologisches Schulungsprogramm

3.1
Konzeption

3.1.1
Informationsvermittlung in Patientengruppen

Primäres Ziel des dermatologischen Schulungsprogramms ist es, praxisnahes Wissen über Erkrankung und Behandlungsmöglichkeiten zu vermitteln, das von Neurodermitispatienten aufgenommen und unmittelbar in den Lebensalltag umgesetzt werden kann. Zentraler Ansatzpunkt sind die Faktoren, die zur Auslösung und Aufrechterhaltung der Krankheitssymptome beitragen. Durch die Informationsvermittlung sollen die Betroffenen in die Lage versetzt werden, eigenständig Veränderungen in ihren Lebensgewohnheiten vorzunehmen, die zu einer verbesserten Krankheitsprophylaxe beitragen. Das Programm soll die Hilflosigkeit im Umgang mit der Erkrankung reduzieren und dazu beitragen, daß der Krankheitsverlauf für den Betroffenen kontrollierbar und damit weniger belastend wird. Ein bisher externales, sich mehr an Umwelt, Genetik oder anderen nicht veränderbaren Bedingungen geknüpftes Konzept, kann zu einem durch positives Denken geprägtes und an umfassender Information orientierten Konzept (internales Konzept) weiterentwickelt werden. Der Patient selbst wird gewissermaßen zum Experten seines Hautzustandes. Das beinhaltet auch die Kenntnis von Krankheitszuständen, die ärztliche Konsultation notwendig machen.

Als praktikables Modell bietet sich die zeitlich begrenzte, ambulante Betreuung in Kleingruppen an, die sowohl dermatologische als auch psychologische Elemente kombiniert. Hierbei ist es wichtig, nicht nur eine Vielzahl von Informationen anzubieten, sondern dem Patienten bei der Gewichtung einzelner Informationen Hilfestellung zu geben. In dem Marburger Modell (s. unten) wird eine solche Leitlinie nicht allein von den Therapeuten vorgegeben, sondern auch an den konkreten Erfahrungen der einzelnen Betroffenen in der Gruppe individuell erarbeitet.

3.1.2
Ein präventiver Ansatz bei Neurodermitis

Das dermatologische Schulungskonzept wurde in Anlehnung an bekannte und erfolgreiche Beratungskonzepte anderer chronischer Erkrankungen, wie zum Beispiel Diabetes mellitus (Mazzuca et al. 1986) und Asthma bronchiale (Deter 1986; Petro &

Tabelle 3.1. Übersicht zur
dermatologischen Schulung

Sit-zung	Thema	Informations-blatt
	Vorgespräch	29
1	Neurodermitis – Definition, Ätiologie, Pathogenese	30
2	Juckreiz – Verhalten, Externa, Medikamente	31, 32
3	Hautpflege 1 – indifferente Externa	33, 34
4	Hautpflege 2 – Kortison, Teer, Antibiotika	35
5	Allergie	36
6	Licht und Klima	37
7	Waschen, Hautpflege, Kosmetik, Kleidung	38, 39, 40, 41
8	Ernährung und Diät	42
9	Beruf, Freizeit, Hobby, Arbeitsplatzschäden	43
10	Alternative Therapien	44
11	Psyche und Haut	45
12	Offene Fragen	

Prittwitz 1988; Weissler & Schneider 1988) entwickelt. Zusätzlich zur intensiven dermatologischen Schulung stellt eine gründliche allergologische Diagnostik und Beratung einen weiteren Schwerpunkt dar.

In jeder der 12 Gruppensitzungen wird systematisch ein Thema behandelt, das aufgrund der klinischen Erfahrung einen Bezug zur Neurodermitis hat (s. Tabelle 3.1). Die Gruppenteilnehmer erhalten zu jedem Thema eine schriftliche Zusammenfassung am Ende jeder Sitzung, die in Form eines Ratgebers für Patienten mit Neurodermitis und ihre Behandler abgefaßt wurden (Gieler et al. 1994). Der Ablauf der einzelnen Sitzung orientiert sich an den Grundsätzen der themenzentrierten Interaktion (Cohn 1974) (s. Abschn. 3.2.2).

Die Vorteile des dargestellten Konzeptes liegen darin, daß es

- aufgrund der rational abgeleiteten Ziele eine hohe Akzeptanz bei einer großen Zahl von Betroffenen besitzt,
- die multifaktorielle Genese berücksichtigt wird,
- ein individuelles Vorgehen bei der Krankheitsprophylaxe entwickelt werden kann und
- das Programm zeitlich überschaubar und ökonomisch ist.

Es ist daher besonders für eine breite Anwendung geeignet und kann von jedem dermatologisch Tätigen durchgeführt werden. Es muß betont werden, daß das dermatologische Schulungsprogramm keine Psychotherapie oder Selbsterfahrung ersetzen kann. Für die Durchführung bedarf es keiner speziellen psychotherapeutischen Ausbildung. Damit ist es auch in jeder dermatologischen Praxis einsetzbar.

3.2
Durchführung

3.2.1
Vorgespräch

ÜBERSICHT

Vorgespräch
1. Krankheitsanamnese und bisherige Behandlungsverfahren
2. Abklärung von Krankheitsmodell und Behandlungserwartungen
3. Darstellung des Therapierationals
4. Sozialanamnese
5. Ausgabe von Informationsblatt 29 und Fragebögen

Das Vorgespräch orientiert sich an dem Ablauf des verhaltenstherapeutischen Gruppenprogramms (Abschn. 2.2.1), jedoch in modifizierter Form:

Krankheitsanamnese und bisherige Behandlungsverfahren

Die Anamnese bezieht sich detaillierter auf den klinischen Verlauf der Neurodermitis sowie somatische Auslösefaktoren: Allergien, Klima, Schweiß, Ernährung, Hautpflege, Beruf, Kleidung, Streß. Auch die bisherigen Behandlungsversuche sind detailliert zu erfassen.

Abklärung von Krankheitsmodell und Behandlungserwartungen

Aufgrund der subjektiven Vorstellungen zur Krankheitsgenese und zu bevorzugten Therapieansätzen lassen sich spezielle Wissenslücken feststellen. Zusätzlich können extrem gegensätzliche Einstellungen von Gruppenteilnehmern schon vor Gruppenbeginn erkannt werden (z. B. „Kortisonphobie" versus „Kortisonsucht").

Darstellung des Therapierationals

Als Grundlage der dermatologischen Schulung sollte das Konzept einer multifaktoriellen Pathogenese der Neurodermitis erklärt werden; die Kenntnis der somatischen Auslösefaktoren und deren Umsetzung sollen zu einer besseren Beherrschung der Krankheit beitragen. Im Vorgespräch sollte jedoch kein „Schnellkurs" in Dermatologie abgehalten und die Themen der Schulung ausführlich durchgesprochen werden, sondern nur auf deren Bedeutung hingewiesen werden.

Sozialanamnese

Die Sozialanamnese bezieht sich auf die aktuelle Lebenssituation: berufliche Situation, Partnerschaft, Wohnsituation, Freizeit. Im Gegensatz zum verhaltenstherapeutischen Programm wird hierbei aber v. a. auf mögliche allergische Auslösefaktoren geachtet. Z. B.: Hat der Patient Haustiere? Mit welchen Substanzen kommt er im Beruf in Kontakt? Häufig stellen sich bei diesem Vorgespräch Auslösefaktoren heraus, die bisher nicht bedacht oder beachtet wurden. In diesen Fällen ist eine gezielt erweiterte Allergietestung angebracht.

Falls keine Kombination des Schulungsprogramms mit dem verhaltenstherapeutischen Programm vorgesehen ist, werden darüber hinaus auch Belastungsfaktoren in den verschiedenen Lebensbereichen (Beruf, Partnerschaft, Freizeit etc.) erfragt. Eine Konkretisierung dieser Faktoren ist jedoch nicht in dem Maße notwendig, wie dies in dem verhaltenstherapeutischen Programm erfolgt.

Ausgabe von Informationsblatt 29 und Fragebögen

Hervorgehoben werden sollte die Notwendigkeit einer regelmäßigen Teilnahme, um über alle Einflußfaktoren informiert zu sein. Abschließend erhält der Teilnehmer Informationsblatt 29, den Marburger Neurodermitis-Fragebogen (s. Anhang C) und ggf. den Juckreiz-Kognitions-Fragebogen (Ehlers et al. 1993).

INFORMATIONSBLATT   29

Ablauf des Schulungsprogramms

Da Neurodermitis durch das Zusammenspiel von verschiedenen Auslösefaktoren entsteht, ist es wichtig, diese zu kennen.

Ziel des Schulungsprogramms ist es, möglichst praktische Informationen über Auslösefaktoren zu vermitteln und die Teilnehmer zu einem Austausch darüber anzuregen, wie diese in Veränderungen des Lebensalltags umgesetzt werden können. Ziel ist es, langfristig die Möglichkeiten einer gezielten Einflußnahme auf die Auslösefaktoren systematisch zu nutzen, um Rückfälle zu verhindern und weitestgehend Symptomfreiheit herzustellen.

Folgende Themen werden in den Gruppensitzungen behandelt werden:

- Neurodermitis – Definition, Ursachen, Auslösefaktoren,
- Juckreiz – Verhalten, Externa, Medikamente,
- Hautpflege,
- Kortison, Teer, Antibiotika,
- Allergie,
- Licht und Klima,
- Waschen, Hautpflege, Kleidung,
- Ernährung und Diät,
- Beruf, Freizeit, Hobby, Arbeitsplatzschäden, Kosmetik,
- Alternative Therapien,
- Psyche und Haut.

> **Ziel der Schulung: Selbstständig mit der Krankheit umgehen können.**

3.2.2
Therapeutisches Basisverhalten

Viele der Probleme, die bei der Durchführung der dermatologischen Schulung auftreten können, sind bereits in Abschn. 2.2.4 dargestellt. (Themenbezogene, spezielle
Probleme einzelner Sitzungen werden in Abschn. 3.2.3 behandelt.)

Das Konzept der dermatologischen Schulung orieentiert sich im wesentlichen an
den Grundsätzen der themenzentrierten Interaktion (Cohn 1974). Kennzeichnend für
diesen Ansatz zur Gruppengestaltung ist es, Sach- und Beziehungsebene nicht, wie in
therapeutischen oder traditionellen pädagogischen Gruppen üblich, voneinander zu
trennen, sondern miteinander zu verbinden. Inhaltlich beziehen sich die Gruppensitzungen auf ein inhaltlich eingegrenztes Thema, das als gemeinsames Anliegen die
Gruppenteilnehmer verbindet. Aufgabe des Gruppenleiters ist es, die Konzentration
auf ein Thema (Es) mit den persönlichen Erfahrungen und Bedürfnissen der einzelnen Gruppenteilnehmer (Ich) und der Dynamik und Kohäsion der Gruppe (Wir) zu
verbinden (Balance von Es, Ich und Wir). Hieraus leiten sich spezifische Prinzipien
für das Verhalten in der Gruppe ab, durch die das Gleichgewicht von Teilnehmer,
Gruppe und Thema gewahrt werden soll, v. a. „sei dein eigener Chairman" und „Störungen haben Vorrang".

Zu berücksichtigen ist, daß bei Patienten mit körperlichen Erkrankungen kein
psychologisches Verständnis von einer „Auseinandersetzung mit der Krankheit" vorausgesetzt werden kann. Daher wurde von einer expliziten Formulierung von Regeln
abgesehen, um Widerstände („wie in einer Psychogruppe") zu umgehen und eine
möglichst breite Akzeptanz zu erreichen. Die folgenden Grundsätze sollte der Gruppenleiter implizit in die Gruppe einführen:

- Konzentration auf ein Thema:
Die Diskussionen sollten eingegrenzt werden auf ein Thema. Speziell in der Anfangsphase ist ein sehr strukturiertes Vorgehen des Gruppenleiters notwendig. Der Gruppenleiter sollte jedoch weniger die Rolle eines Fachmanns übernehmen, sondern
eher eines Moderators, der die Gruppendiskussion leitet und den Rahmen gestaltet.
Er stellt in seinem Referat als thematischen Ausgangspunkt Informationen aus medi-
zinischer Sicht bereit, verhindert Abweichungen vom Thema oder unproduktive Diskussionen und beendet durch Zusammenfassungen den Gruppenprozeß.

- Akzeptieren der individuellen Erfahrungen der Teilnehmer:
Jeder Teilnehmer sollte seine Erfahrungen darstellen können, auch wenn sie der
(schul-)medizinischen Auffassung des Gruppenleiters widersprechen sollten. Er sollte
die persönlichen Erfahrungen des Teilnehmers ernst nehmen, ohne seine Meinung
aus ärztlicher Sicht dabei zu verleugnen (*„Ich habe gute Erfahrung mit Eigenbluttherapie"* – *„In der Behandlung sehen wir selten Patienten, die mit dieser Methode Erfolg
hatten, aber bei Ihnen gab es offenbar eine Ausnahme"*).

- Herausstellen des gemeinsamen Anliegens:
Der Gruppenleiter vermittelt immer wieder in seinen Äußerungen den Grundansatz
der Schulung: sich als Experte für die eigene Krankheit weiterzubilden, um mit dem
eigenen Wissen den Verlauf der Neurodermitis immer besser in den Griff zu bekommen. Durch die Gegenüberstellung von unterschiedlichen oder gar gegensätzlichen

Erfahrungen werden die Teilnehmer auch zu einer differenzierteren Sichtweise angeregt: es gibt in der Behandlung der Neurodermitis viele Wege, die zur Besserung führen können.

In jeder Sitzung folgt einer Anfangsrunde ein kurzes, ca. 10 min dauerndes Referat des Gruppenleiters, das speziell auf das Thema der Sitzung ausgerichtet ist und durch visuelle Hilfsmittel (Dias und Overhead-Folien) ergänzt wird. Daran schließt sich die „Eröffnungsrunde" an, in der jeder Teilnehmer seine persönlichen Erfahrungen, Erwartungen oder Kenntnisse zu den jeweiligen Themen darstellen kann. Dieser Abschnitt sollte ca. 15 min in Anspruch nehmen. Im folgenden faßt der Gruppenleiter die Aussagen zusammen, betont individuelle Besonderheiten einzelner Teilnehmer und korrigiert sachliche Fehlinformationen.

Anschließend werden Lösungsmöglichkeiten zum Umgang mit den besprochenen Einflußfaktoren entwickelt. Der Gruppenleiter gibt ein abschließendes Resumee, betont dabei die neu gewonnenen Erkenntnisse und gibt schließlich die Informationsblätter aus.

Allgemeiner Ablauf der Gruppensitzungen

1. Anfangsrunde
2. Referat des Gruppenleiters zum Thema
3. Erfahrungsaustausch und Diskussion
4. Zusammenfassung durch den Gruppenleiter
5. Diskussion der Teilnehmer
6. Resumee und Ausblick auf das nächste Thema

Nicht immer ist das Informationsdefizit das wesentliche Problem der Patienten. Hinter scheinbar medizinischen Sachfragen können sich psychische Probleme verstecken, die dem Teilnehmer oft nicht bewußt sind. So kann ein zwanghaft strukturierter Patient das Eincremen übertreiben, klagt aber ständig über Unverträglichkeit der Salben. Werden solche individuellen, die Gruppe manchmal behindernden Probleme für den Gruppenleiter deutlich, so sollte er den betreffenden Teilnehmer zu einem zusätzlichen Einzelgespräch bitten, um diese Gesichtspunkte anzusprechen. Eine Ausbildung des Gruppenleiters zumindest in grundlegenden Kenntnissen psychodynamischer und psychologischer Zusammenhänge, etwa eine Weiterbildung in psychosomatischer Grundversorgung, ist daher wünschenswert.

3.2.3
Gruppensitzungen

Sitzung 1: Neurodermitis: Definition, Ätiologie, Pathogenese
1. **Vorstellung der Teilnehmer und Programmschwerpunkte**
2. **Referat des Gruppenleiters**
3. **Erfahrungsaustausch und Diskussion**
4. **Zusammenfassung durch den Gruppenleiter**
5. **Diskussion der Teilnehmer**
6. **Resumee und Ausgabe von Informationsblatt 30**

Vorstellung der Teilnehmer und Programmschwerpunkte

Die Teilnehmer werden gebeten, sich kurz vorzustellen (Name, Alter, Familien- und Berufssituation, Verlauf der Neurodermitis, Erwartungen an das Programm).

Referat des Gruppenleiters

Zu Beginn sollte der Gruppenleiter den Teilnehmern v. a. die Angst nehmen, über Neurodermitis zu reden: *„Sicher wird es Ihnen am Anfang nicht leicht fallen, heute und in den folgenden Sitzungen ganz offen über Ihre Neurodermitis zu sprechen. Sie werden jedoch bald feststellen, wie nützlich ein Erfahrungsaustausch sein kann."* Zusätzlich erklärt der Gruppenleiter seine eigene Funktion als Berater: auch er kann nicht alle Probleme lösen, aber er kann seine Erfahrungen zur Verfügung stellen, um gemeinsam nach Lösungen für Probleme zu suchen.

Er gibt dann einen umfassenden Überblick über die Entstehung und mögliche Einflußfaktoren auf die Neurodermitis. Zur Veranschaulichung kann die Abbildung aus Informationsblatt 30 verwendet werden. Die Teilnehmer werden dazu angeregt, Zwischenfragen zu stellen. In der 1. Sitzung besteht jedoch die Gefahr, daß die Teilnehmer bereits alle Themen ausführlich besprechen wollen; deshalb sollte der Gruppenleiter abwägen, ob die Beantwortung auf eine der folgenden Sitzungen verschoben wird, in der das Thema vorgesehen ist.

Die Teilnehmer sind meist über die Diagnose informiert, doch oft bestehen Unsicherheiten bezüglich der synonymen Bezeichnungen. Auch das genetische Risiko, daß Kinder ebenfalls an Neurodermitis erkranken, sollte besprochen werden.

Erfahrungsaustausch und Diskussion

Im Erfahrungsaustausch werden meist auch die subjektiven Erklärungsmodelle der Teilnehmer zu den Ursachen der Krankheit deutlich; damit erübrigt sich meist auch eine ausführlichere Erklärung der unterschiedlichen Einflußfaktoren.

Manchmal kommt es bereits in der 1. Sitzung zu Problemen, wenn Teilnehmer sehr einseitige Ansichten zu ihrer Neurodermitis haben: „Bei mir wird die Neurodermitis vor allem durch Kratzen ausgelöst, andere Ursachen gibt es bei mir nicht!" Auf solche Argumente sollte der Gruppenleiter gleich zu Anfang konstruktiv reagieren:

z. B.: *„Haben Sie schon einmal längere Zeit selbst genau beobachtet, ob dies tatsächlich der einzige Einfluß ist?"* oder *„Kennen die anderen dies auch, daß man meint, die Neurodermitis käme ausschließlich vom Kratzen?".* Gerade letztere Möglichkeit kann der Gruppenleiter oft nutzen, um eine einseitige Argumentation auch durch die Gruppe zu relativieren.

Zusammenfassung durch den Gruppenleiter

Bei der Bewertung sollte der Gruppenleiter darauf achten, daß er jeden Teilnehmer mit seinem Konzept einbezieht und die Wichtigkeit der eigenen Erfahrungen hervorhebt. Besonderes Augenmerk sei hierbei darauf gelegt, daß divergente Konzepte der Teilnehmer nebeneinander bestehen bleiben können.

Oftmals werden in der 1. Sitzung Fragen zu Themen gestellt, die in den nachfolgenden Sitzungen ausführlich behandelt werden; der Gruppenleiter sollte hierauf anhand von Informationsblatt 30 hinweisen und dazu anregen, die Fragen aufzuschreiben, um sie dann in der entsprechenden Sitzung einzubringen.

Diskussion der Teilnehmer

Die Stellungnahmen der Teilnehmer sollten zwar in der Schlußrunde kurz gehalten werden, jedoch muß darauf geachtet werden, daß tatsächlich jeder Teilnehmer eine Stellungnahme abgibt. Der Gruppenleiter fokussiert hierbei vor allem auf die Erwartung der Teilnehmer, etwas von dem Gelernten zu Hause umzusetzen.

Resumee und Ausgabe von Informationsblatt 30

Zum Schluß sollte der Gruppenleiter die wichtigsten Aspekte kurz zusammenfassen und sich dabei auf die Beiträge der Teilnehmer beziehen (z. B. *„Wir haben gehört, daß die Neurodermitis erblich ist, wie Herr Y uns eingehend berichtet hat"*). Schließlich teilt der Gruppenleiter Informationsblatt 30 aus und weist darauf hin, daß in der nächsten Sitzung Möglichkeiten des Umgangs mit Juckreiz und Kratzen besprochen werden.

Manchmal nutzen Teilnehmer die Situation am Ende der Sitzung, um schnell noch eine persönliche Beratung durch den ärztlichen Gruppenleiter zu erhalten. Hierauf sollte der Gruppenleiter in der Regel nicht eingehen, sondern auf die Gruppensitzungen verweisen. Es ist nicht Sinn der Schulung, alle Teilnehmer am Ende der Sitzung mit Rezepten zu versorgen, sondern Eigeninitiative zu fördern!

Stichwörter zu Ursachen und Auslösefaktoren der Neurodermitis

Definition
Neurodermitis ist eine entzündliche Hauterkrankung; andere Bezeichnungen: atopische Dermatitis, atopisches Ekzem, endogenes Ekzem, konstitutionelles Ekzem.

Hauptmerkmale
(treffen weniger als 3 dieser Merkmale zu, muß die Diagnose überprüft werden):
- starker Juckreiz;
- typische Verteilung der betroffenen Hautstellen (v. a. Beugeseiten der Extremitäten, Hals);
- chronischer Verlauf (mehr als einen Monat);
- familiäre Häufung atopischer Krankheiten (s. unten): Hinweis auf erbliche Veranlagung.

Nebenmerkmale
- Hauttrockenheit (Wasserverlust der Haut infolge einer gestörten Barrierefunktion);
- Ekzem: Hautentzündung („Dermatitis") aufgrund äußerer/innerer Reize; akut: gerötete und schuppende, manchmal nässende Hautveränderungen; chronisch: Verdickung und Vergröberung der Haut (Lichenifizierung);
- erhöhte Konzentration von IgE im Blutserum (von den Abwehrzellen gebildete Substanz, die die Reaktion auf schädigende Reize und Allergene steuert).

Häufigkeit. Ca. 2,5% der Bevölkerung.

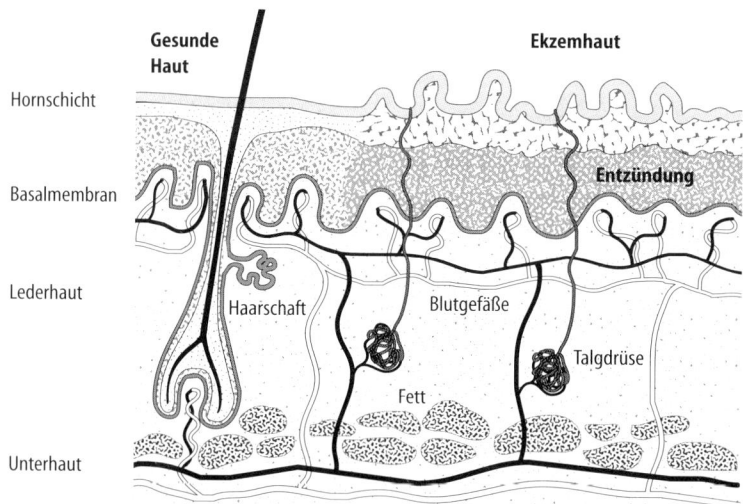

Gesunde und ekzemkranke Haut

Ursache
Die genaue Ursache ist nicht bekannt. Sicher ist, daß Neurodermitis auf einer erblichen Anlage („Atopie" genannt) beruht, die sich entweder als Ekzem, als Bronchialasthma oder als Heuschnupfen („allergischer Rhinitis") oder auch als Kombinationen der Erkrankungen äußern kann. Jedoch zeigt sich die Krankheit nicht bei jedem, der die Veranlagung hat.

Genetik
Das Risiko, an Neurodermitis zu erkranken, beträgt:

60–80%, wenn beide Eltern Neurodermitis haben;
40–60%, wenn beide Eltern Asthma, Heuschnupfen oder Neurodermitis haben;
20–40%, wenn nur ein Elternteil Neurodermitis hat;
25–35%, wenn ein Geschwister Neurodermitis hat;
5–15%, wenn kein Familienmitglied Asthma, Heuschnupfen oder Neurodermitis hat.

Einflußfaktoren
Die Krankheitssymptome werden durch Auslösefaktoren hervorgerufen:

Multifaktorielles Modell der Neurodermitis

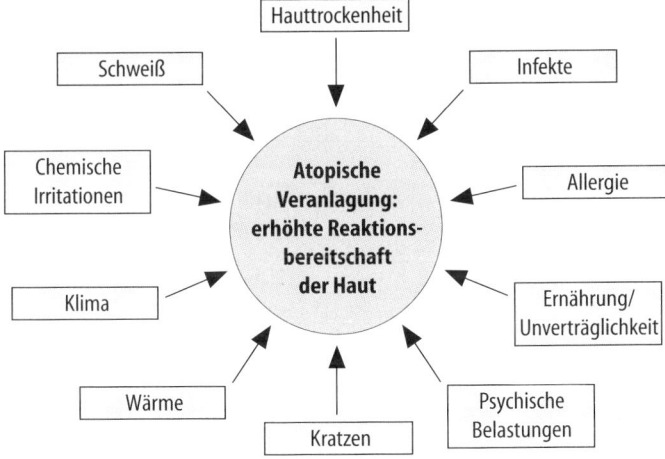

Nicht *alle* Faktoren sind wichtig, sondern in der Regel nur einige. Die Bedeutung einzelner Faktoren kann von Person zu Person unterschiedlich sein und kann sich im Laufe der Zeit auch verändern.

- Die Veranlagung der Haut ist nicht zu beeinflussen.
- Beeinflußbar sind jedoch die Auslösefaktoren!
- Durch gezielte Veränderung der Auslösefaktoren kann man Erscheinungsfreiheit erreichen!

Anfangsrunde

Nach einer kurzen Begrüßung mit der Frage, ob nach der letzten Sitzung bestimmte Fragen oder Probleme aufgetaucht sind, gibt der Gruppenleiter allen Teilnehmern Zeit, kurz über ihren jeweiligen Hautzustand zu berichten. Dabei werden v. a. die Besserungen betont. Da meist der eine oder andere Teilnehmer die Tendenz hat, sehr viel zu erzählen, muß der Gruppenleiter notfalls unterbrechen und darauf achten, daß jeder Teilnehmer kurz berichtet.

Referat des Gruppenleiters

Da Juckreiz eines der zentralen Probleme der Neurodermitis ist, wurde dieses an den Anfang der Schulung gestellt. Das Referat des Gruppenleiters soll den Teilnehmern die verschiedenen Auslösebedingungen des Juckreizes und den Einfluß von Entzündungsreaktionen veranschaulichen.

Erfahrungsaustausch der Teilnehmer

In dieser Sitzung ist es besonders wichtig, die verschiedenen Juckreizqualitäten (Kribbeln, Juckreizanfall) herauszuarbeiten und die von den Teilnehmern entwickelten Maßnahmen kennenzulernen. Auch die Aufklärung über juckreizlindernde Medikamente und Externa (Gels, Lotionen oder Pasten) ist wichtig, da viele den Teilnehmern unbekannt oder in ihrer Wirkung nicht klar sind. Ein häufiges Problem ist die Hilflosigkeit im Umgang mit Juckreiz: „Egal was ich mache, ich kann doch nichts gegen den Juckreiz tun". Dieses Anliegen sollte der Gruppenleiter in die Runde geben und fragen *„Wie wurden die anderen in solchen Situationen mit ihrer Hilflosigkeit fertig?"*. Wenn der Gruppenleiter selbst zu viele Tips und Möglichkeiten aufzeigt, läuft er Gefahr, daß die Teilnehmer immer nur noch ihn fragen und bei jedem Rückschlag dann auch ihn verantwortlich machen.

Zusammenfassung durch den Gruppenleiter

Bei diesem Thema kann der Gruppenleiter auf die verschiedenen Ursachen des Juck-reizes eingehen und verdeutlichen, welche Konsequenzen das darauf folgende Krat-zen hat. Sinnvolle Ansätze zum Umgang mit Juckreiz (z. B. Blumenspritze mit Eis-würfel am Bett) sollte der Gruppenleiter positiv bewerten, bei langfristig weniger sinnvollen Ansätzen auf die negativen Folgen hinweisen: z. B. die Austrocknung der Haut nach Duschen mit heißem Wasser oder die Schädigung der Haut beim Kratzen mit scharfen Gegenständen. Gegebenenfalls können auch die anderen Teilnehmer in die Bewertung einbezogen werden, hierzu Stellung zu beziehen.

Möglichkeiten der eigenen Umsetzung

Die Teilnehmer sollen dabei herausarbeiten, welche Möglichkeiten sie sehen, den Juckreiz besser in den Griff zu bekommen. Dies können auch medizinische Maßnah-men sein, z. B. gezielt Antihistaminika oder Gele einzusetzen. Ziel der Besprechung sollte es sein, zu verdeutlichen, daß auch der stärkste Juckreiz in den Griff zu bekom-men ist und nicht etwa die häufig geäußerte Überzeugung „beim Juckreizanfall kann ich sowieso nichts machen" am Schluß stehenbleibt.

Resumee und Ausgabe von Informationsblättern 31 und 32

Am Schluß der Sitzung ermuntert der Gruppenleiter die Teilnehmer diesmal beson-ders, die besprochenen Dinge im Alltag umzusetzen und ggf. über die Erfahrungen in der nächsten Sitzung zu berichten. Abschließend werden Informationsblätter 31 und 32 ausgegeben.

Juckreiz und Kratzen

Juckreiz ist eine Empfindung, die dem Schmerz ähnlich ist und auch von ähnlichen Nervenfasern der Haut vermittelt wird. Juckreiz kann ausgelöst werden durch:

- die Freisetzung von Substanzen wie Gewebestoffen (Histamin) und Eiweißbestandteilen (proteolytischen Enzymen) in der Haut aufgrund physikalischer oder chemischer Reize von außen:
- direkte Wirkung auf Nervenendigungen in der Haut durch mechanische Reize;
- durch zentralnervöse Einflüsse im Gehirn (Vorstellung von Juckreiz oder psychisches Unbehagen).

Juckreiz wird ausgelöst, wenn eine bestimmte Schwelle überschritten ist. Diese Juckreizschwelle unterliegt Schwankungen und wird durch Einflüsse von außen, dem Zustand der Hautoberfläche (v. a. Trockenheit) und Einflüssen von innen (z. B. Anspannung) beeinflußt. Wichtige Einflußfaktoren sind z. B.:

- Streß;
- Allergene: Nahrungsmittel, Textilien, Pollen, Hausstaub, Tierhaare, Medikamente, Kosmetika;
- Schweiß (aufgrund von Erregung, Raumtemperatur, Sport, körperlicher Arbeit, Sauna, unangemessen enger, warmer Kleidung);
- Austrocknung der Haut durch zu häufiges/warmes Baden, überheizte Räume.
- Nahrungsmittel mit gefäßerweiternder Wirkung (Alkohol, heiße Getränke oder heißer Speisen, scharf gewürzte Speisen).

Bei Neurodermitis ist die Juckreizschwelle extrem niedrig: Juckreiz kann schon durch geringfügige Reize ausgelöst werden.

Kratzen

Oft haben Neurodermitiker ein schlechtes Gewissen, wenn sie sich aufgekratzt haben; dies ist völlig ungerechtfertigt, da die Juckreizschwelle **aufgrund der körperlichen Veranlagung** besonders niedrig und deshalb der Kratzimpuls sehr stark ist. Andererseits ist es nicht gleichgültig, ob und wie stark Sie sich kratzen. Unmittelbar nach dem Kratzen treten nämlich in der Haut Entzündungsreaktionen auf, die erneut zu Juckreiz führen und das Kratzen noch weiter verstärken. Kratzen und Juckreiz verstärken sich also gegenseitig und können sich zu einem Teufelskreislauf „aufschaukeln", der in sogenannten „Kratzanfällen" endet. Die Folgen sind:

- Senkung der Juckreizschwelle und Verstärkung des Juckreizes,
- Brennen und Wundsein,
- Vergröberung des Hautreliefs,
- Verdickung der Haut,
- Hautatrophie (Rückbildung der Haut),
- erhöhte Infektionsgefahr (durch Bakterien, Viren, Pilze),
- erhöhte Anfälligkeit gegenüber chemischen, mechanischen und anderen Reizen,
- Verschmutzung der Kleidung und
- verlängerte Dauer der Abheilung.

Deshalb ist es sinnvoll, das Kratzen *soweit wie möglich* einzuschränken, ohne die unrealistische Forderung an sich zu stellen, das Kratzen ganz zu unterdrücken.

Maßnahmen gegen Juckreiz

Verhaltensmaßnahmen gegen Juckreiz/Kratzen

- Waschen Sie die Haut möglichst nur mit Wasser.
- Fetten Sie die Haut nach dem Waschen stets nach.
- Badetemperatur: 26–36°C, Badezeit: maximal 10 min.
- Verwenden Sie nur fettende, nicht schäumende Zusätze im Badewasser.
- Nach dem Baden/Duschen: Tupfen Sie die Haut nur vorsichtig ab (nicht kräftig reiben oder rubbeln) oder lassen Sie die Haut an der Luft trocknen und cremen Sie die noch feuchte Haut am ganzen Körper sorgfältig ein.
- Salben Sie die Haut möglichst sanft ein (um Kratzen zu verhindern).
- Auch nach Anwendung von Ölbädern ist es nötig, die Haut einzucremen!
- Bei akuten, juckenden Hauterscheinungen: kurzes Duschen statt Baden.
- Verwenden Sie Badezusätze mit juckreizlindernden Wirkstoffen (z. B. Polidocanol).
- Leichte, luftige Kleidung, frei von tierischer Wolle oder reizenden Fasern.
- Entspannungstechniken (autogenes Training, progressive Muskelentspannung, Meditation, Yoga).
- Für Ablenkung sorgen (Tätigkeiten, die die Hände beschäftigen).

Vermeiden Sie

- häufiges Baden (mehr als 2mal pro Woche) oder häufiges Duschen mit Seife,
- zu langes und zu warmes Baden (entzieht der Haut Feuchtigkeit),
- Baden in Salzwasser bei aufgekratzter Haut,
- Schaumbäder und Duschgels,
- alkalische Seifen (vermindern den Säureschutzmantel der Haut),
- parfümierte Seifen (können Reizungen und Allergien verursachen),
- Schweiß (überhitzte Räume, Sport, Anstrengung, Kleidung),
- gefäßerweiternde Nahrungsmittel (Alkohol, heiße Getränke und Speisen, scharfe Gewürze).

Äußerliche Behandlung (Externa: Salben und Umschläge)

- Bäder mit juckreizlindernden Substanzen,
- sog. Kühlsalben, die sowohl kühlen als auch rückfettend wirken,
- feuchte Umschläge mit erkaltetem schwarzen Tee, Zinnkrauttee etc.,
- Schüttelmixturen, die Thesit, Zink oder Stärke enthalten.

Medikamente

Medikamente gegen den Juckreiz sollten nur in Ausnahmefällen genommen werden. Da sie (zum Teil erhebliche) Nebenwirkungen haben, sollte man sie nur nach Rücksprache mit dem behandelnden Arzt einnehmen:

- Antihistaminika,
- Tranquilizer (spannungslösende Medikamente; wegen Gewöhnungsgefahr möglichst meiden!),
- andere Psychopharmaka,
- Lichtbehandlung (UVA-Licht reduziert die Juckreizschwelle).

Anfangsrunde

Zu Beginn der Anfangsrunde sollte allen Teilnehmern Gelegenheit gegeben werden, Fragen zu äußern und über ihre Erfahrungen seit der letzten Sitzung zu berichten. Es muß dabei darauf geachtet werden, daß jeder zu Wort kommen kann.

Referat des Gruppenleiters

Es empfiehlt sich für den Gruppenleiter, daß er sich über die von den Teilnehmern angewendeten Externa informiert, damit er sich in seinem Referat danach orientieren kann und sich nicht in Details verliert. Nach einer kurzen Einführung des Gruppenleiters über die Grundlagen der Galenik (Zubereitung und Zusammensetzung von Cremes und Salben, s. Informationsblatt 33) wird hier besonderer Wert auf den Erfahrungsaustausch gelegt. Meist stellt sich heraus, daß es nicht entscheidend ist, die Vielzahl der Externa zu kennen, sondern herauszufinden, welche günstig wirken und diese dann auch gezielt einzusetzen, ohne immer wieder neue Externa auszuprobieren. Unter Umständen muß auch über den Gesichtspunkt der Kosten diskutiert werden (Ärzte verschreiben pflegende Externa bei Neurodermitis häufig nicht); beispielsweise sind Basissalben wie DAC oder Eucerin viel preiswerter bei gleicher Wirksamkeit.

Erfahrungsaustausch der Teilnehmer

Anstelle eines bloßen Erfahrungsaustauschs über Probleme mit Externa, kann der Gruppenleiter auch einige Externa mitbringen, die die Teilnehmer an sich selbst oder gegenseitig ausprobieren. Dies sollte nach unserer Erfahrung davon abhängig gemacht werden, ob bei den Teilnehmern Vorbehalte bestehen können, andere Gruppenteilnehmer zu berühren. Je nach der Zusammensetzung der Gruppe kann es günstiger sein, diese Übung nicht miteinander, sondern lediglich an der eigenen Haut durchzuführen. Dabei ist häufig zu beobachten, wie ungeschickt oder auch unachtsam viele Teilnehmer mit ihrer Haut umgehen und offenbar wenig Gefühl für die richtige Hautpflege haben.

In der Regel kann den Betroffenen durch die vermittelten Informationen die Bedeutung einer hautgerechten, topischen Therapie plausibel gemacht werden. Es ist v. a. wichtig, nicht ungezielt verschiedenste Externa anzuwenden, sondern das für die individuelle Situation Günstigste auszuwählen und durch Selbstbeobachtung dessen Wirksamkeit zu verfolgen.

Zusammenfassung durch den Gruppenleiter

In dieser Sitzung muß der Gruppenleiter besonders darauf achten, die unterschiedlichen Erfahrungen der Teilnehmer auf einen Nenner zu bringen, da sonst auch wenig sinnvolle Empfehlungen dominanter Teilnehmer („ich verwende nur essigsaure Tonerde") leicht übernommen werden. Gerade die persönliche Erfahrung der Teilnehmer sollte als entscheidendes Kriterium herausgearbeitet werden. In diesem Abschnitt muß auch auf die vielen Tips, die Neurodermitiker von seiten der Umgebung erhalten, eingegangen werden. Der Gruppenleiter sollte sich hierbei nach den Angaben aus Informationsblatt 33 und 34 richten und darauf aufmerksam machen, daß die Teilnehmer möglichst 4 verschiedene Externa zu Hause bereitliegen haben sollten (eine fettige Salbe, eine weniger fettige Creme, eine antiseptische Salbe und eine entzündungshemmende Salbe). Die Möglichkeiten, auch zu Hause Schüttelmixturen, Pasten bzw. Teerpräparate anzuwenden, muß besprochen werden.

Möglichkeiten der eigenen Umsetzung

Die Teilnehmer sollen in der Schlußrunde nochmals darstellen, welche Dinge sie umsetzen können, welche sie gerne ausprobieren möchten und wie sie dies bewerkstelligen. Der Gruppenleiter achtet darauf, daß die von den Teilnehmern aufgezeigten Möglichkeiten auch umsetzbar bleiben und dafür auch genügend Zeit (morgens und abends im Badezimmer) eingeplant wird. Manche Neurodermitiker neigen dazu, alles „durchzuprobieren". Dies muß erkannt und gebremst werden!

Resumee und Ausgabe von Informationsblättern 33 und 34

Am Ende der Sitzung sollte der Gruppenleiter darauf aufmerksam machen, daß bei der Umsetzung der behandelten Gesichtspunkte Rückschläge auftreten können, da die neu erworbenen Kenntnisse erst am eigenen Körper erfahren und manchmal auch die Pflegemittel gewechselt werden müssen. Hierbei sollte auf die Kenntnis des behandelnden Dermatologen hinsichtlich der topischen Therapie verwiesen werden. Die Informationsblätter 33 und 34 werden ausgegeben und darauf hingewiesen, daß in der nächsten Gruppensitzung auch die Behandlungsmöglichkeiten mit wirkstoffhaltigen Salben besprochen werden.

INFORMATIONSBLATT   33

Äußerliche Behandlung mit wirkstofffreien Externa

Man unterscheidet 3 **Grundstoffe:**
1. flüssige Grundstoffe: Wasser, Alkohol
2. feste Grundstoffe: Puder
3. fette Grundstoffe: Fettsalbe

Die Grundstoffe lassen sich mischen; es entstehen dann **kombinierte Grundstoffe:**
4. flüssig und fett: Kühlsalbe, Creme
5. fest und fett: Paste
6. flüssig und fest: Lotion (Schüttelmixtur)

Eigenschaften verschiedener Externa

Externa	Anwendungsgebiet	Wirkung	nicht geeignet für
feuchter Umschlag mit Wasser	nässende oder entzündete Haut	hemmt Entzündung und Juckreiz, kühlt, löst Krusten und Schuppen	trockene, nicht entzündete Haut (trocknet aus)
Puder (werden bei Neurodermitis nur selten angewendet)	oberflächliche Entzündungen ohne Nässen	kühlt und trocknet aus	nässende, eiternde oder trockene Haut
Fettsalbe	trockene, schuppige, verkrustete Haut, chronische Hautveränderungen	verhindert Verdunsten von Feuchtigkeit, weicht Krusten und Schuppen auf, Rückfettung	entzündete oder nässende Haut (verstärkt die Entzündung, kann bakterielle Besiedelung fördern)
Kühlsalbe (mehr Fett als Wasser)	trockene Haut, chronisch entzündete Haut	wirkt wie eine abgeschwächte Fettsalbe	akut entzündete oder nässende Haut
Creme (mehr Wasser als Fett)	entzündliche, nicht nässende Hautveränderungen	kurze Kühlwirkung, leichte Rückfettung	stärker nässende Hauterscheinungen
harte Paste	wenig nässende, entzündliche Hauterscheinungen	kühlt, trocknet aus	stärker nässende Hauterscheinungen
weiche Paste	nicht nässende, entzündliche und trockene Haut	kühlt, Rückfettung	stärker nässende Hauterscheinungen
Lotion (Schüttelmixtur)	trockene bis leicht nässende, entzündete Haut	wie Puder (bei besserer Haftung auf der Haut)	stärker nässende Hauterscheinungen, trockene Haut ohne Entzündung

> Da sich der Hautzustand oft innerhalb kurzer Zeit ändern kann, sollte man mehrere Pflegeprodukte zu Hause vorrätig haben, um die Hautpflege dem jeweiligen Hautzustand anpassen zu können. Hat man sich für den richtigen Salbengrundstoff entschieden, so bessern sich häufig die Hauterscheinungen oder heilen ab. Allein die Eigenschaften des richtig gewählten Grundstoffes können den Hautzustand bessern, ohne daß zusätzliche Wirkstoffe erforderlich sein müssen.

Wirkstoffe

Wirkstoffe sind Arzneimittel, die zu Grundlagen hinzugemischt werden können, um eine bestimmte Arzneimittelwirkung auf der Haut zu erhalten. Die wichtigsten Wirkstoffe sollen hier kurz aufgelistet werden.

1. Juckreizlindernde und/oder entzündungshemmende Wirkstoffe

- Polidocanol: wirkt örtlich betäubend, jedoch ohne entzündungshemmenden Effekt
- Tumenol: entzündungshemmend und juckreizlindernd
- Teerpräparate (Steinkohlenteer, Tumenol, Liquor carbonis detergens): stark entzündungshemmend, juckreizlindernd
- Bufexamac: entzündungshemmend
- Phytosterole (Pflanzenextrakt): entzündungshemmend und juckreizlindernd
- Cardiospermum (Pflanzenextrakt): milde entzündungshemmend, juckreizlindernd
- Kortison

2. Antiinfektiöse Wirkstoffe

- antiseptische Farbstoffe (Gentianaviolett: Solutio pyoctanini, Brillantgrün): bakterien- und pilztötend
- Gerbstoffe (z. B. Tannosynth, Tannolact: juckreizlindernd
- Antibiotika: bakterientötend
- Jod und Jodersatzpräparate (z. B. Vioform): bakterien-, pilz- und virentötend

3. Schuppenlösende Wirkstoffe

- Harnstoff
- Salicylsäure
- Kochsalz (NaCl)
- Vitamin A-Säure

INFORMATIONSBLATT 34 ▰▰▰▰▰▰▰▰

Die „passende" äußerliche Behandlung

Bei Neurodermitis wirkt die Haut in aller Regel sehr trocken. Dies kommt durch eine unmerklich erhöhte Schweißabgabe zustande. Gegen diese Schweißabgabe wirken äußerlich Salben, die einen künstlichen Fettfilm ausbilden und dadurch die Wasserabgabe stabilisieren. Die tägliche Hautpflege hängt davon ab, ob sich die Entzündung in einem akuten, subakuten oder chronischen Stadium befindet.

Vom *akuten* Stadium spricht man, wenn Hauterscheinungen neu auftreten und bis zu 4 Wochen bestehen bleiben. Kennzeichen sind entzündliche Hautveränderungen wie Hautrötung (Erythem), Bläschenbildung, Nässen und Krustenbildung. Bei anhaltendem Entzündungsvorgang geht das „akute" Ekzem in ein *subakutes* (schon etwas länger bestehendes) und schließlich in ein „chronisches" Ekzem über. Beim *chronischen* Ekzem ist ein Nebeneinander aller oben genannten Hauterscheinungen möglich. Die Haut erscheint dicker, weist eine verstärkte Hautfelderung auf (Lichenifikation). Es kann zu vermehrter Schuppung, verstärkter Verhornung (Hyperkeratosen), Einrissen der Haut (Rhagaden) oder zu Verfärbungen der Haut (De- und Hyperpigmentierungen) kommen.

Entzündliche Rötung (Erythem) **und Schwellung**
- kühlende Umschläge, evtl. mit Zusätzen (z. B. Zinnkraut) oder schwarzem Tee
- Schüttelmixturen (Trockenpinselung, Puder-Wasser-Lotion), z. B. Lotio alba (zinkhaltig = weiß), Lotio Cordes, Thesit Lotio acquosa 2%, Vioform Lotio 2%
- *nicht indiziert:* Kühlsalben, Fettsalben (hemmen die Wärme- und Wasserabgabe und fördern daher die akute Entzündung)

Kleine Knötchen (Papeln) **auf gerötetem Grund, evtl. gering feucht**
- Schüttelmixtur (s. oben)
- Bäder, evtl. mit juckreizlindernden Zusätzen (z. B. Balneum Hermal F, Ölbad Cordes, Linola Fett Ölbad, BHFplus, Oleobal, Tannolact): *nicht zu oft* (höchstens 2mal/Woche), *danach immer Rückfettung!*

Stärkere Entzündung und verstärktes Nässen aus Stellen mit Bläschen (Vesikel) **und Knötchen**
- feuchte kühlende Umschläge: Juckreizlinderung, Flüssigkeitsausgleich, saugt Schadstoffe der Entzündung auf, Kühlwirkung durch Verdunstung
- entzündungshemmende Farblösungen (z. B. Solutio pyoctanini 0,5–1%, Brillantgrün 0,5–1%, Solutio Castellani NRF; Farbstoffe wirken auch antiinfektiös)
- *nicht indiziert:* Cremes, Kühlsalben, Fettsalben

Blasenbildung
- kühlende Umschläge (s. oben)
- entzündungshemmende Farblösungen
- *nicht indiziert:* Puder, Schüttelmixturen, Salben, Fettsalben**Eiterbläschen** (Pusteln)
- antiseptische Salben (z. B. Fucidine-Salbe, Hermalind, Betaisodonna-Salbe)
- Antibiotika enthaltende Salben (z. B. Aureomycin, Ichthoseptal)
- entzündungshemmende Farblösungen (s. oben)

Bildung von Krusten auf der Hautoberfläche
- weiche Pasten (z. B. Pasta zinci mollis, Pasta exsiccans, Pasta Cordes)
- Kühlsalben, Fettsalben (z. B. Linola Fett, Vaseline album, Unguentum molle, Eucerin cum aqua, Ungt. Cordes, Coldcream Roche Posay, Basodexan soft-Salbe, Excipial Fettcreme, Excipial-Mandelölsalbe, andere Basiscremes und -salben)
- *nicht indiziert:* Puder, Schüttelmixturen, harte Pasten, Cremes, Gele, feuchte Umschläge

Bildung von Schuppen auf der Hautoberfläche,
Abblättern von weißlich-gelblichem Hautbelag
- weiche Pasten (z. B. Pasta zinci mollis, Pasta exsiccans, Pasta Cordes)
- Kühlsalben, Fettsalben (s. oben)
- *nicht indiziert:* Puder, Schüttelmixturen, harte Pasten, Cremes, Gele, feuchte Umschläge

Entzündlich infiltriertes und lichenifiziertes Ekzem
- weiche Pasten (s. oben)
- Salben, Fettsalben (s. oben)
- Okklusivverbände (Salben unter Verband oder Folie) *nur unter ärztlicher Kontrolle!*
- Teerbehandlung für 5–8 Tage *nur unter ärztlicher Kontrolle!*
- *nicht indiziert:* Puder, Schüttelmixturen, harte Pasten, Cremes, Lotionen, feuchte Umschläge

---

Man sollte mindestens 4 verschiedene Externa zu Hause haben, die je nach Krankheitsstadium eingesetzt werden:
1. **eine Fettsalbe,**
2. **eine Kühlsalbe, Paste oder Creme,**
3. **eine Grundlage mit entzündungshemmendem Wirkstoff,**
4. **eine Grundlage mit antiinfektiösem Wirkstoff.**

ÜBERSICHT	Sitzung 4: Hautpflege 2 – Kortison, Teer, Antibiotika
	1. Anfangsrunde
	2. Referat
	3. Erfahrungsaustausch der Teilnehmer
	4. Zusammenfassung durch den Gruppenleiter
	5. Möglichkeiten der eigenen Umsetzung
	6. Resumee und Ausgabe von Informationsblatt 35

Anfangsrunde

Die Anfangsrunde ist in dieser Sitzung besonders wichtig, da meist erst jetzt die ersten Ziele vergangener Sitzungen umgesetzt wurden. Sollten einzelne Teilnehmer von Verschlechterungen berichten, sollte sie der Gruppenleiter dazu ermuntern, sich weiterhin um Veränderungen zu bemühen.

Referat

Nach einer Aufklärung über die verschiedenen Wirkstärken der Kortisonpräparate und den richtigen Umgang mit ihnen muß diese Sitzung besonders den Alternativen zu Kortison gewidmet sein. Im Vordergrund stehen auch hier wieder die Erfahrungen der Teilnehmer. Kortison ist ein Reizthema, daß andere Therapien wie Teer oder Antibiotika in den Hintergrund drängen kann. Der Gruppenleiter muß jedoch darauf achten, daß nicht ausschließlich über Kortison gesprochen wird, sondern auch Teer, Antibiotika und andere entzündungshemmende Stoffe (z. B. Bufexamat, Cardiospermum, Harnstoff etc.) angesprochen werden.

Erfahrungsaustausch der Teilnehmer

Die Möglichkeiten, Kortison einzusparen und auszuschleichen (Intervalltherapie oder Dosisreduktion) müssen intensiv besprochen werden. Häufig werden irrationale Ängste vor Kortison ebenso deutlich wie eine übermäßige Anwendung aus Bequemlichkeit. V. a. bei exzessiver Anwendung ist es wichtig, über die möglichen Nebenwirkungen aufzuklären. Daneben sollten auch Erfahrungen mit teerhaltigen Externa und ihre juckreizstillende Wirkung angesprochen werden. Nicht selten wissen die Teilnehmer nicht, ob ihnen verschriebene Präparate kortisonhaltig sind. Auch die Probleme bei der Anwendung von Teer (Verschmutzung der Wäsche, Geruch) werden oft erwähnt.

Ein häufiges Problem in dieser Sitzung ist, daß heftige Kritik an den Hautärzten geäußert wird, nicht zuletzt aufgrund negativer Erfahrungen mit deren Verschreibungspraxis und sich Ärger breitmacht. Der Gruppenleiter sollte sich nicht aufgrund einer Identifikation mit dem eigenen Berufsstand persönlich gekränkt fühlen, sondern den Betroffenen als Experte für seine Hauterkrankung anerkennen und berechtigte Kritik an gängiger Behandlungspraxis auch akzeptieren. Gerade hier lohnt es sich aber, auf die Ziele des Gruppenprogramms, nämlich die Verhinderung von

Rückfällen und die Notwendigkeit weitergehender Behandlungsmaßnahmen durch Veränderung von Auslösefaktoren, aufmerksam zu machen.

Zusammenfassung durch den Gruppenleiter

Auch in dieser Sitzung ist es wichtig, übertriebene Ängste wie auch kritiklose Anwendung von Kortison zu korrigieren. Hilfreich ist es hierbei, wenn in der Gruppe unterschiedliche Erfahrungen vorliegen. Eine typische Äußerung zu diesem Thema ist: „Ich kann Kortison nicht weglassen, da es schlimmer wird". Hier ist es angebracht, über die unterschiedlichen Therapieschemata zu beraten (Dosisreduktion, Intervallbehandlung, Umstellung auf andere Therapie, z. B. Lichttherapie). Der Gruppenleiter kann dann zumeist nachfragen, was der Betroffene schon alles unternommen hat *(„Hat stationäre Behandlung zu einer Dosisreduktion geführt? Wurde Teerbehandlung versucht?").*

Bei einer pauschalen Ablehnung von Kortison ist es ungünstig, eine Auseinandersetzung hierüber zu beginnen, da die Überzeugungen oft zu festgefahren sind. Vielmehr ist es wichtig, die Erfahrungen zu akzeptieren, ohne eine vorbehaltlose Zustimmung zu geben und an Stelle eines „Schwarz-Weiß-Denkens" sich um eine differenzierte Bewertung zu bemühen. Dies kann der Gruppenleiter fördern, wenn er sowohl Vor- als auch Nachteile bespricht. Er sollte die Nebenwirkungen nicht übergehen (Hautatrophien, leichtere Verletzbarkeit der Haut, Begünstigungen von Infektionen, insbesondere Herpes-Infektionen), aber auch die Vorteile verdeutlichen: kürzere Behandlungszeit, weniger Juckreiz und Entzündung, Verhinderung einer weiteren Ausbreitung der Krankheit, Verhinderung von sozialen Nachteilen durch verlängerte Krankheitszeiten und Rückzug.

Möglichkeiten der eigenen Umsetzung

In dieser Sitzung ist es oftmals möglich, die Teilnehmer zu einer eigenverantwortlichen Zielsetzung für die häusliche Praxis zu motivieren. Es sollten klare Ziele formuliert und z. B. die Möglichkeiten der Kortisonreduktion (Ausschleichen, Intervallbehandlung, Stärkereduktion etc.) genau durchgesprochen werden.

Resumee und Ausgabe von Informationsblatt 35

Der Gruppenleiter faßt die wichtigsten Gesichtspunkte zusammen und teilt das Informationsblatt 35 aus.

INFORMATIONSBLATT   35 ▪▪▪▪▪▪▪▪▪▪▪▪▪▪▪▪▪▪▪▪▪▪▪▪▪

Kortison

Definition

Kortison ist ein lebenswichtiges Hormon der Nebenniere, das die Anpassung des Körpers an Belastungssituationen steuert. Es gibt ca. 200 verschiedene Kortison-Verbindungen, u. a. die Glukokortikoide mit entzündungshemmender Wirkung. Dieser Effekt wird in der äußerlichen und innerlichen Behandlung mit den seit ca. 40 Jahren pharmazeutisch hergestellten Kortison-Präparaten ausgenutzt.

Mögliche Nebenwirkungen

Diese hängen ab von der Anwendungsdauer, der verbrauchten Menge bzw. Größe der behandelten Hautfläche, der Wirkstärke des Präparates (und auch der Löslichkeit in seiner Grundlage) und der behandelten Körperstelle (besonders sensibel: Gesicht und Genitalbereich).

Die ungezielte (nicht vom Hautarzt überwachte) Anwendung über einen längeren Zeitraum, v. a. in sensiblen Hautregionen, kann zu Folgeschäden führen: Hautatrophien (die Haut wird dünner), Erweiterung der Hautgefäße (sog. Teleangiektasien), Verstärkung des Haarwachstums am Auftragungsort, Veränderung des Fettgewebes und dessen Verteilung, höhere Infektionsneigung der Haut.

Anwendung

Der Einsatz von Kortison hängt von der Krankheitsphase ab:

- in der akuten Phase so oft wie möglich,
- in der subakuten Phase so wenig wie möglich,
- in der chronischen Phase so selten wie möglich.

Zur besseren Übersicht sollte sich jeder Patient einen *Kortison-Kalender* anlegen, damit Anwendungshäufigkeit und Menge des Kortisons exakter kontrolliert werden kann. Etwa 100 g Kortison pro Jahr eines schwach wirksamen Präparates sind i. allg. als eher unbedenklich einzuschätzen.

Man unterscheidet 4 Wirkstärken des Kortisons, die je nach Präparat verschieden sind. Die Namen der Wirkstoffe (z. B. Hydrokortison, Prednisolon) lassen nicht immer darauf schließen, ob es sich um ein Kortisonpräparat handelt. Die Wirkung der äußerlichen Anwendung ist wesentlich geringer als bei der innerlichen Einnahme.

INFORMATIONSBLATT 35 (FORTS.) ▨▨▨▨▨▨▨▨▨▨▨▨▨▨▨

Wichtige Grundregeln zur Anwendung von Kortison

- Wenden Sie Kortison nur gezielt an akut erkrankten Hautstellen über einen begrenzten Zeitraum an.
- Kontrollieren Sie täglich, ob die Anwendung nötig ist, auch andere Externa (kortisonfreie Cremes/Salben, teerhaltige Salben/Pasten) könnten ausreichen.
- Nehmen Sie nur die schwächste Zubereitung, die wirkt. Verwenden Sie stärkere Kortisone nur maximal 48 h, da eine Gewöhnung eintritt.
- Vermeiden Sie Kortison in Gesicht, Achseln, Genitalbereich und bei Hautinfektionen.
- Schleichen Sie Kortison bei längerem Gebrauch langsam aus (zunächst nur jeden 2. Tag, dann jeden 3. Tag usw.).
- Besprechen Sie mit dem Hautarzt die Notwendigkeit der Kontrolle bei längerem Gebrauch oder bei Anwendung auf größerer Fläche (bei mehr als 15 g/Woche).
- Achten Sie auf beginnende Nebenwirkungen; früh genug erkannt, können weitere Schäden vermieden werden, da diese dann noch rückbildungsfähig sind.

Einteilung von Kortisonpräparaten nach Wirkstärken
(Mod. nach Niedner 1989)

Wirkstärke: schwach	Kortison-gehalt in %	Handelsnamen
Hydrocortison	0,2500	Schericur (S), Hydrocort Dermale (L)
Hydrocortison	0,5000	Ficortril mite (S), Ficortril Lotio (Lo), Hydrocort (L)
Hydrocortisonacetat	1,000	Ficortril Salbe, Scheroson F Salbe, Cordes H (C, S)
Prednisolon	0,4000	Linola H (E O/W), Linola H Fett (E W/O)
Hydrocortison	2,000	Hydrocort forte (L), Ficortril Spray
	2,500	Ficortril Salbe
Flucortinbutylester	0,7500	Vaspit (S, FS, C)
Triamcinolonacetonid	0,0018	Volonimat (Spray)
Dexamethason	0,0120	Sokaral (L)
Clobetasonbutyrat	0,0500	Emovate (S, C)
Fluorometholon	0,1000	Efflumidex liquidfilm AT (L)

Wirkstärke: mittel

Hydrocortisonaceponat	0,1000	Retef (S, C)
Dexamethason	0,1000	Dexalocal, Lokalison-F-Salbe (S, C, L/S)
Alcolmetasondipropionat	0,0500	Delonal (S, C)
Flumethasonpivalat	0,0200	Locacorten (S, C, Lo, Sch)
Triamcinolonacetonid	0,0089	Volon A Spray
	0,0250	Extracort (C)

INFORMATIONSBLATT 35 (FORTS.)

Einteilung von Kortisonpräparaten nach Wirkstärken (FORTS.)

Wirkstärke: mittel	Kortison-gehalt in %	Handelsnamen
Fluoprednidenacetat	0,0500	Decoderm (S)
	0,1500	Etacortin (S, C, T, P)
Fluoroandrenolon	0,0250	Sermaka 1/2 (S, C)
Hydrocortisonbutyrat	0,1000	Alfason (S, C, CreSa, L)
Betamethasonbenzoat	0,0250	Euvaderm (C)
Fluocortolonpivalat		
plus-hexanot	je 0,1000	Ultracur (S, FS, C)
Fluocortolon	0,2000	Syracort (S, C)
Clocortolonpivalat		
plus hexanoat	je 0,1000	Kaban (S, C)
Desonid	0,0500	Tridesilon (S, C)
	0,1000	Sterax 0,10% (C)
Fluoroandrenolon	0,0500	Sermaka (S, C, Lo, Folie)
Betamethasonvalerat	0,0500	Betnesol V (L), Crinalite (S, C), Betnesol V mite (S, C), Celestan V mite
Triamcinolonacetonid	0,1000	Volon A (S, HS, C), Delphicort (S, C)
Prednicarbat	0,0250	Dermatop (S, FS, C)
Fluocinolonacetonid	0,0100	Jellin Gamma (C)
Desoximetason	0,0500	Topisolon mite (S)
Fluocinonid	0,0100	Topsym (S)
Halcinonid	0,0250	Halcimat (C)
Betamethasonaceponid	0,100	Advantan (C, S, FS)

Wirkstärke: stark

Dexamethasonvalerat	0,1000	Dexavate (S, C, L)
Betamethasonvalerat	0,1000	Betnesol V crinale (L), Betnesol V (S, C, Lo), Celestan V crinale (L), Celestan B (S, C)
Halometason	0,0500	Sicorten (S, C)
Betamethason-dipropionat	0,0500	Diprosone (S, C, L), Diprosis (S, C)
Fluocortolon plus	0,0500	
Fluocortolonhexanoat	je 0,2500	Ultralan (C, S, FS, Spray, M)
Fluocinolonacetonid	0,0250	Jellin (S, C, Sch, G, L, Lo)
Diflorasondiacetat	0,0500	Florone (S, C)
Desoximetason	0,2500	Topisolon (S, FS, Lo)
Fluocinonid	0,0500	Topsym (S, FS, L)
Amcinonid	0,1000	Amciderm (S, FS, C, Lo)
Halcinonid	0,1000	Halog (S, FS, L)
Diflucortolonvalerat	0,1000	Nerisona (S, FS, L), Temetex (S, FS, C)

Wirkstärke: sehr stark

Fluocinolonacetonid	0,2000	Jellin ultra (C)
Diflucortolonvalerat	0,3000	Nerisona forte (FS), Temetex forte (FS)
Clobetasolpropionat	0,0500	Dermoxinale (L), Dermoxin (S, C)

Abkürzungen: C Creme, E Emulsion, FS Fettsalbe, G Gel, HS Haftsalbe, L Lösung, Lo Lotion, M Milch, P Paste, S Salbe, Sch Schaum, T Tinktur

ÜBERSICHT

Sitzung 5: Allergie als Einflußfaktor
1. Anfangsrunde
2. Referat
3. Erfahrungsaustausch
4. Zusammenfassung durch den Gruppenleiter
5. Möglichkeiten der Umsetzung
6. Resumee und Ausgabe von Informationsblatt 36

Anfangsrunde

Der Gruppenleiter fragt nach der Begrüßung, welche Allergien bekannt sind. Die meisten der Teilnehmer haben Allergietests (meist unsinnige) hinter sich und kennen den Ablauf der Testung.

Referat

Viele der Teilnehmer glauben, daß die Neurodermitis mit Allergie gleichzusetzen sei. Hier muß in dem Einführungsreferat dieser Sitzung zunächst eine Informationslücke geschlossen werden. Der Gruppenleiter sollte darauf hinweisen, daß auf das Problem der Nahrungsmittelallergie bzw. -unverträglichkeit noch in einer folgenden Sitzung ausführlich eingegangen wird. Er geht auf die Unterschiede zwischen IgE-vermittelter Reaktion (Typ I) und Kontaktallergien (Typ IV) ein. Außerdem sollte er kurz die Möglichkeiten erwähnen, daß auch Typ-I-Allergene (z. B. Hausstaubmilben oder Tierhaare) eine Ekzemreaktion auslösen können.

Erfahrungsaustausch

Da viele der Teilnehmer meist eine ganze Reihe von Allergietests hinter sich haben, ist ein reger Erfahrungsaustausch möglich, der genau abwägen muß, welche Allergietests als relevant anzusehen sind und welche nicht.

Erfahrungsgemäß beziehen sich einige Teilnehmer v. a. auf Nahrungsmittelallergien; da dieses Thema noch ausführlich gesondert behandelt wird, sollte der Gruppenleiter v. a. das Thema Hausstaubmilben, Kontaktallergien und Aeroallergene fokussieren.

Einige Betroffene haben trotz positiver Testreaktionen noch nie eine Verschlechterung des Hautzustandes durch Kontakt mit den Substanzen (z. B. Nickelsulfat), bemerkt. Andere dagegen beobachten trotz negativer Testresultate Verschlechterungen. Der Gruppenleiter stellt heraus, daß die eigene Erfahrung wichtiger ist als die Testung, die immer nur die klinische Erfahrung bestätigen kann. Er kann darauf hinweisen, daß bei hohem IgE häufig eine falsch-positive Testreaktion ermittelt wird. Vermeiden sollte er jedoch negative Bewertungen des Teilnehmers wie *„diese Allergie kann doch bei Ihnen gar nicht vorliegen"* oder *„Sie müssen unbedingt nach Allergien suchen"*.

Ein weiteres Problem dieser Sitzung stellt die „Testsucht" dar: ständiges Austesten immer neuer Allergene, häufig nur aufgrund von vagen oder fehlenden Anhaltspunkten. Diese übertriebene Suche nach einem Allergen, oftmals verbunden mit massiven Ängsten (z. B. „Formaldehyd in Möbeln ruft das Ekzem hervor!"), stellt eine ungerechtfertigte Fixierung auf einen Faktor dar, den der Gruppenleiter relativieren sollte. Besonders wichtig ist es, die Teilnehmer zu einer konkreteren Selbstbeobachtung der Wirkung von Allgenen anzuregen, soweit sich ein begründeter Verdacht ergibt. Der Hinweis auf die Führung eines Tagebuchs bei der Suche nach Allergenen ist ein wichtiges Hilfsmittel.

Zusammenfassung durch den Gruppenleiter

In dieser Sitzung ist es besonders schwierig, die unterschiedlichen Gesichtspunkte bezüglich des Themas zu koordinieren. Der Gruppenleiter sollte sich deshalb wirklich nur auf die Aspekte, die die Gruppenteilnehmer einbringen, beschränken.

Möglichkeiten der Umsetzung

In der Teilnehmerrunde sollte besprochen werden, wie eine mögliche Allergie wirklich abgeklärt werden kann und welche diagnostischen Ansätze für den Teilnehmer möglich sind. Dabei sollte besonders auf praktikable, von dem Teilnehmer selbst durchzuführende Maßnahmen, eingegangen werden (z. B. kann sich der Patient selbst mittels Pflaster Tierhaare aufkleben und die Reaktion nach 6 h und 1 Tag ablesen). Eine Warnung sollte hierbei jedoch unbedingt vor toxischen Produkten (Waschmittel, Reinigungssubstanzen etc.) ausgesprochen werden, da diese in nicht neutralisiertem Zustand bekanntlich Verätzungen hervorrufen können. In jedem Fall sollte ein Hautarzt eingeschaltet werden.

Auf Fragen der Teilnehmer wie „wie und wo soll ich denn nach Allergenen fahnden?", sollte der Gruppenleiter die Gruppe ansprechen und sie bitten, ihre Erfahrungen beim Aufspüren möglicher Allergene zu schildern. Wird von den Teilnehmern mangels Erfahrung keine eigenen Angaben gemacht, kann der Gruppenleiter die typische Nickelallergie (Ekzem auf Ohrsticker oder Jeansknopf) als Beispiel demonstrieren und die Möglichkeit der Testung von Oberflächenmaterialien mittels handelsüblicher Nickelreaktionstests aufzeigen.

Resumee und Ausgabe von Informationsblatt 36

Der Gruppenleiter faßt die vielfältigen Möglichkeiten der Maßnahmen gegen Allergien zusammen und verteilt das Informationsblatt 36.

Allergien

Der Körper hat die Fähigkeit, schädigende Einflüsse von außen (z. B. Krankheitserreger) mit Hilfe spezialisierter Immunzellen abzuwehren. Bei einer Allergie reagiert der Organismus auf normalerweise unschädliche Substanzen mit einer **überschießenden Abwehrreaktion** („Allergie" bedeutet „veränderte Reaktionsbereitschaft"). Man unterscheidet Reaktionen des Soforttyps (mit erhöhter Produktion von IgE-Antikörpern) und des Spättyps:

Bei Neurodermitis besteht *häufig (jedoch nicht immer)* die Neigung zu Reaktionen des Soforttyps. Häufige Auslöser sind:

- Inhalationsallergene (Pollen, Tierhaare, Hausstaubmilben-Allergene);
- Nahrungsmittelallergene.

Allergische Spättypreaktionen äußern sich als Kontaktekzem und richten sich meist gegen Substanzen, mit denen die Haut in direkten Kontakt kommt:

- Pflegemittel (Badezusätze), Salben, Kosmetika,
- berufsabhängige Allergene (Friseur, Maurer).

Sie treten bei Atopikern nicht häufiger auf als bei anderen Menschen (im Gegensatz zu Hautreizungen). Man muß also zwischen Neurodermitis und Allergie streng unterscheiden: zwar haben Patienten mit Neurodermitis häufig eine Allergie*bereitschaft,* doch hat nicht jeder auch eine Allergie!

Allergie-Testung

Bei Verdacht auf Reaktion des Soforttyps (Typ I):

Scratch-Test: oberflächliches Einritzen der Haut, Auftragen des Allergens.

Prick-Test: leichtes Anstechen und Anheben der Haut mit einer Nadel, Auftragen eines industriell hergestellten Allergenextraktes.

Intracutantest: Injektion des verdünnten Allergenextraktes in die Haut.
Die Reaktion wird 10 min nach Auftragen des Allergens abgelesen.

Bei Verdacht auf Reaktion des Spättyps (Typ IV):

Pflaster-Test (Epikutan-, Patch-Test): Aufbringen des Allergens mittels Pflaster. Die Reaktion wird erst nach 24 bis 72 h abgelesen. Getestet wird meist am Oberarm oder Rücken. Zur Kontrolle dient eine Kochsalzlösung und Histamin.

INFORMATIONSBLATT 36 (FORTS.)

Maßnahmen bei Allergien

- Untypische Erscheinungsstellen beachten: Hinweis auf allergische Reaktionen!
- Vermeiden Sie:
    - ein Austrocknen der Hautfettschicht (Schutz vor schädlichen Einwirkungen);
    - Tätigkeiten, die mit bekannten Berufsallergenen zu tun haben (z. B. Zement);
    - eine Überlastung des Immunsystems mit verschiedenen möglichen Allergenen;
    - Modeschmuck (Nickel ist das häufigste Allergen).
- Testungen nur bei begründetem Verdacht!
- Ist ein Allergen nachgewiesen, vermeiden Sie es konsequent!
- Allergien gegen viele (mehr als 10) Substanzen gleichzeitig sind selten „echt": Ursache kann eine vorübergehend überempfindliche Haut sein (sog. „angry back": unspezifische Reizung der gesamten Haut ohne allergische Reaktionen).
- Ansprechpartner sollten Dermatologen mit Zusatzausbildung Allergologie sein.

Anfangsrunde

Nicht selten berichten Teilnehmer von neuen Krankheitsschüben; auf diese Möglichkeit sollte der Gruppenleiter immer gefaßt sein und die Teilnehmer ermutigen, trotzdem weiterzumachen und nicht aufzugeben. *„Wenn die Haut trotz aller Bemühungen schlechter wird, kann dies schon auch einmal mutlos machen, und im gewohnten Alltagsablauf gerät vieles durcheinander. Dies kennen wohl fast alle nur zu gut. Ich finde es wichtig, daß Sie dennoch Ihre Zuversicht nicht verlieren, mit der Zeit zu lernen, die Probleme in den Griff zu bekommen, und dabei wird Ihnen das Schulungsprogramm sicherlich auch helfen.“*

Referat

Bei allen bisher bekannten Untersuchungen wurden klimatische und jahreszeitliche Abhängigkeiten des Krankheitsverlaufs gefunden; im Widerspruch hierzu sind viele Betroffene der Meinung, das Klima habe keinen deutlichen Einfluß. Dies sollte im Referat bereits berücksichtigt werden. Um die Bedeutung der klimatischen Einflüsse zu unterstreichen, können entsprechende Studien (Chronobiologie, Hormonstudien) dargestellt werden. Auch Aspekte der Lichtbehandlung der Neurodermitis müssen angesprochen werden (UVA; UV B; Kombinationen; UVA-1-Hochdrucktherapie; Balneo-Fototherapie etc.). Das Thema „Schwitzen und Schweißtraining" (langsames Schwitzen mit steigenden Schwitzzeiten) durch Saunabesuch gehört ebenfalls in diese Sitzung.

Erfahrungsaustausch

In der Gruppe wird zumeist deutlich, daß sommerliches Klima nicht für jeden eine Hilfe bedeutet und daß es wichtig ist, optimale Urlaubsvorkehrungen und evtl. Kuren zu planen, die den eigenen Erfahrungen entsprechen. Unterschiedliche Erfahrungen einzelner Teilnehmer können genutzt werden, um von unrealistischen, einseitigen Patentrezepten wegzuführen. Bei einzelnen Teilnehmern zeigen sich auch immer wieder paradoxe Effekte, wie Besserung im Winter und Verschlechterung im Sommer.

Fragen der Teilnehmer beziehen sich häufig darauf, unter welchen Bedingungen Kuraufenthalte von Krankenkassen oder Rentenversicherungsträgern bewilligt werden. Teilweise werden Ängste angesprochen, ob Lichttherapie das Risiko für Hautkrebs erhöht. Hier kann auf wissenschaftliche Studien hingewiesen werden, die dieses Risiko – zumindest im UVA-Bereich – nicht für relevant halten.

Teilweise werden von Teilnehmern pessimistische Einstellungen geäußert, die bereits „alles durchprobiert" zu haben glauben. Gerade bei diesen Einstellungen ist es wichtig, Alternativen zu suchen. Manchmal neigen Teilnehmer dazu, bei diesem Thema abzuschweifen und z. B. von ihrer letzten Urlaubsreise zu erzählen. Dies sollte der Gruppenleiter im Auge haben.

Zusammenfassung durch den Gruppenleiter

Bei der Zusammenfassung ist es auch in dieser Sitzung wichtig, die unterschiedlichen Erfahrungen der Teilnehmer zu betonen und damit zu vermitteln, daß jeder Teilnehmer selbst den für sich besten Weg herausfinden muß. Da meist einer der Teilnehmer sehr gute Erfahrungen hat, können diese beispielhaft herausgestellt werden, um den anderen Mut zu machen. Ein wichtiger Hinweis ist die Besserung bei Aufenthalt im Gebirge über ca. 1500 m, sofern eine Hausstauballergie vorliegt, da in dieser Höhe keine Milben mehr existieren können.

Möglichkeiten der Umsetzung

Bei der Konkretisierung der Umsetzungsmöglichkeiten muß darauf geachtet werden, daß jeder Teilnehmer zu Wort kommt. Positive Erfahrungen der Teilnehmer sollten verstärkt, negative eher relativiert werden (*„es muß nicht immer so sein"*). Wichtig ist auch eine gründliche Abwägung, ob eine Lichttherapie sinnvoll ist oder nicht. Die in der Presse mitgeteilten Therapieformen „UVA-1-Hochdrucktherapie" und „Balneo-Fototherapie" sollten besprochen werden. Konkrete Hinweise, wo Anträge auf Klimakuren gestellt werden können und wie das Verfahren abläuft (abhängig davon, ob der Träger die Krankenkasse, LVA, BfA oder BG ist) sollten nicht fehlen.

Resumee und Ausgabe von Informationsblatt 37

In der Schlußrunde teilt der Gruppenleiter das Informationsblatt 37 aus und gibt einen positiven Rückblick auf die bereits zur Hälfte absolvierte Schulung. Ist genügend Zeit vorhanden, kann auch darauf eingegangen werden, ob die Teilnehmer schon etwas von dem Gelernten umsetzen konnten und ob Kritik an der Form und dem Inhalt der Schulung vorhanden ist.

Klima und Licht

Klima

Die Symptome der Neurodermitis sind regelmäßigen jahreszeitlichen Schwankungen unterworfen. In den Jahreszeiten mit geringer Luftfeuchtigkeit (Herbst, Winter) kommt es aufgrund der Austrocknungstendenz der Haut meist zu einer Verschlechterung. Ein Aufenthalt in feuchtwarmen Gegenden (Suptropen) führt oft zu einer Besserung der Symptome. Aber auch das Reizklima der Nord- und Ostsee und des Hochgebirges wirkt sich günstig auf die Neurodermitis aus – trotz der dort relativ niedrigen Luftfeuchtigkeit. Dieser paradox erscheinende Effekt beruht auf der Abschälung und der verbesserten Ausdunstung der Haut. Generell beruht der positive Effekt von Reizklima auf:

- chemischen und elektrischen Eigenschaften der Luft;
- Umstimmungseffekt: Wirkung des Reizkontrastes;
- geringerem Vorkommen von Allergenen (z. B. Hausstaubmilbe);
- Schonung: Meidung der schädigenden Umwelt- und Klimafaktoren;
- Umstellung von Lebensgewohnheiten.

Etwa ein Drittel der Krankheitsschübe der Neurodermitis bessern sich durch den Wechsel in eine andere Klimazone, z. B. ins Mittelgebirge. Ein weiteres Drittel bessert sich häufig durch einen Aufenthalt in einem extremen Reizklima, z. B. im Hochgebirge über 1500 m Höhe oder am Meer. Gewöhnung kann den positiven Effekt der Reizfaktoren allerdings auf Dauer wieder abschwächen.

Licht

In der Regel stabilisiert die Ausnutzung der Sonne – je nach eigenem Lichttyp und Empfindlichkeit – den Hautzustand. Mitteleuropäer haben meist einen Lichttyp 2 oder 3, d. h. sie werden nach leichtem Sonnenbrand braun (Typ 2) oder pigmentieren ohne Sonnenbrand (Typ 3). Eine gezielte Lichtbehandlung nutzt die besonders günstige Kombination von sogenannten UVA und UV B-Anteilen des ultravioletten Lichtes aus. Diese stabilisieren die Abwehrzellen der Oberhaut.

Die wichtigsten Grundregeln zum Umgang mit Klima und Licht

- Bei Klimawechsel im Herbst und Winter ist die Hautpflege besonders wichtig.
- Ziehen Sie bei akuter Verschlechterung die Möglichkeit eines Kurzurlaubes in ein Reizklima in Betracht (mindestens 8 Tage Ruhe).
- Gezielte Urlaubsplanung je nach Hautzustand: nutzen Sie im Sommer die günstige Wirkung des hiesigen Klimas aus, planen Sie in Umstimmungszeiten (Herbst) Urlaub in günstigeren Klimazonen (z. B. Mittelmeer).
- Ziehen Sie bei häufiger Verschlechterung die Möglichkeit einer wiederholten Klimatherapie in einer spezialisierten Hautklinik in Erwägung.
- Nutzen Sie die günstige Wirkung des natürlichen Sonnenlichts bereits im Frühjahr und im Frühsommer (auch zur Entspannung).
- Ist der günstige Effekt von Sonnenlicht bekannt, kann eine Lichtbehandlung in einer UV-Kabine in Frage kommen (v. a. als Alternative zu Kortison).
- Ein eindeutiger Zusammenhang mit dem lokalen Klima und regelmäßige Besserung in anderen Klimazonen sind ggf. Argumente für einen Umzug.
- Klima und Licht wirken unspezifisch; bei Verschlechterungen des Hautzustands zurück zu bewährten äußeren Behandlungen.

Anfangsrunde

Die 1. Runde dient wieder dem Austausch von Erfahrungen, die nach der letzten Sitzung aufgetaucht sind. Der Gruppenleiter ermuntert dazu, sich weiterhin aktiv mit eigenen Fragen zu den behandelten Themen einzubringen, um die Möglichkeit eines Informationsaustausches möglichst gut zu nutzen.

Referat

Da zu dem Thema der Sitzung auch dem Gruppenleiter in aller Regel ein umfassendes Wissen fehlt, besteht die Gefahr, sich in irrelevante Details zu verlieren und die Bedeutung wichtiger Aspekte zu vernachlässigen. Das Referat des Gruppenleiters sollte sich deshalb in kurzer Zeit (maximal 10 min) auf das Wesentliche beschränken. Die gestörte Hautbarrierefunktion der Neurodermitis, die verstärkte Abgabe von Wasser durch die „Perspiratio insensibilis" kann in Grundzügen dargestellt werden. Eine Abbildung mit dem Aufbau der Haut (s. Informationsblatt 30) kann von Nutzen sein. Die Häufigkeit der Hautpflege wie auch die zeitliche Planung der Hautpflege sollten in dieser Sitzung angesprochen werden.

Unter den Kleidungsproblemen spielt nicht nur die Wollunverträglichkeit eine häufige Rolle, sondern auch die Frage nach der Verträglichkeit von sonstigen Naturfasern (auch Baumwolle ist häufig chemisch behandelt!). Für viele Teilnehmer ist das Thema Sauna (grundsätzlich erlaubt) ebenfalls von Bedeutung.

Erfahrungsaustausch

Nicht selten erhalten die Teilnehmer zu einigen Bereichen wider Erwarten neue Informationen; in der Regel werden die meisten Fragen zum Thema Kleidung, etwa zu neuen Naturtextilien (s. Informationsblatt 41), gestellt.

Häufig werden für den Hautzustand sehr ungünstige Gewohnheiten berichtet: so baden viele Neurodermitiker jeden Tag mehrmals, benutzen immer noch stark parfümierte Seifen und Waschmittel oder benutzen wollhaltige Kleidung, obwohl dadurch leicht Juckreiz ausgelöst wird. Viele Teilnehmer haben sehr ausgeklügelte, z. T. aber auch sehr unsinnige Pflegegewohnheiten (z. B. spitze Gegenstände zum Kratzen!). Hier bietet der Erfahrungsaustausch in der Gruppe wichtige Anregungen zum Nachdenken über den Umgang mit seiner Haut und zur Veränderung von Verhaltensgewohnheiten.

Der Gruppenleiter sollte die Sitzung so lenken, daß sinnvolle und unsinnige Verhaltensweisen herausgearbeitet werden. Stellt er fest, daß bei einem Teilnehmer übertriebenes Waschen vorhanden ist, so kann er die Gruppe bitten, dem Teilnehmer Rückmeldung zu geben, ohne abwertende Äußerungen zuzulassen, und dem betreffenden Teilnehmer einen Einzeltermin nach der Sitzung anbieten. Manchmal berichten einzelne Teilnehmer auch von exzessivem Kratzen mit geradezu autoaggressivem Charakter. Dieses Problem muß vom Gruppenleiter sehr feinfühlig behandelt und darauf geachtet werden, daß andere Teilnehmer nicht schockiert werden. Nicht selten verstärken sich die Teilnehmer gegenseitig in der Tendenz, die eigene Belastung durch die Erkrankung in den Vordergrund zu stellen und zu übertreiben. Dies sollte der Gruppenleiter beachten und ggf. auch verbalisieren *("Es entsteht der Eindruck, daß keiner von Ihnen gute Erfahrungen mit Hautpflege gemacht hat. Oder gibt es auch andere Erfahrungen?")*.

Zusammenfassung durch den Gruppenleiter

Der Gruppenleiter sollte die Bedeutung der persönlichen Erfahrung herausstellen, damit die Teilnehmer lernen, nicht nur passiv den Empfehlungen des Arztes zu folgen, sondern Verantwortung für die Pflege der eigenen Haut zu übernehmen.

Möglichkeiten der Umsetzung

Um eine Umsetzung der besprochenen Probleme zu gewährleisten, sollten sich die Teilnehmer möglichst konkrete Ziele setzen und sich als Vorsatz vornehmen, z. B.: „2mal täglich eincremen" oder „ich achte demnächst auf chemisch unbehandelte Naturfasern ohne Wolle". Der Gruppenleiter sollte hierbei v. a. darauf achten, daß realistisch umsetzbare Ziele angesteuert werden. Bewährt hat sich die Vorwegnahme von Enttäuschungen, die zur Hilflosigkeit führen können. Auch Mißerfolge sind wichtige Erfahrungen, die dazu beitragen, die eigene Haut besser kennenzulernen. Nur durch weiteres Ausprobieren verschiedener Pflegemethoden kann die optimale Vorgehensweise herausgefunden werden.

Resumee und Ausgabe von Informationsblättern 38, 39, 40 und 41

Die Zusammenfassung kann wegen dem erfahrungsgemäß sehr anstrengenden Thema relativ locker gehalten werden. Abschließend teilt der Gruppenleiter die Informationsblätter 38, 39, 40 und 41 aus.

INFORMATIONSBLATT 38

Die Regulation des Feuchtigkeitsgehalts der Haut

Der Feuchtigkeitsgehalt der Haut ist für ihre Elastizität verantwortlich. Schwitzen und Hautfettbildung sind hierbei von großer Bedeutung.

Die obere Hornschicht (Hornhaut) hat einen Feuchtigkeitsgehalt von etwa 10% und wird von der darunter liegenden Hautschicht durch eine wenig wasseraustauschende Membran getrennt. Die untere Hautschicht enthält wesentlich mehr Wasser, ca. 70%.

Die Membran und der Fettgehalt sorgen dafür, daß nicht zuviel Wasser nach außen gelangt und daß z. B. das Badewasser nicht nach innen gelangt.

Die Wasserabgabe der Haut ist für den Wärmehaushalt des Körpers unabdingbar. Dafür sorgen die Schweißdrüsen in der Lederhaut, die durch geschlängelte Ausführungsgänge mit den Poren an der Oberfläche münden. Die Schweißdrüsen werden von Wärmeregulationszentren im Gehirn über das vegetative Nervensystem gesteuert. Der Schweiß enhält Wasser, Salze und Stoffwechselschlacken. Über den Schweiß wird 20% des Körperwassers abgegeben. Die abgegebene Menge kann stark schwanken und beträgt ungefähr 1 l pro Tag. Davon verdunstet vieles unbemerkt.

Die Hornschicht der Haut enthält verschiedene wasserbindende Substanzen. Auch das Hautfett bindet Wasser und verhindert eine zu schnelle Verdunstung. Daher ist der Fettgehalt der Haut in der Pflege besonders wichtig.

Über die Schweißabgabe:
- wird die Körpertemperatur auf 37°C gehalten (verdampfendes Wasser erzeugt Kühlung),
- wird der Säuremantel der Haut stabilisiert,
- erfolgt die Ausscheidung von Abbauprodukten,
- wird eine befeuchtete Oberfläche erzeugt, die die Elastizität aufrechterhält.

Auslöser für verstärkte Schweißbildung können sein:
- Wärme,
- körperliche Anstrengung,
- psychische Überforderung (Angst),
- bestimmte Nahrungsbestandteile,
- Wärmestau (z. B. unter der Kleidung).

> **Durch eine gewissenhafte Hautpflege, Waschgewohnheiten und Wahl einer angemessenen Kleidung läßt sich das bei Neurodermitis gestörte Gleichgewicht von Schweißabgabe, Talgabgabe und Zellabschilferung (Abschuppung der Hautzellen) wiederherstellen.**

INFORMATIONSBLATT 39

Hautpflege und Kosmetika

Ziel einer angemessenen Hautpflege ist die Erhaltung der Geschmeidigkeit der Haut und Stärkung des äußeren Schutzmantels. Fühlt sich die Haut unelastisch und gespannt an, so besteht ein erhöhter Feuchtigkeitsbedarf; bei einem „ledrigen" oder „papiernen" Hautgefühl dagegen besteht ein erhöhter Fettbedarf.

Günstige Maßnahmen

- **In Wohnräumen eine relative Luftfeuchtigkeit von ca. 20–55%.**
- **Ruhe bei der Hautpflege!**
- **Sanftes Einsalben kann Kratzen verhindern.**
- **Eine zarte Massage fördert die Hautdurchblutung.**
- **Bei reizloser Haut können Bürstenmassagen belebend wirken.**
- **Morgens und abends rückfettende Salben verwenden (Basissalben).**

Einige Besonderheiten:
- Offene Stellen sollten nicht mit zinkhaltigen Pasten oder antibiotikahaltigen Cremes behandelt werden.
- Beachtung der Haltbarkeitszeiten von Stoffen aus dem Pflanzen- und Tierreich (Haltbarkeit maximal 6 Monate); Paraffine und Vaseline sind jahrelang haltbar.
- Die Undurchlässigkeit des Paraffins wird durch Zusatz von Lanolin vermindert.
- Fetthaltige Pflege ist gut für rissige, spröde Haut: es verringert Hautschäden durch Kratzen, und Schweiß kann weniger in kleine Einrisse eindringen und Brennen verursachen.
- Dosen und Tuben können von Mikroorganismen (z. B. Pilze) bewohnt werden. Tuben sind hinsichtlich der Reinlichkeit günstiger als Dosen.
- Geeignete Verbände, Wäsche zur Salbenanwendung (Nachtwäsche).

Ungünstige Maßnahmen

- **Hautschälkuren,**
- **hohe Paraffin- oder Vaselinanteile in Pflegemitteln,**
- **zu häufiges Rückfetten (schränkt die Eigenproduktion ein),**
- **Rückfetten bei frischen Hautentzündungen,**
- **zu dickes Auftragen,**
- **zu großflächiges Auftragen (hohe Undurchlässigkeit).**

INFORMATIONSBLATT 39 (FORTS.) ▐▐▐▐▐▐▐▐▐▐▐▐▐▐▐▐▐▐▐▐▐▐▐▐▐▐▐▐▐

Kosmetik

Zu berücksichtigen ist, ob der Hautzustand eine Pflege mit herkömmlichen Kosmetika zuläßt oder ob man sich besser auf dermatologische Pflege beschränkt. Um evtl. Hautreizungen auszuschließen, sollten die verwendeten Kosmetikpräparate frei von Konservierungs- und Farbstoffen sein. Kräuterauszüge können sinnvoll sein, doch können evtl. Unverträglichkeiten und Allergien auftreten. Nicht immer sind Beimischungen wie z. B. Zitrone, Melisse, Kamille oder Iris verträglich.

Konservierungsstoffe sowie Farbstoffe werden oft nur als Kennziffern deklariert. Beispiele: Farbstoffe: E 104 – Chinolingelb, E 120 – Karmin; Konservierungsstoffe: E 200 – Sorbinsäure, E 210 – Benzoesäure.

INFORMATIONSBLATT 40 ▐▐▐▐▐▐▐▐▐▐▐▐▐▐▐▐▐▐▐▐▐▐▐▐▐▐▐▐▐

Waschen und Baden

Regeln zur Körperpflege

- sich so wenig wie möglich, so oft wie notwendig waschen;
- Verwendung von:
  - reinem Wasser,
  - Syndets (Seifenbestandteile, Waschemulsionen),
  - fettreiche, natürliche Kernseifen mit gepuffertem pH-Wert,
  - alkalifreie Seifen (z. B. seba med); Hautreizungen sind möglich;
- Waschen mit synthetischen Detergentien (seifenfreie Waschmittel, z. B. Dermowas, Eubos, Satina, seba med), danach stets nachfetten mit Öl-in-Wasser-Emulsionen (z. B. Linola-Emulsion, seba med Emulsion, Satina Milch);
- bei stärkerem Fettbedarf: Verwendung von Cremes (Wasser-in-Öl-Emulsionen);
- ggf. reine Fettsalbe verwenden (z. B. Unguentum molle).

INFORMATIONSBLATT 40 (FORTS.)

Ungünstig sind:

- zu sauer eingestellte, seifenfreie Syndets: wirken austrocknend und entfettend;
- Duschgels;
- alkalische Seifen: vermindern den Säureschutzmantel der Haut;
- Putzmittel mit reizenden Substanzen (evtl. Baumwollhandschuhe benutzen).

Baderegeln

- Dauer: ca. 10 min;
- Temperatur: maximal 36 °C;
- in symptomfreien Phasen: maximal 2mal wöchentlich; bei akuten Haut erscheinungen: kurzes Duschen statt Baden;
- fettende, nichtschäumende Ölzusätze (z. B. Balneum Hermal F, Ölbad Cordes);
- keine parfümierten und Kieferbadzusätze (allergische Reaktionen)!
- „Kleopatra-Bad": 1/4 l Milch vermischt mit 1 Eßlöffel Olivenöl ins Badewasser;
- im Anfangsstadium: ggf. Badetherapie mit entzündungshemmenden Zusätzen (Haferstrohextrakt, Weizenkleie, z. B. Silvapin) zusammen mit Ölzusätzen;
- bei geringer nässenden Hauterscheinungen ggf. Teerbäder (z. B. Balnacid) oder Teerölbäder (z. B. Balneum Hermal mit Teer), Hautreizungen sind möglich!

Körperpflege nach dem Baden

- nach dem Duschen/Baden die Haut nur abtupfen, die feuchte Haut einsalben;
- lauwarmes oder kaltes Abduschen;
- Anwendung von rückfettenden Mitteln (z. B. Unguentum molle, Linola Fett) auf die noch feuchte Haut (bei Teerbädern immer);
- trockene Hautpartien stets mit Milch, Creme oder Öl rückfetten.

Ungünstig sind
- häufiges Baden oder Duschen mit Seifen;
- zu langes Baden: entzieht der Haut Feuchtigkeit und wirkt juckreizfördernd;
- Schaumbäder und alkalische Seifen;
- Baden im akuten Hautzustand (kann die Abheilung verzögern)

INFORMATIONSBLATT   41 ▋▋▋▋▋▋▋▋▋▋▋▋▋▋▋▋▋▋▋▋▋▋▋

Kleidung

Günstige Maßnahmen hinsichtlich Bekleidung

- häufiger Wäschewechsel;
- Kleidung aus verträglichen, leichten Materialien (Baumwolle, Seide, Leinen);
- pflanzliche Fasern sind in der Regel hautverträglich (Ramée);
- auch die Bettwäsche mit Bedacht auswählen, Bettfedern meiden;
- Gewebestruktur der Kleidung berücksichtigen (Stickstoffe passen sich besser Bewegungen an als z. B. gewebte Stoffe);
- ein weicher, anschmiegsamer Pullover aus Chemiefaser kann angenehmer sein als Kleidung aus Baumwolle mit groben Kanten und drückenden Nähten;
- unter wollener Kleidung Baumwolle oder Popelin tragen;
- hautfreundlich ist die aus Zellulose hergestellte Kunstfaser Viskose, in geschmeidiger Form „Modal" genannt;
- „Polyester" ist hautfreundlich und fast ein vollwertiger Baumwollersatz (als Mischgewebe mit Viskose oder Baumwolle: Trevira oder Diolen);
- „Polyacryl" (Dralon, Orlon) bietet guten Wollersatz (Verträglichkeit abhängig von Gewebestruktur);
- kochfeste Wäsche verwenden (Verunreinigung durch Salben, nässende Haut).

Ungünstige Auswirkungen haben

- Reibung und Schweiß auf entzündeter Haut;
- einige synthetische Materialien;
- Gummi und Plastikbekleidung (Schuhe, Stiefel);
- zu enges Schuhwerk;
- Wolle (Schaf, Ziege, Kamel): möglichst nicht direkt auf der Haut tragen;
- „Mohair" und „Angora" lösen leicht Juckreiz aus;
- Seide zählt auch zu tierischem Gewebe (Seidenraupe);
- Kunstfasern aus „Polyamid" (Perlon, Nylon) sind meistens luftundurchlässig;
- nicht alle Naturfasern sind gut und alle synthetischen Fasern schlecht;
- Allergieneigungen sind zu berücksichtigen.

Waschen der Kleidung

- bei häufigerem Waschen Kleidungsstücke nach links drehen, um Fett-, Schuppen- und Staubreste zu entfernen (Nährboden für Infektionen);
- Waschpulver sparsam verwenden (allergische Reaktionen auf Formaldehyd);
- statt Weichspüler 1–2 Eßlöffel Essig/l zum letzten Spülgang hinzufügen;
- immer gut nachspülen, ggf. 2mal!

Bekleidung im Winter

- Hitze- bzw. Schweißstau vermeiden;
- Kleidung körperlicher Betätigung anpassen (Schweiß, Schutz vor Infektionen);
- bei sportlicher Betätigung: leichtgewichtige Kleidung, die den Schweiß von der Haut aufsaugt und die Feuchtigkeit nach außen abgibt (z. B. Polypropylen);
- keine gefütterten Schuhe und zu warme Kleidung in überheizten Räumen (Auslösung des „atopischen Winterfußes").

ÜBERSICHT

Sitzung 8: Ernährung und Diät
1. Anfangsrunde
2. Referat
3. Erfahrungsaustausch
4. Zusammenfassung durch den Gruppenleiter
5. Möglichkeiten der Umsetzung
6. Resumee und Ausgabe von Informationsblatt 42

Anfangsrunde

Die Anfangsrunde sollte diesmal klären, inwieweit sich die in der letzten Sitzung herausgearbeiteten Maßnahmen umsetzen ließen. Der Gruppenleiter sollte dies bei jedem Teilnehmer abfragen. *„Wie ging es Ihnen mit den in der letzten Woche gefaßten Vorsätzen?"* Falls ein Teilnehmer seine Vorsätze noch nicht umsetzen konnte, kann dies mit Kommentaren wie *„Es ist ja auch schwer, innerhalb einer Woche jetzt alles zu ändern"* dazu ermuntert werden, es weiter zu probieren.

Referat

Da dieses Thema je nach Krankheitskonzept nicht selten hitzige Diskussionen auslöst, sollte das einführende Referat zunächst möglichst ausgewogen die Vor- und Nachteile einer Ernährungstherapie bei Neurodermitis gegenüberstellen. Es ist wichtig, die verschiedenen Aspekte der Ernährungsfaktoren (Allergie vs. Unverträglichkeit) deutlich aufzuzeigen und auf die Tatsache hinzuweisen, daß nur 5–10% der erwachsenen Neurodermitiker echte Nahrungsmittelallergien haben. Darüber hinaus gibt es jedoch eine Reihe von Nahrungsmitteln, die auf anderem Weg (z. B. durch periphere Gefäßdilatation bei Alkohol) zur Verschlechterung des Hautzustandes führen können. Diese Nahrungsmittelunverträglichkeiten dürfen jedoch nicht als Allergien dargestellt werden, da sie nicht IgE-abhängig sind.

Erfahrungsaustausch

Wie schon beim Thema Allergien angeschnitten, spielt das Thema Ernährung eine sehr große Rolle. Erfahrungsgemäß spalten sich die Teilnehmer meist in 2 Lager: die eine Gruppe „schwört" auf spezielle Diäten, rigides Heilfasten u. ä., die anderen messen dem keinerlei Bedeutung bei. Der Gruppenleiter sollte sich bei diesem Thema auf die Möglichkeit extremer Diäten durch spezielle Verfahren vorbereiten. *„Wie kamen Sie dazu, diese Diät durchzuführen"?*, *„Hat Sie Ihnen eine deutliche Besserung der Haut gebracht"?* oder *„Würden Sie dieses Verfahren auch anderen empfehlen"?*

Gerade hier ist es eine schwierige Aufgabe des Gruppenleiters, ähnlich wie beim Thema Kortison, den richtigen Mittelweg für den einzelnen Teilnehmer zu finden und ihm neue Möglichkeiten des Umgangs mit Ernährung aufzuzeigen. Außerdem müssen die verschiedenen Nahrungsmitteltests, wie Provokationskost, Eliminationskost und Rotationskost zur Sprache kommen. Bei der Besprechung diese Themas bemerkt der Gruppenleiter leicht, welches Krankheitskonzept die Teilnehmer haben und kann sich darauf einstellen. Auch hier ist der gegenseitige Erfahrungsaustausch sehr hilfreich. Problematisch kann es jedoch bei sehr festgefahrenen Meinungen der Teilnehmer werden, wenn diese ihr eigenes Konzept nicht aufgeben können oder wollen („Ich koche alle Nahrungsmittel erst völlig ab, bevor ich sie esse!"). Für manche ist es jedoch sehr erleichternd zu hören, daß eine allzu strenge Diät auch den Hautzustand verschlechtern kann, wenn keine Allergien objektivierbar sind und die Diät zur emotionalen Belastung geworden ist. Falls kein Gruppenteilnehmer von sich aus darauf hinweist, sollte es der Gruppenleiter tun. Schwierig kann sein, wenn einige Teilnehmer überhaupt keine Probleme mit Ernährungsfragen haben. Diese können jedoch einbezogen werden, indem man sie fragt, wie sie diese Einstellung gewonnen haben. Auch die Reduktionskost in Form von Fasten sollte angesprochen und die Vor- und Nachteile (Elektrolytverluste) erwähnt werden.

Zusammenfassung durch den Gruppenleiter

Bei der Besprechung der Ernährung ist es besonders wichtig, daß jeder Teilnehmer sich ernst genommen fühlt und keine abwertenden Vorurteile („Körnerfreak") zugelassen werden. Das individuelle Konzept des Teilnehmers ist herauszuarbeiten ohne zu behaupten, dies sei der einzig richtige Weg.

Möglichkeiten der Umsetzung

Die Teilnehmer werden dazu angeregt, bei begründetem Verdacht eine Provokationskost oder Eliminationskost zu beginnen. Eliminationsdiäten sollten jedoch nur in Absprache mit einem erfahrenen Arzt oder Diätassistenten durchgeführt werden.

Resumee und Ausgabe von Informationsblatt 42

Falls hier Fragen offen bleiben, so sollte auf die letzte Sitzung verwiesen werden, in der solche Fragen besprochen werden können, nachdem die Teilnehmer Zeit hatten, die Ernährung umzustellen und andere Erfahrungen zu sammeln. Der Gruppenleiter verteilt das Informationsblatt 42.

Nahrungsmittelallergien und -unverträglichkeiten

Definitionen

Man muß unterscheiden zwischen einer Allergie und einer Unverträglichkeit. „Echte" *Nahrungsmittelallergien* werden verursacht durch die Bildung von IgE-Antikörpern gegen Nahrungsbestandteile. Dies läßt sich nur bei ca. 5–10% der erwachsenen Neurodermitiskranken nachweisen.

Wesentlich häufiger sind die sog. *Nahrungsmittelunverträglichkeiten,* die ohne Antikörperbildung ablaufen. Hierbei handelt es sich um Nahrungsmittel, die unabhängig vom körperlichen Abwehrsystem über verschiedene Mechanismen Juckreiz auslösen können. Neurodermitis ist jedoch keine Stoffwechselerkrankung, die *allein* auf Nahrungsmittelallergien oder -unverträglichkeiten zurückzuführen ist.

Diagnose

Der Hautarzt hat die Möglichkeit, durch Hauttests oder Bluttests (sog. *RAST-Tests*) Allergene gegen Nahrungsmittel nachzuweisen. Allerdings können Tests nur durchgeführt werden, wenn die Haut annähernd erscheinungsfrei ist. Zu beachten ist, daß die Testergebnisse kein sicherer Nachweis sind, weshalb zusätzlich immer eine *Reexposition,* also das erneute Zuführen verdächtiger Nahrungsmittel, notwendig ist. Der Grund hierfür ist, daß die Nahrungsmittel im Körper noch umgebaut werden und nicht in reiner Form – wie bei der Testung – vorliegen. Andererseits könnte auch eine Nahrungsmittelunverträglichkeit vorliegen, die nicht im Blut nachweisbar ist. Die *eigene Erfahrung* ist daher in der Regel der sicherste Hinweis auf das Vorliegen einer Nahrungsmittelreaktion.

Diätmaßnahmen

Diäten haben deshalb nur dann Sinn, wenn sich aus der Selbstbeobachtung klare Verdachtsmomente ergeben. Andernfalls stellt die Durchführung von Diäten ohne Nachweis oder sichere Hinweise nur eine unnötige und psychisch belastende Einschränkung der Lebensqualität dar. Grundsätzlich gibt es 3 Wege, Nahrungsmittelunverträglichkeiten herauszufinden:

• **Provokationsdiät:** Verdächtige Nahrungsstoffe werden gezielt zugeführt, um Juckreiz oder Hautsymptome auszulösen.

Man protokolliert mindestens 2 Monate genaue seine Ernährung und den Hautzustand. Durch wiederholtes zeitliches Zusammentreffen von Symptomverschlechterung und Nahrungszufuhr erhält man Hinweise auf verdächtige Nahrungsstoffe, die man zur Überprüfung noch einmal gezielt zu sich nimmt.

- **Eliminationsdiät:** Verdächtige Nahrungsmittel werden über einen Zeitraum von 2–3 Wochen weggelassen, um eine Besserung der Hautbefunde zu erreichen.
  Im Rahmen einer sog. Aufbaukost werden zunächst alle Nahrungsmittel bis auf Tee und Wasser gemieden (für 2–3 Tage) und dann jeweils nach jedem 2. Tag ein neues Nahrungsmittel (z. B. Kuhmilch, Hühnereiweiß, Nüsse, Fisch, Schweinefleisch) zugeführt. Eine andere Möglichkeit ist es, nach und nach einzelne verdächtige Nahrungsmittel wegzulassen, bis sich der Hautbefund bessert.

- **Rotationsdiät:** Bestimmte Nahrungsmittel werden im regelmäßigen Wechsel aufgenommen.
  Ziel ist es, die Allergenbelastung möglichst niedrig zu halten, indem bestimmte Nahrungsmittel in bestimmten Zeitabständen, z. B. alle 2 Tage, durch andere ersetzt werden, die ähnliche Nähreigenschaften haben (z. B. Kuhmilch im Wechsel mit Soja- und Mandelmilch).

Bei Nahrungsmittelunverträglichkeiten lohnt sich eine konsequente Nahrungsmittelumstellung; nach einer Latenz von ca. 1 Jahr „vergißt" der Körper quasi die allergische Reaktion und das Allergen kann dann durchaus vertragen werden.

Aus mehreren Gründen ist eine vorherige Rücksprache mit dem behandelnden Arzt empfehlenswert. So können z. B. die Reaktionen des Körpers auf bestimmte Nahrungsmittelallergene nach längerer Abstinenz dieses Stoffes sehr stark ausfallen. Ein weiteres Problem besteht darin, daß in unterschiedlichen Nahrungsmitteln ähnliche Allergene enthalten sein können (sog. Gruppenallergien). Deshalb sollte man z. B. bei Allergie auf Sellerie auch Möhren weglassen (ähnliches gilt für Allergien gegen Birkenpollen und bestimmte Apfelsorten).

Allgemeine Ernährungsempfehlungen

Aufgrund der Dysregulation der Schweißabgabe bei Neurodermitis ist es wichtig, für genügend *Flüssigkeitszufuhr* von ca. 1–1,5 l zu sorgen. Empfehlenswert sind Trinkwasser, Tee oder Mineralwasser (weniger günstig: kohlensäurehaltige Sprudel und Limonade). Die Flüssigkeitszufuhr kann durch den Verzehr von Obst (Äpfel, Birnen, meist gekocht), Salat und Gemüse unterstützt werden.

Folgende Nahrungsmittel sind häufig ein Auslöser für vermehrten Juckreiz:
- Zitrusfrüchte (zu starker Säuregehalt);
- scharfe Gewürze, Zucker, Salz (vermehrte Hautdurchblutung);
- Alkohol (vermehrte Hautdurchblutung).

INFORMATIONSBLATT 42 (FORTS.)

Grundsätzlich ist eine Umstellung auf eine sog. *Vollwertkost* zu empfehlen, die auf einer naturbelassenen Verwertung der Nahrungsmittel beruht. Verwendet werden sollten möglichst nur Nahrungsmittel aus biologischem Anbau:

- Getreide: Weizen, Gerste, Hafer, Vollreis, Hirse, Buchweizen, Mais und Grünkern, ganz oder vermahlen (möglichst frisch) verarbeitet.
- Gemüse, soweit verträglich, überwiegend heimische Sorten wie Möhren, Rote Rüben, Kohlrabi, Porree, Zwiebeln, Knoblauch, Rot- und Weißkohl, Salate.
- Obst: ebenfalls aus heimischem Anbau, z. B. Äpfel, Birnen, Mirabellen und Pflaumen.
- Unraffinierte Sojaprodukte: Tofu, Miso, Tamari und Sojamilch.
- Unraffinierte, kaltgepreßte Öle und Fette: Sonnenblumen-, Distel-, Oliven- und Sesamöl.
- Zum Süßen: unbehandelter Honig, ungezuckerte Dicksäfte, Trockenfrüchte.
- Kerne: Sonnenblumen, Kürbis, Leinsamen, Sesam und Mandeln.

Literatur: Hamm M, Behr-Völzer Ch (1990) Krank durch Ernährung: Ratgeber Neurodermitis, Mosaik-Verlag.

ÜBERSICHT

Sitzung 9: Beruf, Freizeit, Hobby, Arbeitsplatzschäden
1. Anfangsrunde
2. Referat
3. Erfahrungsaustausch
4. Zusammenfassung durch den Gruppenleiter
5. Möglichkeiten der Umsetzung
6. Resumee und Ausgabe von Informationsblatt 43

Anfangsrunde

Der Gruppenleiter fragt zunächst alle Teilnehmer danach, ob die Auseinandersetzung mit dem Thema der letzten Sitzung, Ernährung, bereits zu Konsequenzen im Alltag geführt hat. Zusätzlich sollte er sich auch nach Fragen bezüglich des Themas der aktuellen Sitzung erkundigen, auf die er ggf. im Einführungsreferat eingehen kann.

Referat

Der Gruppenleiter sollte möglichst knapp die wichtigsten Probleme (z. B. beruflich bedingte Hautirritationen; ungünstige Hobbies) kurz ansprechen, um den Teilnehmern Gelegenheit zu geben, über eigene Probleme in diesem Bereich nachzudenken.

Psychologische Gesichtspunkte (z. B. Streß am Arbeitsplatz, wenig Freizeit) sollten ausgeklammert und auf die 11. Sitzung verschoben werden. Günstig ist es, wenn der Gruppenleiter sich vor der Sitzung über die Berufe und Hobbies der Teilnehmer informiert (z. B. aus anamnestischen Daten). Er kann dadurch gezielt auf die persönlichen Problembereiche bezüglich Allergenquellen bzw. Unverträglichkeiten eingehen (z. B. Rauch als Irritans in der Kneipe, Gartenarbeit führt zu Hautirritation).

Erfahrungsaustausch

Das Thema der 9. Sitzung bietet erneut Gelegenheit, mögliche schädigende Einflüsse auf die Haut im Alltag zu identifizieren. Manchmal entsteht erstmals der Verdacht auf eine Auslösung schwerwiegender Hautprobleme durch den Arbeitsplatz, was zur Abklärung einer berufsbedingten Erkrankung führen kann. Dabei muß ggf. auch ein Arbeitsplatzwechsel diskutiert werden. Fragen wie *„Welche Einflüsse haben Sie bisher am Arbeitsplatz, in der Freizeit erlebt"* ermöglichen es dem Teilnehmer, seine Situation zu reflektieren.

Nicht selten wird bei der Besprechung dieser Thematik der eher psychosomatische Aspekt der Krankheit deutlich, wenn die Teilnehmer die Abhängigkeit der Hautkrankheit nicht von den vorkommenden Substanzen, sondern von der Arbeitssituation und Schwierigkeiten im Kontakt zu Mitarbeitern und Vorgesetzten schildern; eine ausführlichere Besprechung dieser Probleme sollte jedoch in der 11. Sitzung erfolgen.

Zusammenfassung durch den Gruppenleiter

Das die Besprechung des Themas erfahrungsgemäß persönliche Probleme deutlicher werden läßt, bietet diese Sitzung Gelegenheit, den Teilnehmern zu empfehlen, sich auch ohne den Gruppenleiter zu treffen. *„Wenn Sie diese eher persönlichen Probleme gern eingehender besprechen möchten, können Sie sich mit den anderen auch ohne mich zusammensetzen, dies wäre dann eine Selbsthilfegruppe!"* Auch hier ist es wieder wichtig, die individuell sehr verschiedenartigen Erfahrungen hervorzuheben und jeden Teilnehmer diesbezüglich auch anzusprechen (z. B. *„Herr X hat wohl v. a. deshalb keine Probleme, da er eine Bürotätigkeit hat und nicht an einer Hausstauballergie leidet, während Frau Y durch ihre Allergie gegen Lebensmittel natürlich bei der Beschäftigung im Supermarkt immer wieder mit dieser Schwierigkeit konfrontiert wird").*

Möglichkeiten der Umsetzung

Der Gruppenleiter sollte darauf achten, daß jeder Teilnehmer sich ein eigenes Bild von seinen Problemen in diesem Bereich machen konnte. Er weist einzelne Teilnehmer ggf. darauf hin, daß ein Nachholbedarf an Informationen besteht, und empfiehlt konkrete Schritte zur Abklärung (Allergietests, Berufskrankheitenmeldung etc.), wenn diese notwendig erscheinen. Manchmal wird auch die Frage nach den Erfolgsaussichten eines Antrags auf Schwerbehinderung gestellt. Über diesen Antrag sollte jedoch erst nach ausführlichen Diskussionen, die am besten mit dem behandelnden Hautarzt geführt werden, entschieden werden.

Resumee und Ausgabe von Informationsblatt 43

Meist ist die Sitzung gut geeignet, auf das Thema der 11. Sitzung, psychische Aspekte, hinzuweisen, da durch die Besprechung der Arbeit und Freizeit häufig auch seelische Aspekte deutlich werden. Der Gruppenleiter verteilt Informationsblatt 43. Er sollte darauf hinweisen, daß das Informationsblatt auch dann wichtig ist, wenn die Teilnehmer bereits alle im Beruf stehen, da sie schließlich auch Freunden und Kindern entsprechende Empfehlungen zur Berufswahl geben könnten.

Beruf, Freizeit, Hobby

Am Arbeitsplatz und in der Freizeit ist die zu Empfindlichkeitsreaktionen nei-
gende Haut vielfältigen Einflüssen ausgesetzt. Deshalb ist es sinnvoll, schädliche
Einflüsse auszuschalten. Jedoch sollte man diese Lebensbereiche nicht nach star-
ren Regeln bewerten, sondern Vor- und Nachteile abwägen: Ein Beruf mit Schad-
stoffkontakt kann so viel Lebensfreude mit sich bringen, daß die Neurodermitis
als zweitrangig empfunden wird. Die folgenden Empfehlungen sind daher vor
dem Hintergrund der individuellen Ziele des einzelnen zu bewerten.

Ungünstige Faktoren

- starke Verschmutzungen der Haut,
- dauernder Kontakt zu hautreizenden Stoffen,
    - metallverarbeitende Berufe
    - Gummifacharbeiter (Reifenindustrie)
    - Maler/in
    - Ofensetzer/in
    - Reinigungspersonal
    - Friseure/Friseusen
- Schadstoffexposition,
- Allergenexposition,
- Klimaverhältnisse am Arbeitsplatz,
- Kleidung am Arbeitsplatz und
- Belastungen körperlicher und psychischer Art.

> **Gesicherte Allergien gegen nicht vermeidbare Stoffe im Beruf legen eine
> Umschulung nahe.**

Für Hobbies und Tätigkeiten zu Hause

Schädliche Einflüsse sind abhängig von:

- der Dauer,
- der Intensität der Einwirkung
- sowie von angewendeten Schutzmaßnahmen.

In der Freizeit kann es durchaus auch Spaß machen, seiner Haut etwas Gutes zu
tun und die Gesundheit zu fördern, z. B. durch Entspannungsübungen, Kalt-/
Warmwasseranwendungen oder Sport.

Schwimmen

Schwimmen beansprucht fast alle Körpermuskeln und wirkt insgesamt belebend auf die Gesundheit. Allerdings sollte es zeitlich begrenzt werden. Bei entzündlichen Hautstellen sollte aufgrund des Chlorzusatzes auf das Schwimmen in öffentlichen Bädern verzichtet werden. Augenreizungen kann man mit einer Schutzbrille zuvorkommen.

Sauna

Saunabesuche sind *empfehlenswert,* vorausgesetzt, die Haut weist einen verträglichen Zustand auf. Die trockene Hitze (Luftfeuchtigkeit ca. 5–10%) fördert die Schweißabsonderung und trainiert die Schweißdrüsen. Die Verdunstung ermöglicht die Verträglichkeit von hohen Temperaturen (80–90 °C). Die Erwärmung und Abkühlung erzeugt ein Erweitern bzw. eine Verengung der Gefäße. Dies stärkt die Muskeln, Gefäße und die Funktionen der Haut; zusätzlich wird die Ablösung von abgestorbenen Zellen gefördert. Die Temperaturfühler werden trainiert und ermöglichen eine bessere Anpassung an Temperaturschwankungen. Schließlich hinterläßt ein Saunabesuch auch eine tiefe Entspannung, die sich auch auf das psychische Befinden auswirkt.

Sonnenbaden

Vorsicht vor zu starker Sonneneinwirkung: ausgedehnte Sonnenbäder sind in vielfältiger Weise schädlich. Grundsätzlich empfiehlt sich die Verwendung von Sonnenschutzcremes. Allerdings enthalten diese Lichtsensibilisierende Inhaltsstoffe (z. B. Bergamotteöl, Furocumarine, Psoralene, Sulfonamide, auch Teerzusätze, Vaseline-Begleitstoffe und juckreizlindernde Medikamente).

Grundregeln bei allen Freizeitaktivitäten, die mit Schwitzen oder Aufweichung der Haut einhergehen

- Nicht zu lange!
- Regelmäßige Hautpflege nach körperlichen Aktivitäten und Wasser-/Sonnenexposition und
- bewußter Umgang mit bekannten „Auslösern" des Juckreizes (Kälte/Wärme, Schwitzen, Schafwolle etc.)

Schulunterricht und Schulsport

Ärztliche Bescheinigungen für eine Unterrichtsbefreiung können bei starken Hautveränderungen ausgestellt werden. Insbesondere der Turnunterricht kann durch starkes Schwitzen einen Krankheitsschub auslösen.

Wehrdienst

Bestehen bei der Musterung starke und generalisierte Krankheitserscheinungen, so kann dies zu einer Wehrdienstbefreiung führen.

Die Einschränkungen, die die Neurodermitis in Beruf und Freizeit verursacht, sind bei bewußten Vorsichtsmaßnahmen auf ein akzeptables Maß reduzierbar (z. B. sind bei Allergien meist nur einige relevante Stoffe zu meiden). Eine bewußte Ausrichtung der Verhaltensgewohnheiten in der Freizeit und eine intensive Hautpflege steigern das Wohlbefinden. Dabei sollte die Neurodermitis nur *einen* Gesichtspunkt neben anderen darstellen: es sollte sich nicht alles um die Neurodermitis drehen.

ÜBERSICHT

Sitzung 10: Alternative Therapien
1. Anfangsrunde
2. Referat
3. Erfahrungsaustausch
4. Zusammenfassung durch den Gruppenleiter
5. Möglichkeiten der Umsetzung
6. Resumee und Ausgabe von Informationsblatt 44

Anfangsrunde

Die Anfangsrunde dient wieder dem Erfahrungsaustausch hinsichtlich des Themas der letzten Sitzung und der Umsetzung in den Alltag.

Referat

Der größte Teil der Teilnehmer hat Erfahrungen mit sog. „Alternativbehandlungen" und hat aufgrund eines „Versagens" der schulmedizinischen Behandlungsmaßnahmen schon einmal einen Heilpraktiker aufgesucht. Das einleitende Referat sollte nicht das Vorurteil von „engstirnigen Schulmedizinern" verstärken, sondern offen auf die unterschiedlichen Behandlungsansätze eingehen. Der Gruppenleiter sollte über die aktuellen alternativen Therapien gut informiert sein, da diese häufig kurzfristig „im Gespräch" sind. Er muß deshalb seine schulmedizinische Einstellung nicht verleugnen, vielmehr sollte er versuchen verständlich zu machen, wieso er von der einen oder anderen Methode eine negative Einschätzung hat.

Das Referat sollte zunächst nur die bekanntesten alternativen Verfahren nennen, die schon lange bekannt sind, wie Homöopathie, Akupunktur und Phytotherapie. In der anschließenden Diskussionsrunde sollte er zusätzlich auf Therapieformen eingehen, die die Teilnehmer kennen und ausprobiert haben.

Falls der Gruppenleiter wenig Erfahrung mit alternativen Therapien hat, sollte er sich durch einschlägige Ratgeber kundig machen, den Teilnehmern aber auch nicht das eigene Informationsdefizit verschweigen. Um so leichter kann er die Teilnehmer auch dazu ermuntern, eigene Erfahrungen einzubringen.

Erfahrungsaustausch

In der Diskussionsrunde werden häufig divergierende Meinungen deutlich, je nachdem, ob ein Patient eine Methode schon vergeblich ausprobiert hat und von ihrer Unwirksamkeit überzeugt ist oder ein anderer sie gerade begonnen hat und darauf „schwört". Der Gruppenleiter muß in dieser Sitzung besonders gut auf unterschiedliche Meinungen und Krankheitskonzepte gefaßt sein und sie auch – emotional vertretbar – hinterfragen können.

Schwierigkeiten bereitet es häufig, wenn ein Teilnehmer so sehr von einer bestimmten Methode überzeugt ist, daß er die anderen missionieren will. In diesem Fall ist es für den Gruppenleiter wichtig, auf die Erfahrung der anderen Sitzungen zurückzugreifen und zu betonen, daß die Gruppe schließlich gelernt hat, daß die

Therapieansätze individuell unterschiedlich ansprechen. Auch das Thema „Placebo" kann vom Gruppenleiter eingebracht werden.

Zusammenfassung durch den Gruppenleiter

Bei der zusammenfassenden Bewertung in dieser Sitzung ist es erfahrungsgemäß für einen schulmedizinisch orientierten Gruppenleiter schwierig, auf die individuellen Erfahrungen der Teilnehmer einzugehen. Trotzdem sollte er sich bemühen, keinen Teilnehmer anzugreifen, nur weil dieser alternative Verfahren bevorzugt und schulmedizinische Ansätze ablehnt. Vielmehr verbergen sich hinter dieser Haltung oft auch unbewußte Konflikte, die stellvertretend für Eltern oder Partner mit der Autorität der Schulmedizin ausgefochten werden. Der Gruppenleiter sollte auf allgemein zugängliche Informationen von Selbsthilfegruppen hinweisen (z. B. Deutscher Neurodermitiker-Bund, Mozartstr. 11, 22083 Hamburg), die in der Regel ausgewogen die verschiedenen Verfahren vorstellen. Eine ausführliche Darstellung der Therapiemethoden findet sich auch in Gieler, Bräuer, Freiling (1994): *Neurodermitis – Ein Ratgeber für Betroffene* (Edition Medpharm, Stuttgart).

Möglichkeiten der Umsetzung

Grundsätzlich ist es gerade in dieser Sitzung wichtig darauf zu achten, sich mit persönlichen Bemerkungen eher zurückzuhalten und die Gruppe selbst die Diskussion führen zu lassen. Der Gruppenleiter sollte jedoch darauf achten, daß wichtige Gesichtspunkte, wie z. B. Kosten oder potentielle Schädigungen (z. B. Abszesse bei Eigenbluttherapie) nicht vergessen werden. Eingreifen sollte der Gruppenleiter, wenn ein Teilnehmer beginnt, den anderen etwas vorzuschreiben. *„Auch wenn Sie selbst noch so überzeugt von dieser Methode sind, heißt das nicht, daß es den anderen auch helfen muß. Die Entscheidung sollten Sie den anderen selbst überlassen."*

Resumee und Ausgabe von Informationsblatt 44

Zum Abschluß sollte der Gruppenleiter auf das nahe Ende des Schulungsprogramms hinweisen und die Teilnehmer auffordern, sich zu Hause noch offene Fragen zu notieren, um sie nicht zu vergessen. Er teilt am Ende das Informationsblatt 44 aus.

INFORMATIONSBLATT   44 ▬▬▬▬▬▬▬▬▬▬▬▬▬▬▬▬

Alternative Therapiemethoden

Alternative Therapiemethoden sind alle Anwendungen, die noch nicht im Rahmen der Schulmedizin überprüft oder dort akzeptiert sind, da der Nachweis nach naturwissenschaftlichen Gesichtspunkten fehlt. Dies heißt nicht, daß diese Methoden nicht Betroffenen helfen können, und einige der Methoden sind auch z. Z. in der Überprüfung, so daß weitere Ergebnisse und Erfahrungen bald vorliegen werden. Die folgende Liste alternativer Therapiemethoden ist sicher nicht vollständig und stellt nur die z. Z. geläufigsten Methoden zur Behandlung der Neurodermitis dar.

AHIT (Auto-Homologe-Immun-Therapie) der Fa. Imbiopharm
(auch: Methode nach Dr. Kief)

Dies ist eine spezielle Form der Behandlung mit Eigenblut bzw. anderer Körperprodukte wie Urin oder Kot, die nach Einsendung an ein spezielles Labor aufbereitet werden und danach in veränderter Form – frei von Keimen und Krankheitserregern – wieder in den Körper eingespritzt werden. Dadurch soll die Bildung körpereigener Abwehrstoffe angeregt und das Abwehrsystem gestärkt werden. Die autohomologe Immuntherapie wendet zur Behandlung körpereigene Stoffe an, die durch Veränderungen der Eiweiße (Proteolyse) und eine Anreicherung mit Ozon (Ozonolyse) hergestellt werden. Nach Informationen der Herstellerfirma Imbiopharm kam es nach einer Anwendung bei 139 Neurodermitispatienten bei 40,7% zu einer vollständigen Besserung, bei weiteren 40,7% zu einer deutlichen Besserung. Allerdings fehlen bisher auch hier kontrollierte Studien, die die Wirksamkeit der Behandlung beweisen. Das Behandlungsprinzip ist bisher noch nicht vom Bundesgesundheitsamt zugelassen; die Kosten werden jedoch von einigen Krankenkassen übernommen.

Bioresonanztherapie

Hauptziel der Bioresonanztherapie ist es, den Selbstheilungskräften des Körpers einen Anstoß zur Selbstregulation zu geben. Dies soll durch den Einsatz eines Gerätes erreicht werden, das die patienteneigenen Schwingungen durch ein Kabel leitet und die krankhaften Ströme in ihr Gegenteil verkehrt. Es gibt daher auch kaum Einschränkungen für den Einsatz des Gerätes, da es in der Lage sein soll, alle pathologischen Schwingungen zu therapieren. Wissenschaftlich fundierte Autoren wie Schultze-Werninghaus (1994) üben heftige Kritik am Einsatz dieser Geräte in der Behandlung allergischer Erkrankungen, da sie in keiner Weise durch Studien gesichert sind.

INFORMATIONSBLATT 44 (FORTS.)

Cardiospermum-Salbe (z. B. Halicar)

Cardiospermum ist eine äußere Anwendungsform, die als Cardiospermum-Salbe (Salbe) und als Cardiospermum-Salbe fettarm (Creme) hergestellt wird. Die Inhaltsstoffe dieser Salbe werden aus der Pflanze Cardiospermum haliciacabum gewonnen. Diese stark wuchernde Schlingpflanze ist in den Tropen verbreitet. Die Stoffe dieser Pflanze sollen eine kortisonähnliche Wirkung haben und Juckreiz lindern, ohne daß außer Allergien wesentliche Nebenwirkungen bekannt sind. Eine Doppelblindstudie an der Hautklinik Karlsruhe hat eine antientzündliche Wirkung nachweisen können. Cardiospermum-Salbe wird inzwischen von vielen Hautärzten rezeptiert und kann als gute Alternative zu Kortisonsalben gelten.

Eigenblutbehandlung

Diese Methode, früher häufig zur allgemeinen Umstimmung bei sonst nicht klärbaren Krankheiten eingesetzt, wird immer seltener angewendet. Bei der Behandlung wird dem Patienten eigenes Blut entnommen und dem Körper durch eine Spritze (z. T. nach vorheriger Verarbeitung oder Anreichung, z. B. mit Ozon) wieder eingespritzt. Leider können hierbei gelegentlich Infektionen an der Einspritzstelle entstehen, die sehr unangenehm sind. Darüber hinaus wird überlegt, ob die eigenen Blutbestandteile durch die Verabfolgung über einen anderen Weg nicht dazu führen können, daß der Körper Abwehrkräfte gegen sein eigenes Blut aufbaut, so daß die Methode vielleicht doch mehr Gefahren als möglichen Nutzen bringt.

Gammaglobuline

Ebenso wie die Interferone sind auch die Gammaglobuline Stoffe des menschlichen Körpers, die zur Stabilisierung der Abwehr gebildet werden. Die Gabe dieser Eiweißstoffe durch Injektion hat bisher jedoch keine deutlichen Besserungen des Hautzustandes gezeigt, weshalb dieses Verfahren kaum noch angewendet wird.

Homöopathie

Die Homöopathie ist eine medizinische Behandlungsform, die seit ca. 200 Jahren angewendet wird und von dem Prinzip ausgeht, eine Krankheit durch eine Substanz, die in einem speziellen Verfahren verdünnt und „verschüttelt" wird, zu behandeln. Die so verarbeitete Substanz hat beim gesunden Menschen eine Wirkung, die den Symptomen des Krankheitsbildes entspricht, das man behandeln will. Es wird hierbei weniger die Krankheit, sondern vielmehr der gesamte Mensch mit seinen Neigungen und Auffälligkeiten erfaßt und ihm ein oder mehrere hintereinander oder gleichzeitig gegebene Mittel zugeordnet.

Es wird unterschieden zwischen der „klassischen Homöopathie", die meist eine genaue, ca. 2–3 h dauernde Erhebung der Krankengeschichte voraussetzt und mehr auf der geistigen Ebene behandelt und der Komplexmittel-Homöopathie, die mit Niedrigpotenzen (niedrigen Verdünnungen) arbeitet und sich mehr an der Symptomatik orientiert. Letztere scheint bei der Neurodermitis weniger erfolgversprechend zu sein.

Interferon

Interferon ist ein Eißweißkörper des menschlichen Körpers, der bei der Abwehr von Infektionen gebildet wird. Es lag deshalb aufgrund theoretischer Überlegungen nahe, diese Substanz auch zur Behandlung von Erkrankungen, u. a. auch Neurodermitis, anzuwenden, die durch eine Beeinträchtigung des Abwehrsystems (Immunsystems) hervorgerufen werden. Allerdings hat diese Substanz, die in Form von Einspritzungen (Injektionen) gegeben wird, teilweise sehr starke Nebenwirkungen wie Fieber und Übelkeit zur Folge. Einige neuere Studien zur Wirksamkeit bei Neurodermitis haben eher ungünstige Ergebnisse erzielt.

y-Linolensäure (Nachtkerzenöl)

In letzter Zeit hat es einige Untersuchungen zur y-Linolensäure gegeben, da aufgrund theoretischer Überlegungen eine Zufuhr dieser Substanzen durchaus sinnvoll zu sein scheint. Grundsätzlich muß man zwischen der n-3-Linolensäure und der n-6-Linolensäure unterscheiden. Bisherige Untersuchungen haben gezeigt, daß der Blutspiegel von sog. „essentiellen Fettsäuren" (wichtige Eiweißbestandteile des Blutes) bei Neurodermitis erniedrigt ist. Führt man Linolensäure zu, so kann es zu einer Normalisierung dieses Zustandes kommen. Da Linolensäure aus der Nachtkerze gewonnen wird, wird sie auch als Nachtkerzenöl bezeichnet. Einige Untersuchungen haben gezeigt, daß bei einer längeren Einnahme von Nachtkerzenöl über 12 Wochen sich eine Besserung des Hautzustandes ergeben kann; allerdings haben weitere Untersuchungen dies nicht bestätigen können. Das Nachtkerzenöl ist ab 1991 als Medikament (z. B. Epogam, Glandol, Unigamol, Quintesal) erhältlich.

INFORMATIONSBLATT 44 (FORTS.) ▓▓▓▓▓▓▓▓▓▓▓▓▓▓

Phytosterole (Mutabella)

Phytosterole sind Stoffe, die Entzündungsfaktoren in der Haut (Leukotriene) senken können. Die äußere Anwendung von Phytosterolen soll deshalb die Produktion dieser Entzündungsstoffe senken und damit zu einer Verbesserung der Hautentzündung beitragen. Einige (allerdings nicht kontrollierte) Studien bestätigen die Wirksamkeit dieser Salbe bei Neurodermitis. Da die Konzentration der Phytosterole möglicherweise zu gering ist, um einen ausreichenden Effekt zu erzielen, sind Weiterentwicklungen abzuwarten.

Phytotherapie

Die Phytotherapie behandelt durch die Anwendung von pflanzlichen Extrakten, die als Umschläge, Tee oder Diät zugeführt werden. Je nach Zusammensetzung unterscheidet man sog. Monosubstanzen, die nur ein einziges Pflanzenextrakt enthalten, von Kombinationsstoffen, die mehrere Extrakte enthalten. Phytopharmaka werden in der Medizin kontrovers diskutiert, und einige sind kürzlich vom Bundesgesundheitsamt z. T. wegen unzulässiger Herstellungsverfahren verboten worden. Allerdings werden diese Mittel trotzdem durch viele Ärzte mit Erfolg eingesetzt. Für den Neurodermitiker sollte berücksichtigt werden, daß auch Naturheilmittel – v. a. Propolis, Arnika und Ringelblume – relativ häufig zu Allergien führen können, so daß größte Vorsicht am Platz ist. Bewährt haben sich zur Linderung des Juckreizes kühle Umschläge mit schwarzem Tee und Zinnkrautumschläge.

Schwelmer Modell

Das Schwelmer Modell bezeichnet ein komplexes Behandlungsverfahren, das in der Kinderklinik Gelsenkirchen von Ernst Stemmann entwickelt wurde. Der Ansatz des Behandlungsverfahrens ist eine Umstellung der Ernährung, eine psychologische Betreuung und eine intensive Information der Patienten bzw. der Eltern. Die Behandlung wird auf Antrag von den Krankenkassen übernommen.

Symbioselenkung

Ausgangspunkt ist die Überlegung, daß eine falsche Zusammensetzung der Darmflora (Besiedlung des Darmes durch normale Keime) zu Krankheiten führen bzw. solche unterhalten kann. Auch Neurodermitis wird als Stoffwechselstörung angesehen, die eine Veränderung der Darmflora verursacht. Eine gestörte Darmflora kann nach Ansicht der Symbioselenkung zur Aufnahme von Giftstoffen durch den Darm führen. Erfolge durch solche Therapieformen werden v. a. dann gesehen, wenn eine krankhafte Besiedlung des Darmes, z. B. mit Hefepilzen, vorliegt, die durch entsprechende Medikamente beseitigt wurde.

Anfangsrunde

Auch diesmal fragt der Gruppenleiter nach dem weiteren Befinden mit der Neurodermitis; positive Erfahrungen sollten besonders hervorgehoben werden.

Referat

Das Referat dieser Sitzung ist davon abhängig, ob die dermatologische Schulung alleine oder zusammen mit dem verhaltenstherapeutischen Gruppenprogramm durchgeführt wird. Sollten die Teilnehmer gleichzeitig am Verhaltenstraining teilnehmen, so kann auf diese Sitzung verzichtet werden oder nur kurz auf weitere psychotherapeutische Maßnahmen (psychosomatische Kurklinik, analytische Psychotherapie) eingegangen werden.

Der Gruppenleiter leitet sein Referat am günstigsten folgendermaßen ein: *„Sicher ist es Ihnen schon aufgefallen, daß der Juckreiz je nach Intensität Ihrer Anspannung mehr oder weniger stark auftritt".* Er stellt dann einige wesentliche Kernthesen psychosomatischer Theorien vor. Obwohl seelische Einflüsse auch nach der Erfahrung der meisten Teilnehmer das Krankheitsgeschehen beeinträchtigen oder sogar wesentlich mitgestalten, besteht oftmals erhebliche Unklarheit, welcher Natur diese Einflüsse sind und wie diese den Krankheitsverlauf verändern können.

Erfahrungsaustausch

Die Ansicht, Psychotherapie sei nur bei „schwer gestörten" Personen notwendig, ist ein zentrales Problem dieser Sitzung. Da psychosomatische Zusammenhänge den meisten Teilnehmern plausibel erscheinen, ergeben sich häufig detaillierte Fragen danach, wie ein solcher Zusammenhang zu erklären ist.

In dieser Sitzung wird der gruppendynamische Prozeß besonders deutlich und sollte vom Gruppenleiter aufmerksam beobachtet werden. Meist gibt es einige Teilnehmer, die psychosomatische Zusammenhänge bezüglich der eigenen Person ablehnen und andere, die bereit sind, durch eine Psychotherapie auf den Krankheitsverlauf einzuwirken. Bei letzteren ergeben sich meist auch technisch-organisatorische Fragen, welche Therapieform geeignet ist und welche Therapeuten in Frage kommen sowie die Frage nach den Kosten einer solchen Therapie. Es ist nicht Aufgabe des Gruppenleiters, die Teilnehmer von psychosomatischen Zusammenhängen zu „überzeugen", da der Widerstand des Teilnehmers ein für ihn bedeutsamer Schutz sein kann, ohne den er möglicherweise mit seinen psychischen Problemen sonst nicht fertig werden könnte. Der Gruppenleiter kann hier folgendermaßen intervenieren: *„Viel-*

leicht spielt der psychische Einfluß bei Ihnen nur eine geringe Rolle, es sei denn, Sie möchten vielleicht unbewußt etwas nicht wahrnehmen" oder *„Nicht bei jedem müssen psychische Probleme einen Einfluß auf die Neurodermitis haben, Sie sollten sich einfach nur einmal in dieser Hinsicht beobachten".*

Zusammenfassung durch den Gruppenleiter

Bei der Zusammenfassung sollte der Gruppenleiter auf die verschiedenen Einstellungen der Teilnehmer eingehen und jeden in seiner Auffassung bestärken, gleichgültig, ob er psychosomatische Zusammenhänge für sich akzeptiert oder ablehnt. Er sollte die verschiedenen psychotherapeutischen Verfahren noch einmal kurz wiederholen und die Möglichkeiten der Durchführung von Psychotherapien im Rahmen einer psychosomatischen Kurbehandlung nicht vergessen.

Möglichkeiten der Umsetzung

In dieser Sitzung muß der Gruppenleiter häufig auf technische Details einer Psychotherapie eingehen und die verschiedenen kassentechnischen Wege erläutern. Besonders wichtig ist dabei darauf hinzuweisen, daß z. B. auch Entspannungstechniken sehr gute Basistherapieverfahren darstellen, durch die bei den meisten Neurodermitiskranken eine Symptomverbesserung erzielt werden kann.

Um eine Ausgewogenheit unter den Teilnehmern herzustellen, sollte er Teilnehmer, die unrealistische Vorstellungen vom Nutzen psychotherapeutischer Maßnahmen haben, zu einer realistischeren Betrachtungsweise anregen (*„Psychotherapie ist kein Allheilmittel, man lernt nur, besser mit der Krankheit fertig zu werden"* oder *„Psychotherapie ist eine medizinische Methode und keine Weltanschauung"*). Gleichzeitig können diejenigen, die eine Auseinandersetzung vermeiden aus Angst als „psychisch gestört" abgestempelt zu werden, dazu angeregt werden, sich hinsichtlich psychischer Einflüsse zu beobachten.

Resumee und Ausgabe von Informationsblatt 45

Am Ende der Sitzung macht der Gruppenleiter darauf aufmerksam, daß die nächste Sitzung die letzte Gelegenheit ist, solche Themen anzusprechen, die nach Ansicht der Teilnehmer bisher noch nicht ausreichend behandelt wurden. Abschließend wird Informationsblatt 45 ausgeteilt.

INFORMATIONSBLATT 45

Haut und Psyche

Es ist allgemein bekannt, daß sich Hautfunktionen durch seelische Vorgänge beeinflussen lassen. Dies drückt sich auch in der Umgangssprache aus, in der bestimmte Ausdrücke wie: „Es geht mir unter die Haut", „eine Gänsehaut bekommen", „blaß vor Schreck" usw. auf die engen Zusammenhänge zwischen seelischen Reaktionen und Hautveränderungen hinweisen.

Dies heißt nicht, daß seelische Belastungen *die Ursache* der Neurodermitis darstellen, sondern einen Einflußfaktor, der neben anderen aufgrund der entsprechenden Veranlagung die Hautreaktionen auslösen oder verstärken kann. In der Regel haben seelische Mechanismen jedoch ein großes Gewicht.

Allerdings sind seelische Mechanismen nicht für alle Menschen gleich leicht erkennbar. Dies liegt daran, daß ein Zusammenhang oft erst bei starken Belastungen und bei gezielter Anleitung zur Selbstbeobachtung bemerkt wird. Die Art des Auslösers kann bei jedem Menschen individuell unterschiedlich sein: der eine reagiert auf beruflichen Streß, der andere vielleicht eher auf persönliche Konflikte. Insbesondere Trennungssituationen tragen zu einer Verschlechterung der Neurodermitis bei, und eine Verbesserung kann erzielt werden, wenn in einer Psychotherapie gelernt wird, sich selbst stabiler und selbstbewußter zu fühlen.

Die Krankheit kann nicht nur durch Belastungen ausgelöst werden, sie führt auch zu Belastungen, die rückwirkend wiederum die Symptome verstärken. Die immer wiederkehrenden Krankheitsschübe verfestigen bei vielen Betroffenen die Überzeugung, keine Möglichkeiten zu haben, Einfluß auf den Verlauf auszuüben. Sie fühlen sich dem Juckreiz und Kratzen ausgeliefert und hilflos, haben Angst vor einer weiteren Ausbreitung der Hauterscheinungen, und im subjektiven Erleben wird die Krankheit zu einer Belastung, die das ganze Leben überschatten kann.

Zusätzlich ist die Krankheit mit Problemen im Umgang mit anderen Menschen verbunden: die sichtbaren Hauterscheinungen lösen oftmals ungünstige oder gar negative soziale Reaktionen aus. Zudem haben viele Betroffene oftmals seit der Kindheit gelernt, daß Kratzen etwas Schlechtes und Ausdruck von Versagen ist und erleben belastende Schuldgefühle, obwohl Kratzen ohne das Erlernen von alternativen Verhaltensweisen nicht zu unterdrücken ist. Man muß also als Neurodermitiker vielfältige, mit der Krankheit verbundene Anforderungen meistern können, trotz vieler Rückschläge ein positives Selbstbild bewahren und handlungsfähig bleiben.

Angesichts dieser besonderen Anforderungen ist eine gezielte, seelische Unterstützung in unterschiedlicher Weise sinnvoll:

Entspannungsverfahren

Durch Methoden wie das autogene Training oder die progressive Muskelentspannung lernt man, den Körper auf innere Ruhe umzuschalten und dadurch zu einer Linderung des Juckreizes beizutragen. Zwar werden seelische Konflikte nicht, wie in einer Psychotherapie, bewußt gemacht, aber bei konsequenter Übung überträgt sich die Ruhe und Ausgeglichenheit auch auf belastende Situationen.

Psychotherapien

Ziel der verschiedenen Arten von Psychotherapie ist es zu lernen, mit seinen Problemen und der Neurodermitis besser umgehen zu können und damit auch den Krankheitsverlauf zu beeinflussen.

Folgende Verfahren werden von den Krankenkassen anerkannt, und es werden die Kosten für eine festgelegte Zahl von Sitzungen erstattet:

- *Analytisch orientierte Psychotherapie/Psychoanalyse:* Es werden beeinträchtigende Erlebnismuster bearbeitet, die aus früheren Kindheitserfahrungen entstanden sind und die im täglichen Leben auch als Erwachsener weiterhin wirksam sind. Durch die Bewußtwerdung und eine hilfreiche Beziehung zum Therapeuten/in wird die Überwindung der eingefahrenen Erlebnismuster gefördert.
- *Verhaltenstherapie:* Ziel der Verhaltenstherapie ist die konkrete Veränderung aktueller Verhaltens- und Verarbeitungsmuster durch das Erlernen neuer Reaktionsmöglichkeiten: z. B. das Einüben von Selbstsicherheit oder einer besseren Kontrolle über das Kratzen.
- *Hypnose:* Die Hypnose dient dazu, sich in Entspannung an unbewußte Lebensereignisse zu erinnern und deren Bedeutung durch Suggestion des Therapeuten/in zu ändern.

Daneben gibt es zahlreiche andere Verfahren wie klientenzentrierte Gesprächstherapie, Gruppentherapie und Körpertherapien, deren Kosten nicht immer von den Krankenkassen erstattet werden. Diese Bestimmungen werden sich evtl. mit dem neuen Psychotherapeutengesetz ändern, das sich in Vorbereitung befindet. Eine Liste von anerkannten Psychotherapeuten kann bei den Krankenkassen angefordert werden. Vor Beginn der Therapie muß für die Krankenkasse ein Gutachten über die Notwendigkeit der Psychotherapie erstellt werden, bis 1994 in der Regel von einem Facharzt für Psychiatrie, psychotherapeutische Medizin oder Psychotherapie. In einem Vorgespräch mit dem Psychotherapeuten werden die zu bearbeitenden Probleme und Vorgehensweisen besprochen. Entscheidend für den Therapieerfolg ist ein persönlicher, vertrauensvoller Kontakt zum Therapeuten. In der Regel dauern Psychotherapien ca. 1 Jahr.

INFORMATIONSBLATT 45 (FORTS.) ▐▬▬▬▬▬▬▬▬▬▬▬▬▬▬▬▬▬▬

Einige Fragen, die zur Selbstbeobachtung anregen, aber eine Psychotherapie sicher nicht ersetzen können

- Sich seiner Persönlichkeit bewußt werden: Wie reagiere ich in bestimmten Situationen?
- Andere Menschen mit anderen Meinungen verstehen und akzeptieren: Wieso ärgere ich mich über diesen Menschen?
- Ruhiger und gelassener reagieren: Warum lasse ich mich hiervon aufregen?
- Sich selbst akzeptieren: Gibt es Argumente, sich nicht zu ändern?
- Sich nicht durch andere Standpunkte oder Meinungen ärgern lassen: Ist dies wirklich eine persönliche Kränkung oder nur eine andere Meinung?
- Keine Angst vor neuen Aufgaben oder Belastungen: Kann ich durch diese Aufgabe vielleicht etwas lernen/erfahren?
- Eigene Erwartungen und Wünsche realistisch halten: Kann ich dieses Ziel wirklich erreichen?
- Bei persönlichen Schwierigkeiten versuchen, mit vertrauten Menschen eine Lösung zu finden: Warum schlucke ich den Konflikt herunter?
- Mut zur Veränderung, wenn eingefahrene Lösungswege nicht mehr weiterbringen: Wie würde ich handeln, wenn ich in 10 Jahren auf die Situation zurückschaue?
- Vertrauen in den eigenen Körper und auf die eigene Regenerationskraft: Habe ich heute etwas für mich getan? – Wenn nicht, sollte es nachgeholt werden!

> **ÜBERSICHT**
>
> **Sitzung 12**
> 1. Einleitung des Gruppenleiters; Nachfrage nach Problemen; Blitzlicht
> 2. Erfahrungsaustausch
> 3. Zusammenfassung durch den Gruppenleiter
> 4. Möglichkeiten der Umsetzung; Abschlußbesprechung: wie geht es weiter?

Einleitung des Gruppenleiters; Nachfrage nach Problemen; Blitzlicht

Die letzte Sitzung ist für alle Fragen offen, die in den vorangegangenen Sitzungen nicht befriedigend beantwortet wurden. Am Anfang dieser Sitzung empfiehlt sich ein Blitzlicht, in dem jeder Teilnehmer kurz darstellt, mit welchen Gefühlen er in die letzte Sitzung geht. Der Gruppenleiter kann so leichter auf die häufig vorhandene Abschiedsstimmung eingehen und den Teilnehmern Mut machen, möglicherweise eine eigene Gruppe ohne seine Leitung als Selbsthilfegruppe weiterzuführen. Zusätzlich sollte jeder Teilnehmer darstellen, welche Veränderungen er bei sich bemerkt hat und was er sich für die Zukunft vorgenommen hat.

Erfahrungsaustausch

Meist ergeben sich noch Fragen zu topischer Therapie, alternativen Therapien oder psychotherapeutischen Aspekten. Auch persönliche Anliegen können besprochen werden, wenn ein Teilnehmer dies wünscht, vorausgesetzt, er dominiert damit nicht die ganze Gruppe.

Häufig kommt es vor, daß Teilnehmer ihre Trauer zum Ausdruck bringen über das Ende der Gruppe. Umgekehrt kann es auch passieren, daß jemand sich beklagt, er wisse jetzt noch weniger, da er völlig durcheinander sei.

Wenn der Erfahrungsaustausch nur stockend in Gang kommt, kann der Gruppenleiter die einzelnen Sitzungen der Reihe nach durchgehen und in Stichworten den Inhalt wiederholen. Meist erinnern sich die Teilnehmer dann an offen gebliebene Fragen. Nicht selten wird der Gruppenleiter mit der Aussage konfrontiert, daß sich nichts geändert habe und die Schulung keinerlei Erfolge gezeigt habe. Dies stellt häufig eine indirekte Andeutung der Enttäuschung dar, nunmehr alleine mit der Krankheit leben zu müssen.

Zusammenfassung durch den Gruppenleiter

Bei der Zusammenfassung sollte sich der Gruppenleiter unbedingt Zeit nehmen und eine Diskussion von Sachthemen frühzeitig zum Ende bringen. Er sollte darstellen, wie er die Gruppe erlebt hat, welche positiven Reaktionen er beobachtet hat und was ihm besonders viel Spaß gemacht hat. Die Gruppe sollte für ihre Teilnahmebereitschaft gelobt und ermuntert werden, die eigenen Ziele weiter zu verfolgen, auch wenn einmal Rückschläge auftauchen.

Möglichkeiten der Umsetzung; Abschlußbesprechung: wie geht es weiter?

Abschließend hat jeder Teilnehmer nochmal die Möglichkeit, eine Bewertung der Schulung abzugeben und weitere Ziele zu formulieren. Der Gruppenleiter sollte hierbei optimistische Äußerungen hinsichtlich des weiteren Umgangs mit der Krankheit verstärken und negative Einstellungen („ich glaube, bei mir wird es nie besser") mit Hinweisen auf die vermittelten Ansätze zur Beeinflussung des Krankheitsverlaufs entkräften: „*Erfahrungsgemäß wissen wir, daß die Umsetzung neuer Informationen und das Sammeln von Erfahrungen im Umgang mit diesen Zeit braucht. Es ist sicherlich verfrüht, jetzt schon konkrete Verbesserungen zu erwarten. Geben Sie sich die Zeit und setzen Sie sich nicht unter Leistungsdruck.*" In einem Schlußblitzlicht können die Teilnehmer ihre Gefühle angesichts des Abschlusses der Gruppe zum Ausdruck bringen. Oftmals wird deutlich, wie vertraut der persönliche Kontakt unter den Teilnehmern geworden ist. Je nach Situation sollte der Gruppenleiter darauf hinweisen, ob er als Berater weiterhin ansprechbar ist oder nicht. Zum Abschluß sollten ggf. noch die Fragebögen zur Therapieevaluation ausgegeben und, soweit vorgesehen, ein Nachbesprechungstermin vereinbart werden.

4 Autogenes Training

4.1
Konzeption

4.1.1
Die Übungen der Grundstufe

Das autogene Training hat vergleichbare Ziele wie die progressive Muskelentspannung:

- Verringerung des vegativen Erregungsniveaus;
- Abbau von Juckreiz und Kratzimpuls.

Im Gegensatz zur progressiven Muskelentspannung ist das autogene Training jedoch aufgrund des passiven Vorgehens empfindlicher gegenüber ablenkenden Störreizen (u. a. Juckreiz). Daher liegt der Schwerpunkt der Grundstufe eher darauf, durch eine intensive Reduktion der sympathischen Aktivierung indirekt die Juckreizschwelle zu erhöhen, als direkt Einfluß auf den Kratzimpuls zu nehmen.

Prinzipiell sind mit einer Ausnahme alle Übungen der Grundstufe des autogenen Trainings geeignet, diese psychophysiologische Umschaltung zu bewirken. Die Umschaltung des vegetativen Nervensystems auf ein parasympathisches Übergewicht und die hiermit einhergehende Gefäßerweiterung der Haut kann bei entzündlichen Hauterkrankungen zur Senkung der Juckreizschwelle führen (Fruhstorfer et al. 1986). Zudem können einhergehende Hautsensationen wie z. B. Kribbeln als beginnender Juckreiz fehlinterpretiert werden und durch Konzentration der Aufmerksamkeit auf die Haut Juckreiz auslösen. Aus diesem Grund ist die Wärmeübung nicht in dem vorliegenden Programm enthalten und sollte in den Gruppensitzungen auch nur der Vollständigkeit halber erwähnt werden. Das Programm umfaßt demnach aus der Grundstufe die Ruhetönung, die Schwereübung, die Herzübung, die Atemübung, die Sonnengeflechtsübung und die Stirnkühleübung (s. Tabelle 4.1). Zu den meisten Übungen werden auch alternative Formeln angeboten, um eine Anpassung an individuelle Assoziationen zu ermöglichen (z. B. „Kopf frei und klar" statt der Stirnübung; s. Binder 1966).

Das Vorsprechen der Instruktionen durch den Gruppenleiter wird insbesondere von traditionell ausgebildeten ärztlichen Therapeuten stark kritisiert (Schultz 1976, S. 100). Unter anderem wird argumentiert, daß dies nicht mit der „autogenen" (selbst herbeizuführenden) Umschaltung vereinbar ist und Prinzipien der Heterohypnose verfolgt werden, mit der Gefahr einer Abhängigkeit von der Stimme von Präsenz des

Sit-zung	Übung	Informations-blatt
	Vorgespräch	1, 2, 46
1	Ruhetönung	47, 48
2	Schwere	49
3	Herz	50
4	Atmung	51
5	Wiederholung: Atmung; (Zwischenbilanz)	
6	Sonnengeflecht	52
7	Stirnkühle/Kopfübung	53
8	Individuelle Vorsatzbildung (Verhalten in Belastungssituationen)	54
9	Hautübung	55
10	Vorsatzbildung gegen Kratzen	56
11	Formel gegen Juckreiz	57
12	Individuelle Vorsatzbildung gegen Juckreiz; Nachbesprechung	58

Tabelle 4.1. Übersicht zum autogenen Training

Therapeuten. Andererseits ist bei Neurodermitiskranken mit besonderen Schwierig-keiten bei der Entspannung, v. a. durch den Juckreiz, zu rechnen, so daß diese Hilfe-stellung trotzdem günstig ist. Daher ist eine frühzeitige Gewöhnung an die selbst-angeleitete Übung notwendig, und die Übungen sollten in den Gruppensitzungen so-wohl unter fremder als auch unter eigener Anleitung durchgeführt werden.

Besonderer Wert wird auf die Protokollierung der täglichen Übungspraxis gelegt. Um eine differenzierte Wahrnehmung der fokussierten Körpervorgänge zu fördern, werden diese hinsichtlich der Deutlichkeit der Empfindungen eingeschätzt. Dadurch können Fortschritte leichter festgestellt werden; allerdings sollte vermieden werden, daß die Patienten möglichst intensive Körperreaktionen erwarten (s. Abschn. 4.2.4).

4.1.2
Spezifische Formeln für Neurodermitis

Aufbauend auf den Übungen der Grundstufe, die v. a. eine intensive Entspannung zum Ziel haben, sieht die 2. Hälfte des Gruppenprogramms speziell auf die Probleme der Neurodermitis eingehende Übungen vor.

Vorsatzbildung. Es werden individuelle Formeln erarbeitet, die sich auf konkrete Pro-blemverhaltensweisen in Belastungssituationen beziehen. Die Übung zielt besonders auf Verhaltensweisen ab, die in funktionalem Zusammenhang mit Juckreiz und Krat-zen stehen (z. B. gelassenes Verhalten gegenüber Vorgesetzten am Arbeitsplatz).

Hautübung. Abgeleitet aus den Vorschlägen von Luthe u. Schultz (1969, S. 157–159) und Rosa (1973), zielt diese Übung auf eine Kühlstellung und gleichzeitige Ruhigstel-lung der Haut ab. Die auch in Imaginationsübungen und Hypnosetechniken (s. Ab-

schn. 1.3.2) angestrebte Kühleempfindung wirkt der mit einer Vasodilatation und erhöhten Hauttemperatur einhergehenden Entzündung entgegen. Da sich bezüglich
temperaturbezogener Vorstellungen jedoch allzu oft hohe Erwartungen und demzu-
folge Mißerfolgserlebnisse ergeben, wird die Formel ergänzt durch den neutralen, für
Neurodermitiskranke leichter nachzuvollziehenden Begriff der Ruhe. Dieser wird
eher assoziiert mit einem Zustand der Symptomfreiheit und des Gleichgewichts,
etwa wie in der Aussage: „die Haut sieht ruhiger aus".

Vorsatzbildung gegen Kratzen. Diese Übung umfaßt individuell zu erarbeitende Formeln, die zu einer bewußteren Wahrnehmung und einer verbesserten Kontrolle des
Kratzimpulses beitragen sollen. Die Anwendung eines solchen Vorsatzes ist v. a. bei
automatisiertem, nicht auf Juckreiz zurückzuführendem Kratzen sinnvoll. Durch die
Vorsatzformel gegen Kratzen werden Kognitionen eingeübt, die sich auf eine Überwindung des Kratzimpulses („Ich beherrsche mich") beziehen; zusätzlich kann auch
ein positiver Umgang mit der Haut angesprochen werden („Ich tue der Haut nur Gutes. Die Haut bleibt heil!"). Zur Vorbereitung der Übung werden konkrete Situationen
ermittelt, in denen sich Teilnehmer häufig kratzen; diese Situationen werden in der
Vorstellung als Anker für die Anwendung der Vorsatzformel genutzt.

Formel gegen Juckreiz. Analog den unter Abschn. 2.1.2 beschriebenen Imaginationsübungen werden in der Formel gegen Juckreiz Vorstellungen angestrebt, die zu einer
Verbesserung des Umgangs mit Juckreiz führen. In Anlehnung an Hypnosetechniken
zur Behandlung von Schmerz (Wittchen et al. 1989, S. 136) und Studien zur Anwendung dieser Techniken bei Neurodermitis (Kline 1953; Twerski u. Naar 1974; Schubert
1988, S. 265–267) suggerieren die Formeln eine verringerte Wahrnehmung der Mißempfindung oder eine Uminterpretation bzw. veränderte Bewertung der Empfindung.
Im einzelnen werden gemeinsam mit den Teilnehmern Formeln ausgewählt, die abzielen auf:

1. Die Konzentration auf angenehme Empfindungen; im Gegensatz zur Kühlevorstel-
   lung aus der Hautübung sind hier intensive Empfindungen günstiger, um den
   Juckreiz zu übertönen (z. B. „Ein Eishauch macht die Haut empfindungslos");
2. Eine Veränderung des Juckreizes bezüglich Intensität („Der Juckreiz wird schwächer und schwächer"), Konzentration („Der Juckreiz fließt auseinander") oder Lo-
   kalisation („Mit jedem Ausatmen wird der Juckreiz schwächer und schwächer");
3. Eine Distanzierung und positive Haltung gegenüber dem aversiven Juckreiz („Ich
   begegne dem Juckreiz gelassen").

Da sonst die Gefahr eines ideosensorischen, durch die Vorstellungen selbst provo-
zierten Juckreizauslösung besteht, wird die Übung zu Hause nur „nach Bedarf", also
bei bestehendem Juckreiz, angewendet.

4.2
Durchführung

4.2.1
Vorgespräch

> **Vorgespräch**
> 1. Krankheitsanamnese und bisherige Behandlungserfahrungen
> 2. Abklärung von Krankheitsmodell und Behandlungserwartungen
> 3. Darstellung des Therapierationals
> 4. Aktuelle Lebenssituation und Belastungsfaktoren
> 5. Ausgabe von Informationsblättern 1, 2, 46 und Fragebögen

Das Vorgespräch orientiert sich an dem Ablauf, wie er in Abschn. 2.2.1 bereits zum verhaltenstherapeutischen Gruppenprogramm vorgestellt wurde. Modifiziert werden die Punkte: Darstellung des Therapierationals, aktuelle Lebenssituationen, Belastungsfaktoren, individuelle Behandlungsziele und Ausgabe von Materialien.

Krankheitsanamnese und bisherige Behandlungserfahrungen

Zu den folgenden Punkten sollten relativ gezielt, aber nicht zu ausführlich Informationen erhoben werden:

- Alter der Erstmanifestation;
- erscheinungsfreie Phasen, einschneidende Symptomverschlechterungen;
- bisherige Behandlungsversuche: Kortison, Antihistaminika, Bestrahlung, Homöopathie, Pflanzenheilkunde, Diäten, Kuraufenthalte, stationäre Aufenthalte;
- Suchtmittel (Alkohol, Rauchen);
- Psychopharmaka, psychiatrische Behandlung;
- Psychotherapie, Entspannungstraining (detailliert: Institution, Dauer, Anlaß).

Abklärung von Krankheitsmodell und Behandlungserwartungen

Anschließend wird besprochen, welche Ursachen aus Sicht des Teilnehmers für die Neurodermitis verantwortlich sind. Undifferenzierte, monokausale Krankheitskonzepte sollten ebenso angesprochen werden wie unrealistische Behandlungserwartungen.

Darstellung des Therapierationals

Anknüpfend an die Vorstellungen des Teilnehmers wird ein multifaktorielles Konzept der Erkrankung dargestellt (vgl. Abschn. 2.2.1).

Das Therapierational wird im Vergleich zum verhaltenstherapeutischen Gruppenprogramm in einigen Punkten modifiziert: Die Darstellung des Behandlungsansatzes konzentriert sich v. a. auf die Veränderung von Streßreaktionen und Juckreiz durch das Entspannungsverfahren. Die Maßnahmen zum Abbau von Kratzen und zur Veränderung von Streßverhalten treten im Gegensatz zum verhaltenstherapeutischen Gruppenprogramm in den Hintergrund: „*Durch ein speziell aufgebautes Entspannungstraining lernen Sie, die Fähigkeiten zur Wahrnehmung und Beeinflussung des Körpers zu verbessern. Dadurch werden Sie frühzeitig Streßreaktionen des Körpers erkennen und diese beeinflussen, bevor Juckreizattacken und Kratzen ausgelöst werden. Darüber hinaus werden Sie auch insgesamt ruhiger und entspannter werden in Situationen, die für Sie sonst eine Belastung darstellen.*

Es handelt sich dabei um Übungen zur Körperwahrnehmung und Entspannung aus dem autogenen Training, das speziell für Neurodermitiskranke zusammengestellt wurde."

Aktuelle Lebenssituation und Belastungsfaktoren

Auch diese Informationen werden nicht in dem Maße konkretisiert, wie dies in einer verhaltenstherapeutischen Problemanalyse üblich ist. Es wird lediglich pauschal nach Belastungen in folgenden Lebensbereichen gefragt:

- Beruf und Ausbildung (Prüfungen),
- Freizeit,
- Partnerschaft,
- Familie (eigene Familie und Herkunftsfamilie),
- soziale Kontakte und
- öffentliches Leben.

Ausgabe von Informationsblättern 1, 2, 46 und Fragebögen

Ausgegeben werden die Informationsblätter 1 (s. S. 29), 2 (s. S. 31) und 46 sowie der Marburger Neurodermitis-Fragebogen (s. Anhang C).

INFORMATIONSBLATT 46

Ablauf des Entspannungstrainings

Die körperlichen Anzeichen für Belastungen werden oft nicht bewußt wahrgenommen oder nicht als frühes Warnsignal aufgefaßt: z. B. Herzklopfen, verkrampfte Muskulatur, schnelle Atmung und bei Neurodermitis v. a. Juckreiz. Diese Körperreaktionen zeigen eine Umstellung des Körpers auf die Belastung an, die zwar kurzfristig sinnvoll und „gesund" ist, auf Dauer aber das Immunsystem schwächt.

Was können Sie nun gegen diese ungünstige Belastung des Körpers unternehmen?

Durch ein speziell aufgebautes Entspannungstraining erlernen Sie Methoden, die die *Fähigkeit zur Wahrnehmung und Beeinflussung des Körpers* verbessern. Diese Fähigkeiten lassen sich nur durch Übung trainieren und ermöglichen es Ihnen,

1. die körperlichen Anzeichen von Anspannung frühzeitig zu erkennen;
2. so früh wie möglich eine spezielle Entspannungstechnik einzusetzen, um die körperliche Anspannung kurzfristig zu „dämpfen";
3. auch *allgemein* ruhiger und entspannter zu sein und dadurch auch das Risiko von Juckreizattacken zu verringern.

Ziel des Gruppentrainings ist es, Ihnen Methoden zu vermitteln, die Sie in Belastungssituationen anwenden können, um Anspannung zu erkennen und zu verringern. Es handelt sich dabei um Übungen zur Körperwahrnehmung und Entspannung aus dem autogenen Training, die speziell für Neurodermitiskranke entwickelt wurden.

- Sie lernen, mit Hilfe von Formeln Ihre Aufmerksamkeit auf bestimmte körperliche Vorgänge zu richten. Dadurch setzen Sie eine Umschaltung des Körpers auf Entspannung und Erholung in Gang. Diese Methode wird deshalb „autogen" genannt, weil Sie den Entspannungszustand nicht durch Hilfsmittel wie Medikamente oder Musik, sondern „aus sich selbst heraus" erreichen.
- Entscheidend für das Erlernen der Methode sind regelmäßiges Üben und eine gelassene, zuversichtliche Einstellung. Zu Beginn wird es schwierig sein, eine genaue Vorstellung vom Ziel der Methode zu entwickeln und sich nicht unter einen hinderlichen Leistungsdruck zu stellen. Durch *regelmäßiges Üben* wird sich aber früher oder später bei jedem ein Erfolg einstellen.
- Es wird Ihnen dann auch gelingen, sich in immer kürzerer Zeit und auch bei ungünstigeren Voraussetzungen zu entspannen. Während Sie die Übung auch weiterhin täglich zu einer festen Zeit an einem bestimmten Ort durchführen sollten, können Sie sich zusätzlich entspannen, wenn Sie dies brauchen.
- Wenn Sie die Übungen beherrschen, werden Sie sich auch allgemein ruhiger und ausgeglichener verhalten können. Dies wird sich nicht nur auf Ihre Stimmung auswirken, sondern auch auf Ihr körperliches Wohlbefinden: das vegetative Nervensystem wird beruhigt. Dadurch wird auch die Schwelle erhöht, ab der auf Ihrer Haut Juckreiz ausgelöst werden kann.

4.2.2
Therapeutisches Basisverhalten

Allgemeiner Ablauf der Sitzungen

1. Besprechung der Übungspraxis
2. Rational zur neuen Formel
3. Durchführung unter Anleitung des Gruppenleiters
4. Nachbesprechung
5. Wiederholung der Übung unter Selbstanleitung
6. Nachbesprechung und Ausgabe von Informationsblättern

(Ab Sitzung 5 entfallen Punkt 5 und 6, da der Zeitaufwand zu groß wird und genügend Routine zur eigenständigen Durchführung aufgebaut sein müßte. Die übrigen Punkte sind von didaktischer Bedeutung: keine neue Formel ohne Erklärungsmodell, keine Durchführung einer Übung ohne nachfolgende Besprechung!)

Durchführung

Für die optimale Anleitung ist es günstig, daß sich der Gruppenleiter selbst mitentspannt, gleichzeitig aber auch beobachtet, wie die Teilnehmer die Instruktionen aufnehmen. Hierzu ist es notwendig, die Instruktionen auswendig zu können und nur im Notfall vom Blatt abzulesen. Keinesfalls sollte eine Kassette abgespielt werden, da dann der suggestive Effekt geringer und die Gefahr einer Ablenkung oder eines Nicht-Befolgens der Instruktionen größer ist. Günstig ist auch eine ruhige und monotone Stimme; durch die Synchronisierung der Formeln mit dem Atemrhythmus, insbesondere betonter Silben mit dem Ausatmen, wird der suggestive Effekt noch verstärkt.

Nachbesprechung

Jedem Teilnehmer sollte nach der Durchführung die Möglichkeit zu einer Rückmeldung gegeben werden, auch wenn diese noch so kurz ausfällt! Der Gruppenleiter fragt in der Runde nicht nur nach dem allgemeinen Verlauf, sondern auch nach den einzelnen Formeln, um die Differenzierung der Körperwahrnehmung und deren Speicherung im Gedächtnis zu fördern. Dabei werden gezielt Informationen zur Übung gesammelt und gleichzeitig die Möglichkeit zur Mitteilung von positiven oder negativen Erfahrungen gegeben. Berichtet der Teilnehmer Mißempfindungen, so geht der Gruppenleiter hierauf ein, ohne den negativen Aspekten zu sehr Raum zu geben. Keinesfalls jedoch sollte der Teilnehmer den Eindruck gewinnen, nicht ernst genommen zu werden oder „abgespeist" zu werden. Deshalb ist es wichtig, daß sich der Gruppenleiter um ein genaues Verständnis von Problemen mit den Übungen bemüht.

Von zentraler Bedeutung für den Therapieerfolg ist die positive Verstärkung der Wahrnehmung von angenehmen Körperempfindungen, auch wenn diese von Teilnehmern subjektiv als geringfügig bewertet werden. Gegebenenfalls kann auch durch Umattribuierung einer negativ bewerteten Körperempfindung ein Kompetenzgefühl erreicht werden; z. B. kann Herzklopfen und das Gefühl von „Atemstillstand" damit erklärt werden, daß die Umschaltung auf Entspannung sehr schnell oder zu stark gewesen ist.

Besprechung der Übungspraxis

Regelmäßiges Üben (mindestens 1mal täglich) ist die wichtigste Voraussetzung für den Therapieerfolg. Den Teilnehmer hierzu zu motivieren, ist eine zentrale Aufgabe des Gruppenleiters. Der Gruppenleiter bespricht auch ausführlich den Einbau der Übung in den Tagesablauf. Dies wird unterstützt durch die kontinuierliche Selbstbeobachtung in den Übungsprotokollen.

4.2.3
Gruppensitzungen

> **Sitzung 1: Ruhetönung**
> 1. Vorstellung der Teilnehmer
> 2. Rational: autogenes Training allgemein; Ruhetönung
> 3. Durchführung unter Anleitung des Gruppenleiters
> 4. Nachbesprechung
> 5. Wiederholung der Übung unter Selbstanleitung
> 6. Nachbesprechung und Ausgabe von Übungsprotokollheft und
>   Informationsblättern 47 und 48

Vorstellung der Teilnehmer

Die Teilnehmer werden aufgefordert, sich kurz vorzustellen (Name, Alter, Familien- und Berufssituation, Verlauf der Neurodermitis). Sie werden dann gebeten, ihre bisherigen Erfahrungen mit Entspannungsübungen kurz darzustellen.

Rational: autogenes Training allgemein; Ruhetönung

Der Gruppenleiter stellt zunächst das multifaktorielle Krankheitskonzept vor (s. Abschn. 2.2.1) und geht dann auf den Ansatz des autogenen Trainings ein:

„Wir werden in den nächsten Wochen eine Methode erlernen, die 3 Ziele hat:

1. *die Umschaltung des Körpers auf Ruhe und Entspannung;*
2. *die Beeinflussung der Haut, insbesondere Entzündung und Juckreiz;*
3. *das Überwinden des Kratzimpulses.*

Wir haben als Grundlage das autogene Training (AT) gewählt, da dieses weit verbreitet ist und dessen Wirksamkeit schon hinreichend bewiesen wurde. Wir haben diese Methode erweitert und speziell auf die Erfordernisse der Neurodermitis zugeschnitten.

Autogen heißt: aus sich selbst heraus, d. h. ohne äußere Hilfe. Dieses Verfahren beruht auf der Wirkung der Vorstellungskraft, die die wichtigste Möglichkeit darstellt, körperliche Vorgänge ohne Hilfe von chemischen Substanzen zu beeinflussen. Nehmen wir als Beispiel den Speichelfluß: wenn Sie Ihrem Körper die Anweisung geben: ‚Jetzt soll mehr Speichel im Mund produziert werden', so führt dies kaum zu einer Reaktion. Stellen Sie sich dagegen in allen Einzelheiten vor, wie Sie in eine Zitrone beißen, so spüren Sie wahrscheinlich eine stärkere Reaktion.

Die Vorstellungskraft wird nun beim AT auf positive Reaktionen des Körpers gerichtet. Dabei besteht die Schwierigkeit, daß die Aufmerksamkeit sehr leicht durch äußere Störungen abgelenkt wird. Deshalb enthält das AT Formeln, die leicht zu merken sind und helfen, die Aufmerksamkeit ganz auf den Körper zu richten.

Training bedeutet, daß Sie die Übungen regelmäßig täglich durchführen müssen. Dadurch werden die körperlichen Reaktionen automatisiert, wie beim Autofahren, wo Sie auch nicht mehr darüber nachdenken müssen, welches Pedal Sie drücken und wel-

ches Sie loslassen müssen, um anzufahren. Durch die tägliche Übung beim AT bleiben die Formeln im Gedächtnis haften und lösen auch im Alltag, quasi automatisch, eine Umschaltung des Körpers auf Entspannung aus.

Der Gruppenleiter geht nun auf die Ruhetönung und das Zurücknehmen ein.

Insgesamt gibt es 10 Formeln, die Sie erlernen werden. Wir beginnen heute erst einmal mit der ersten Formel, die auch ‚Ruhetönung' genannt wird: ‚Ich bin ganz ruhig und entspannt'. Das Ziel ist es, erst einmal die Aufmerksamkeit von außen nach innen zu lenken und sich zu fragen: Wie fühlt sich Ruhe und Entspannung an? Es ist nicht wichtig, gleich mit einem Male tief entspannt zu sein, sondern innerlich einen ersten Schritt der Umschaltung auf Ruhe vorzunehmen.

Von Anfang an wollen wir auch darauf achten, wie wir die Übung beenden. Bei zunehmender Routine wird sich Ihr Körper auf eine tiefe Entspannung umstellen, dabei werden die Herz- und Kreislauffunktionen auf einen schlafähnlichen Zustand umgeschaltet. Würden Sie die Übungen schlagartig beenden, würde Ihr Kreislauf überfordert und Mißempfindungen ausgelöst werden wie Schwindel, Kopfschmerzen oder Herzrasen. Dies wollen wir vermeiden, indem wir jedesmal 3 Schritte zurück zum normalen Wachzustand vollziehen:

1. Tief durchatmen, 2. Arme und Beine fest anspannen, 3. Augen auf. Hieraus ergeben sich 3 Formeln, die den Anfangsbuchstaben ‚A' haben: Atmung tief, Arme und Beine fest anspannen, Augen auf."

Der Gruppenleiter demonstriert die Abfolge noch einmal und gibt Gelegenheit, Fragen zum Ablauf zu klären. Da viele Teilnehmer insbesondere am Anfang hohe Leistungserwartungen an sich stellen und dadurch sehr angespannt sein können, betont der Gruppenleiter: *„Es ist nicht wichtig, ob Sie die Übung gut machen, sondern daß Sie, wenn Sie abgelenkt werden durch störende Gedanken oder Geräusche, die Aufmerksamkeit auf die Übung zurücklenken, bei der Sie sich gerade befinden."*

Durchführung unter Anleitung des Gruppenleiters

Zunächst wird die günstigste Haltung zum Üben besprochen. Da die Droschkenkutscherhaltung (nach vorne gebeugt, die Ellenbogen auf den Oberschenkeln gestützt) häufig als unbequem und die liegende Position als einschläfernd erlebt wird, bevorzugen wir die aufrechte Sitzhaltung: den Rücken angelehnt, den Kopf nicht herunterhängen lassen, Oberarme hängen locker von den Schultern herunter, die Hände liegen auf den Oberschenkeln auf, die Fußsohlen stehen auf dem Boden, die Unterschenkel aufrecht. Schließlich macht der Gruppenleiter darauf aufmerksam, daß man während der Übung nicht bewegungslos sitzen muß, sondern jederzeit die Haltung korrigieren kann. Sollten störende Empfindungen auftreten, können auch die Augen geöffnet werden. Bei der Durchführung der Ruhetönung ist es hilfreich, eine Entspannung der Körpermuskulatur und eine kurze Atemübung voranzustellen, um das Ruheerlebnis zu vertiefen (Instruktion s. S. 228). Insgesamt ist eine Dauer von ca. 3–4 min ausreichend.

Nachbesprechung

Nach der Durchführung werden die Teilnehmer gefragt, wie intensiv sie die Ruhe gespürt haben. Sie sollen dies auf einer Skala von 0 bis 10 einschätzen.

In der Regel berichten die Teilnehmer, daß sie durch Störreize (Geräusche, Gedanken) leicht abgelenkt wurden oder Schwierigkeiten hatten, die Augen geschlossen zu halten. Um eine Überbewertung dieser Störungen zu vermeiden, weist der Gruppenleiter darauf hin, daß sie normale Anfangsprobleme darstellen.

In der Anfangsphase ist es besonders wichtig, das Hauptgewicht der Aufmerksamkeit auf die positiven Erfahrungen zu legen: *„Welche Übungsteile waren gut? Konnten Sie sich trotz der Störungen ein Stück weit entspannen? Konnten Sie zumindest zeitweise Ihre Aufmerksamkeit von außen nach innen richten?"* Die Teilnehmer werden daran erinnert, daß dieser Ablauf einen unvollständigen Teil bildet und noch keine wirksame Technik darstellen kann, sondern nur einen ersten Einstieg in die Übung.

Wiederholung der Übung unter Selbstanleitung

Anschließend werden die Teilnehmer gebeten, die Übung einmal selbst durchzuführen, damit sie sich zu Hause besser an den Ablauf erinnern können. Der Gruppenleiter gibt noch eine kurze Zusammenfassung und kündigt an, daß er nach einem „ausreichend langen Zeitraum" das Signal zum Zurücknehmen geben wird, weil es günstiger ist, wenn alle gleichzeitig die Übung beenden, um sich nicht gegenseitig zu stören. (Die Wiederholung kann etwas länger sein als die angeleitete Übung, ca. 4 min.)

Nachbesprechung und Ausgabe von Übungsprotokollheft und Informationsblättern 47 und 48

Erneut läßt der Gruppenleiter die Entspannungstiefe einschätzen. Dabei hebt er die positiven Effekte – trotz Fehlen einer Anleitung – hervor. Dann gibt er das Übungsprotokoll aus und erklärt, wie dieses auszufüllen ist.

Abschließend weist er noch einmal auf die Bedeutung regelmäßiger Übung hin:

„Für den Erfolg der Übungen ist die Regelmäßigkeit wichtiger als die Tiefe der Entspannung. Das Übungsprotokoll hilft Ihnen, einen Überblick über Ihre Übungsdisziplin zu erhalten. In der ersten Woche wird es v. a. wichtig sein, einen günstigen Ort und Zeitpunkt zu finden, der täglich zur Verfügung steht. Die Übung sollte zum Ablauf des Alltags passen und regelrecht dazugehören. Günstige Zeitpunkte sind z. B. nachmittags oder abends vor dem Zubettgehen.

Die Übung im Sitzen auszuführen ist günstiger als im Liegen, weil man dann nicht so schnell einschläft und lernt, sich im Alltag flexibler zu entspannen. Anfangs ist es noch nicht erfolgversprechend, die Übung gegen Juckreiz einzusetzen, hierzu werden Sie noch spezielle Übungen erlernen. Die Dauer sollte zwischen 5 und 10 min liegen. In der ersten Woche stehen Umschalten auf Ruhe und Zurücknehmen im Vordergrund, die tiefe Entspannung kommt erst nach einigen Wochen regelmäßiger Übung."

Abschließend werden Informationsblatt 47 und 48 ausgegeben. Der Gruppenleiter erinnert daran, in der nächsten Sitzung die Übungsprotokolle mitzubringen.

Ruhetönung und Zurücknehmen

Der Beginn und der Abschluß sind entscheidende Teile der Entspannungsübung:
    Durch die Einleitung der Übung „Ruhetönung" führen Sie die Umschaltung
der Aufmerksamkeit von außen nach innen (als Voraussetzung für Entspannung) durch; durch die Art, wie Sie die Übung beenden – „Zurücknehmen" genannt – beeinflussen Sie, wie Sie sich nach einer Übung fühlen.
    Nehmen Sie sich deshalb genügend Zeit, diese Teile gründlich einzuüben,
auch wenn Sie noch keine deutlichen Empfindungen von Entspannung hervorrufen.

Ruhetönung

Gehen Sie zunächst alle Muskeln Ihres Körpers durch und entspannen Sie diese:
Kopfhaut – Stirn – Augenmuskulatur – Nacken – Schultern –
Arme – Hände – Finger – Brust – Bauch – Beine – Füße

Stellen Sie sich dann folgende Formel vor:

> **Ich bin ganz ruhig und entspannt.**
> **Gedanken und Geräusche ganz gleichgültig.**

Denken Sie daran, daß es sich um einen angenehmen Zustand handelt, auf den
Sie sich konzentrieren, und nicht um eine Leistung, die Sie erreichen müssen. Es
ist nicht wichtig, wie gut Sie die Übung durchführen; vielmehr ist es langfristig
für Ihre Gesundheit und für Ihr Wohlbefinden wichtiger, wie regelmäßig Sie die
Übungen durchführen. Zu Beginn ist häufig auch Unruhe oder Anspannung vorhanden, die mit zunehmender Übung verschwinden. Deshalb ist es so, wie Sie es
empfinden, gut.

Zurücknehmen

Das Zurücknehmen entscheidet darüber, wie Sie sich nach der Übung fühlen. Es
dient der Umgewöhnung des Körpers (von Kreislauf, Muskulatur und Aufmerksamkeit) auf die normalen Anforderungen des Alltags – ähnlich wie die Zeit, die
Sie benötigen, um sich morgens vom Schlaf auf den Wachzustand umzustellen.
Systematische Fehler beim Zurücknehmen wirken sich auf Dauer so aus, daß Sie
keinen Nutzen von den Übungen haben, weil Sie sich danach z. B. unwohl oder
müde fühlen. Gehen Sie deshalb *immer* folgende Schritte gründlich durch und
bereiten Sie so den Einstieg in den normalen Wachzustand vor:

> 1. **Atmung tief**
> 2. **Arme fest anspannen**
> 3. **Augen auf**

INFORMATIONSBLATT 48

Hinweise zur Durchführung der Entspannungsübung

Grundvoraussetzung für ein erfolgreiches Training ist **regelmäßiges Üben.** Wählen Sie einen ruhigen Platz, an dem Sie ungestört Ihre täglichen Übungen durchführen können, möglichst auf einem Stuhl oder Sessel in einem leicht abgedunkelten Raum.

Die Übungen zu Hause sollten **nicht länger als 20 Minuten** dauern. Versuchen Sie, Ihre beste Übungsdauer herauszufinden. Für manche sind bereits 10 min zuviel, für andere 15 min zuwenig.

Versuchen Sie, wenn möglich, immer um die gleiche Tageszeit Ihre Übungen durchzuführen. Dadurch gewöhnen Sie sich leichter daran und vergessen die Übung seltener. Idealerweise sollten sie **3mal,** mindestens aber 2mal täglich üben.

Das Wesentliche an den Übungen ist die **Regelmäßigkeit.** Versuchen Sie, einige Teile der Übung durchzuführen, selbst wenn nur einige Minuten Zeit zur Verfügung stehen. Am besten hat es sich erwiesen, nachmittags nach Arbeitsschluß und abends vor dem Einschlafen zu üben. Günstig ist es, einen festen Ort und eine feste Uhrzeit für die Übungen festzulegen, so daß Ihnen nach einiger Zeit „etwas fehlt", wenn Sie nicht zu dieser Zeit Ihre Übungen machen können.

Fühlen Sie sich frei, zu **fühlen, was gerade da ist,** und nicht, was Sie glauben, was da sein sollte. Versuchen Sie nicht, sich innerlich zu sagen, dieses und jenes dürfte ich jetzt eigentlich nicht spüren. Entscheidend ist, daß Sie sich auf die Beobachtung dessen konzentrieren, was Sie im Körper und auf der Haut wirklich spüren können.

Sie werden kaum immer alle störenden **Außengeräusche** ausschalten können. Versuchen Sie deshalb, Geräusche als etwas zu empfinden, das zur Übungssituation gehört. Mit zunehmender Übung werden Sie Außenreize nicht mehr als störend für Ihre Übung empfinden.

Besonders zu Beginn der Übung werden Sie vielleicht merken, daß Ihnen störende Gedanken durch den Kopf gehen: unerledigte Aufgaben, Erinnerungen etc. Auch hier ist es nicht hilfreich, die Gedanken zu unterdrücken oder sich zu sagen, ich darf diese Gedanken nicht haben, ich muß mich auf die Übung konzentrieren etc.

Versuchen Sie, störende Gedanken als gegeben hinzunehmen und sich klarzumachen: „Ich denke jetzt an dieses oder jenes, das mich aus diesem oder jenem Grund beschäftigt oder belastet. Ich werde mich nach Abschluß der Übung, wenn es so wichtig ist, weiter damit beschäftigen." Manchmal ist es auch hilfreich, sich **störende Gedanken als am Himmel entlangziehende Wolken** vorzustellen, die **kommen und gehen.** Sie brauchen mehr Energie, um einen Gedanken zu unterdrücken, als ihn zur Kenntnis zu nehmen und einen Moment zurückzustellen.

Erläuterungen zum Entspannungsprotokoll für autogenes Training

Tragen Sie den jeweiligen Wochentag ein und schätzen Sie bitte ein, wie deutlich die Empfindung bei der jeweiligen Übung, z. B. der Ruhetönung, war. Pro Wochentag gibt es 2 Kästchen für 2maliges Üben. Sie brauchen nur die Spalten auszufüllen, die zu den durchgenommenen Übungen gehören, also z. B. nach der ersten Sitzung Ruhe und Gesamtentspannung. Die übrigen Spalten kommen im Laufe des Programms hinzu. Unter Gesamtentspannung schätzen Sie bitte ein, wie entspannt Sie sich *nach der Übung* fühlten. Geben Sie spontan eine *ungefähre* Einschätzung ab, eine 100%ige Genauigkeit ist nicht möglich!

Die Zahlen bedeuten:

0	1	2	3	4	5	6	7	8	9	10

nicht   leicht   deutlich   sehr deutlich
                                                         gespürt

Für die Gesamtentspannung (nach der Übung):
0 = gar nicht entspannt; 10 = völlig entspannt

Übungsprotokoll für autogenes Training

Name								
Tag	Ruhe	Schwere	Herz	Atem	Bauch	Kopf	Haut	Gesamt
Bemerkungen.								

Besprechung der Übungspraxis

Zunächst werden die Übungsprotokolle hinsichtlich Regelmäßigkeit der Übungen ausgewertet. Im Vordergrund steht die Frage, ob günstige Rahmenbedingungen für tägliche Übungen geschaffen werden können. Die Intensität der Ruhe wird zunächst noch als sekundär herausgestellt, positive Ergebnisse jedoch herausgehoben.

Rational: Schwere

Der Gruppenleiter stellt die Formel zur Schwereübung vor und erklärt deren Wirkung: *„Das Gefühl von Schwere in Armen und Beinen kennen Sie, wenn Sie körperlich hart gearbeitet oder intensiv Sport getrieben haben. Wenn Sie dann abends schlafen gehen, fallen die Glieder schwer ins Bett. Durch die körperliche Beanspruchung der Muskeln entsteht nachher eine starke Entspannung, die mit einer Schwereempfindung einhergeht. Das AT nutzt dies in umgekehrter Richtung aus: durch die Vorstellung von Schwere läßt die Muskelspannung stark nach.“*

Der Gruppenleiter demonstriert das Loslassen von Muskelspannung, indem er zunächst den rechten Arm mit dem linken Arm am Handgelenk anhebt und dabei den rechten Arm schlaff werden läßt. Dann läßt er diesen los, so daß er schwer auf den Oberschenkel herunterfällt. Anschließend hält er wiederum den rechten Arm mit der linken Hand hoch, demonstriert aber diesmal, wie sich das Beibehalten von Muskelspannung auswirkt: läßt er den Arm los, schwebt dieser in der Luft. Gegebenenfalls läßt er dies von Teilnehmern wiederholen, damit diese sich die Bedeutung von „Loslassen“ für die Schwere vergegenwärtigen können. Eine weitere Möglichkeit der Demonstration von Schwere besteht darin, einen Teilnehmer zu bitten, den rechten Arm seitlich herunterhängen zu lassen, bis die Person deutlich Schwere empfindet. Der Gruppenleiter bittet die Person dann, mit der anderen Hand den Arm auf den rechten Oberschenkel zu legen und dann die Empfindungen in beiden Armen zu vergleichen.

Durchführung unter Anleitung des Gruppenleiters
Ruhetönung – Schwere

Bei der Schwereübung ist die Körperhaltung besonders wichtig: die Oberarme hängen frei von den Schultern herunter (keine beengenden Stuhllehnen), die Unterarme liegen auf den Oberschenkeln auf, die Füße stehen fest auf dem Boden. Besonders wichtig: der Kopf sollte nicht schwer werden, deshalb explizit die Formel: „Der Kopf bleibt oben!" Bei der Durchführung kann der Gruppenleiter die Wirkung der Schweresuggestionen verstärken, indem er eine schwere, schleppende Artikulation übernimmt und ggf. die Formel erweitert um: „schwer wie Blei" (Instruktion s. S. 228).

Nachbesprechung

Oftmals gibt es Teilnehmer, die auf Anhieb „nichts gespürt haben". Dies könnte auf ein in der Gruppensituation oder generell erhöhtes Anspannungsniveau hinweisen; Beleg hierfür sind u. a. häufig auftretende Muskelverspannungen. Um die Körperwahrnehmung zu verbessern, werden die Teilnehmer befragt, in welchen Körperteilen die Schwereempfindung besonders ausgeprägt war; solche Empfindungen können als „Schritt in die richtige Richtung" gewertet werden.

Da die Teilnehmer in den ersten Gruppensitzungen Verstärkung brauchen, vermeidet es der Gruppenleiter, einzelnen Personen durch ausgiebiges Nachfragen das Gefühl zu geben, ein „Problemfall" zu sein; günstiger ist es, hervorzuheben, daß *„manchen die Entspannung über ein Nachlassen der Muskelspannung, anderen wiederum die Entspannung durch Vorstellungen besser liegt".* Als Hilfe kann das Vorgehen der progressiven Muskelentspannung (erst anspannen, dann entspannen) übernommen werden. Das Gefühl von extremer Leichtigkeit, Aufhebung der Körpergrenzen, „Nicht-mehr-Spüren" der Extremitäten ist als Ausdruck einer tiefen Entspannung zu sehen.

Wiederholung der Übung unter Selbstanleitung

Der gesamte Ablauf wird noch einmal in Selbstanleitung eingeübt; zuvor wiederholt der Gruppenleiter zur Erinnerung die einzelnen Formeln. Nach ca. 5–6 min erfolgt die Aufforderung zum Zurücknehmen (vorher sollte möglichst keiner der Teilnehmer die Übung beenden).

Nachbesprechung und Ausgabe von Informationsblatt 49

In der Nachbesprechung schätzt jeder Teilnehmer die Ruhetönung, Schwereempfindung und die Gesamtentspannung nach der Übung ein. Abschließend gibt der Gruppenleiter Informationsblatt 49 aus.

INFORMATIONSBLATT 49 ▬▬▬▬▬▬▬▬▬▬▬▬▬▬

Schwereübung

Die Schwereübung hat zum Ziel, die Muskelanspannung in den Extremitäten noch weiter loszulassen, als Sie dies von Ihren alltäglichen Gewohnheiten her kennen. Die Übung besteht aus 6 gleichlautenden Formeln: „Rechter Arm (linker Arm etc.) ganz schwer, angenehm schwer." Es werden immer erst die Extremitäten einzeln und dann gemeinsam durchgegangen (rechts, links, beide).

Unter Schwere ist die Empfindung gemeint, die Sie z. B. beobachten können, wenn Sie sich nach körperlicher Anstrengung ins Bett „fallen lassen". Diese Empfindung entspricht einer realen körperlichen Veränderung: die für die Tiefenempfindung zuständigen Sinnesorgane in Muskeln und Gelenken signalisieren ein Aufliegen oder Herunterhängen.

Die Schwere kann nicht durch Willen oder Verstand aktiv angestrebt werden, sondern nur passiv erreicht werden: Sie können die Schwere nur eintreten oder geschehen lassen, indem Sie „loslassen", ähnlich wie beim Einschlafen. Durch Drücken oder andere Anspannung kann man die Schwere nicht unterstützen.

Als Hilfsmittel können Sie sich eine „bleierne Schwere" vorstellen. Sie können die Schwere auch empfinden, wenn Sie die Arme seitlich herunterhängen lassen; nach einer gewissen Zeit spüren Sie, wie Arme und Hände schwer nach unten ziehen.

Eine lockere Sitzhaltung ist bei der Schwereübung von größerer Bedeutung als bei den anderen Übungen des autogenen Trainings, und gerade am Anfang bildet eine entspannte Haltung von Armen und Beinen geradezu eine Voraussetzung für das Erleben von Schwere.

Stellen Sie sich auch nicht unter den Leistungsdruck, eine möglichst starke Schwere zu erreichen. Für Ihren Körper ist eine „angenehme" Schwere erholsamer als eine starke Empfindung. Sollte die Schwereübung nicht auf Anhieb gelingen, so denken Sie daran, daß *jeder* durch regelmäßige Übung schnell Fortschritte machen kann.

Die Schwereübung wird an die Ruhetönung angeschlossen und enthält folgende Formeln („angenehm schwer" kann durch „bleiern schwer" ersetzt werden):

- **Rechter Arm ganz schwer, angenehm schwer.**
- **Linker Arm ganz schwer, angenehm schwer.**
- **Beide Arme ganz schwer, angenehm schwer.**
- **Rechtes Bein ganz schwer, angenehm schwer.**
- **Linkes Bein ganz schwer, angenehm schwer.**
- **Beide Beine ganz schwer, angenehm schwer.**

Besprechung der Übungspraxis

Die Auswertung der Übungsprotokolle läßt eine erste Zwischenbilanz hinsichtlich der Etablierung der Übung im Alltag zu. Darüber hinaus wird der durch die Schwereübung verstärkte Entspannungseffekt zunehmend wichtiger. Sind die Durchschnittswerte von Teilnehmern mit regelmäßiger Übungspraxis günstiger, dann kann der Gruppenleiter zur Motivierung der anderen auf diesen Zusammenhang hinweisen.

Rational: Herzübung

Der Gruppenleiter erklärt die Wirkweise der Herzübung anhand von Sprichwörtern, die die psychosomatischen Zusammenhänge hervorheben: *„Wenn man sehr aufgeregt ist, bekommt man Herzklopfen; man sagt auch: das Herz schlägt einem bis zum Hals. Umgekehrt wirkt ein ruhiger, rhythmischer Herzschlag entspannend. Im AT konzentriert man die Aufmerksamkeit auf den ruhigen Herzrhythmus, um das vegetative Nervensystem zu beruhigen. Die Formel lautet: ‚Herz schlägt ruhig und gleichmäßig‘. Ober abgekürzt: ‚Herz ganz ruhig‘. Wenn man öfter Herzrhythmusstörungen hat, kann man die Formel ausprobieren: ‚Herz ganz ruhig und gleichmäßig‘. Bei schwachem Blutdruck hilft die Formel: ‚Herz ganz ruhig und kräftig‘.*

Oftmals fällt es schwer, den Herzschlag zu spüren. Als Alternative kann man auch den Puls im Handgelenk oder im Hals wahrnehmen. Sollte es Ihnen am Anfang schwerfallen, diesen wahrzunehmen, so können Sie auch die Hand auf das Herz legen, um den Herzschlag besser zu spüren.“

Der Gruppenleiter fragt dann die Teilnehmer nach Herzerkrankungen oder Herzrhythmusstörungen; die Betroffenen werden dann daran erinnert, daß *„das wesentliche Ziel angenehme Empfindungen sind und daß Sie deshalb auch die Herzübung weglassen können, wenn Sie negative Reaktionen verspüren. Andererseits kann AT dazu führen, gelassener mit den negativen Herzreaktionen umzugehen. Deshalb lohnt es sich, die Übung zunächst einmal auszuprobieren. Auf keinen Fall sollte man versuchen, den Herzschlag zu verlangsamen; dieser wird ja durch die Bedürfnisse des Körpers reguliert. Vielmehr ist das Ziel der Übung, den Herzschlag lediglich zu beobachten.“*

Durchführung unter Anleitung des Gruppenleiters
Ruhe – Schwere – Herz

Vor der Durchführung der Übung demonstriert der Gruppenleiter, wie der Herzrhythmus durch Auflegen der Hand auf den Brustkorb oder Hals besser wahrgenommen werden kann. Bei der Anleitung zur Herzformel kann zunächst die Grundformel („Herz ganz ruhig") gewählt werden (Instruktion s. S. 228).

Nachbesprechung

Bei der Besprechung der Übung ist es günstiger, die Herzübung nicht zu sehr in den Vordergrund zu stellen, sondern auch nach der Deutlichkeit der Ruhetönung, Schwereübung und der Gesamtentspannung zu fragen. Die Einschätzung der Herzübung bezieht sich weniger auf die Stärke der wahrgenommenen Herzsensationen, sondern darauf, wie angenehm der Herzrhythmus empfunden wurde; dabei ist eine leichte Empfindung am günstigsten. Bei Auftreten von Angstreaktionen kann an die Möglichkeit erinnert werden, die Übung wegzulassen; gleichzeitig sei dies aber auch eine Möglichkeit, sich an die Wahrnehmung von Herzfunktionen zu gewöhnen.

Wiederholung der Übung unter Selbstanleitung

Vor der selbstangeleiteten Übung erinnert der Gruppenleiter daran, nicht zu lange bei einzelnen Formeln „kleben" zu bleiben und sich auch nicht in einen Versenkungszustand ohne Ziel und ohne Zeitbegrenzung zu verlieren. Für die spätere Anwendung ist die zielgerichtete, disziplinierte Umschaltung auf Entspannung günstiger als ein unstrukturiertes Vorgehen. Das Zeitlimit für das Signal zum Zurücknehmen kann nach den Einschätzungen der Teilnehmer festgelegt werden (ca. 7 bis 10 min).

Nachbesprechung und Ausgabe von Informationsblatt 50

Anschließend wird in einer kurzen Runde gefragt, wie die einzelnen Stufen verlaufen sind und Informationsblatt 50 ausgeteilt. Soweit möglich, hebt der Gruppenleiter hervor, daß Fortschritte in der Ruhe- und Schwereübung deutlich geworden sind und daß die Teilnehmer die Umschaltung zunehmend besser auch selbständig steuern können.

INFORMATIONSBLATT 50

Herzübung

Durch die Beobachtung des Herzrhythmus wird das Erleben von Ruhe und Entspannung noch weiter vertieft und auf den Kreislauf ausgedehnt.

Dabei ist nur auf den Rhythmus, nicht aber auf die Geschwindigkeit oder Stärke des Herzschlags zu achten. Deshalb lautet die Standardformel: „Herz (schlägt) ganz ruhig."

Angestrebt wird die Empfindung eines ruhigen, gleichmäßigen Pulsierens an einer beliebigen Stelle des Körpers, außer am Kopf. Sie können die Empfindung aufsuchen, indem Sie Ihre Hand für einen Augenblick auf die Brust legen.

Das Herz stellt sich von alleine auf eine für den momentanen Körperzustand angemessene Tätigkeit ein. Das Ziel ist nicht eine Verlangsamung des Rhythmus (die möglicherweise den Bedürfnissen des Körpers widerspricht), sondern den Rhythmus als angenehm und *ruhig* zu erleben. Es gilt also auch hier der Grundsatz: nicht eine Leistung anstreben, sondern erleben, was da ist.

Manchmal kann die Beobachtung von Unregelmäßigkeiten oder von starkem Herzklopfen, die *v. a. in der Anfangszeit* ganz normal und ungefährlich sind, zu Unruhe- oder Angstgefühlen führen. Verwenden Sie in diesem Fall die Formel „Herz (schlägt) ruhig und gleichmäßig". Diese unangenehmen Herzempfindungen regulieren sich nach einer Weile von alleine, notfalls wechseln Sie zunächst einfach auf die allgemeine Ruhetönung über.

Bei schwachem Kreislauf und verringertem Blutdruck empfiehlt sich die Formel: „Herz (schlägt) ruhig und kräftig". Sollten Sie sich nicht schlüssig sein, welche Formel für Sie günstig ist, so bleiben Sie zunächst bei der Grundformel und vergleichen Sie nach einer gewissen Übungspraxis, ob eine erweiterte Formel Ihnen noch zutreffender erscheint.

Herz (schlägt) ganz ruhig.

Oder: Herz ruhig und gleichmäßig.

Oder: Herz ruhig und kräftig.

Besprechung der Übungspraxis

Bei der Auswertung der Übungsprotokolle liegt der Schwerpunkt auf der Regelmäßigkeit der Übungen und Stabilität des Entspannungseffektes. Daneben können ggf. Schwierigkeiten, insbesondere mit der Schwere- und Herzübung besprochen werden. Erste günstige Effekte, z. B. auf Schlaf und Juckreiz, sollten aufgegriffen werden, gleichzeitig aber auch betont werden, daß die Anwendung des AT auf Juckreiz und Kratzen durch spezielle Übungen noch gezielt behandelt wird.

Rational: Atemübung

Der Gruppenleiter erläutert das Ziel der Atemübung: *„Die Atemübung stellt eine sehr wichtige Erweiterung der Entspannungstechniken dar. Im AT konzentriert man sich auf den ruhigen Rhythmus von Ein- und Ausströmen der Luft. Dadurch wird eine tiefgreifende Entspannung des gesamten vegetativen Nervensystems herbeigeführt.*

Besonders wichtig ist das Ausatmen als Entspannungsphase: beim Ausatmen breitet sich die Entspannung über den ganzen Körper aus, spürbar z. B. im Brust- oder Bauchraum. Ganz entscheidend für diesen Effekt ist, daß man den Wechsel von Ein- und Ausatmen nur beobachtet, aber nicht verändert. Es kommt also nicht darauf an, ob man tief oder flach, langsam oder schnell, mit Brust oder Bauch, atmet; dies reguliert sich von alleine. Es hat eher unangenehme Folgen, wenn man die Atmung künstlich verändert: beim zu schnellen oder zu tiefen Atmen (Hyperventilieren) kommt es zu einem Ungleichgewicht von Sauerstoff und Kohlendioxid; die Folge sind Mißempfindungen, Schwindel u. a. Im AT dagegen läßt man die Atmung ganz von allein ablaufen.

Deswegen hat der Begründer des AT, Schultz, auch ursprünglich die Formel gewählt: ,Es atmet mich', um auszudrücken, daß es ein unabhängig vom Willen ablaufender Vorgang ist, dessen Folgen man nur passiv am eigenen Körper beobachten kann. Die Formel klingt etwas merkwürdig, deshalb verwendet man oft auch die Formel: ,Atmung ruhig und gleichmäßig'. Wir wollen diese Formel nun ausprobieren. Bitte denken Sie daran, den ruhigen Wechsel von Ein- und Ausatmen zu verfolgen und versuchen Sie, die entspannende Wirkung des Ausatmens auf den ganzen Körper zu erleben."

Durchführung unter Anleitung des Gruppenleiters
Ruhe – Schwere – Herz – Atmen

Bei der Durchführung der Atemübung sollte der Gruppenleiter die Formel durch ein mehrfaches Vorsprechen des Atemrhythmus „Ein – Aus – Ein – Aus" unterstützen. Durch eine Verlängerung dieser Übung läßt sich zumeist eine Intensivierung der Entspannung erreichen (Instruktion s. S. 228).

Nachbesprechung

Die Runde wird auf die Frage fokussiert, wie deutlich die Entspannung beim Ausatmen zu spüren war und wie tief die Gesamtentspannung danach war. Als Komplikation tritt, insbesondere bei Teilnehmern mit asthmatischen Beschwerden oder mit Angststörungen, der paradoxe Effekt auf, daß durch die Anleitung zur passiven Beobachtung die aktive Kontrolle über den Atemvorgang verstärkt und dadurch der Entspannung entgegengewirkt wird. In der Regel stellt sich dies jedoch nur als ein vorübergehendes Phänomen dar; treten die Beeinträchtigungen jedoch weiterhin auf, so kann die Übung zunächst auch ausgelassen werden. In den meisten Fällen führt die Atemformel zu einem intensiven, tiefen Entspannungsgefühl, das sich auf die Übungsmotivation sehr günstig auswirkt.

Wiederholung der Übung unter Selbstanleitung

Für die selbstangeleitete Übung gibt der Gruppenleiter entsprechend mehr, jedoch nicht zu viel Zeit (ca. 8–9 min).

Nachbesprechung und Ausgabe von Informationsblatt 51

Anschließend wird wieder der Entspannungseffekt bei der Atemformel eingeschätzt; zumeist zeigt sich bei der Wiederholung eine Verbesserung. Der Gruppenleiter erinnert noch einmal an die große Bedeutung regelmäßiger, täglicher Übung und gibt Informationsblatt 51 aus.

INFORMATIONSBLATT 51 ▐▬▬▬▬▬▬▬▬▬▬▬▬▬▬▬

Atemübung

Ziel der Übung ist es, die Atmung zu beruhigen, ohne diese aktiv zu verändern (z. B. besonders langsam oder flach oder mit dem Bauch zu atmen). Durch die *bloße Beobachtung* des Wechsels von Ein- und Ausatmen und v. a. der Entspannung, die beim Ausatmen eintritt, tritt von alleine, ohne aktives Bemühen, eine Beruhigung des gesamten vegetativen Nervensystems ein.

Ursprünglich lautete die Formel: „Es atmet mich". Damit sollte ausgedrückt werden, daß es sich um einen Vorgang handelt, der passiv, ohne eigenes Zutun, abläuft (wie z. B. „es regnet"). Die modernere Fassung der Formel lautet: „Atmung ruhig und gleichmäßig".

Es ist hilfreich, beim Ein- und Ausatmen die Wörter „ein" und „aus" innerlich mitzusprechen. Besonders wirkungsvoll ist es, wenn man beim Ausatmen das Wort „ruhig" in Gedanken mitspricht, da man dadurch die Entspannung verstärkt, die sich auf den ganzen Körper ausbreitet.

> **Atmung ruhig und gleichmäßig.**

Besprechung der Übungspraxis

Zu Beginn werden die Übungsprotokolle ausgewertet und ggf. Schwierigkeiten, insbesondere mit der Atemübung, besprochen. Häufig wird unbewußt die Herzübung durch die Atemübung erschwert (die Luft wird angehalten, um den Herzrhythmus wahrzunehmen). In diesen Fällen ist es günstig, daran zu erinnern, die Atmung auch während der Herzübung nicht zu verändern, sondern weiterzuatmen. In der Eingangsrunde können auch erste Erfolge in der Anwendung der Übungen auf Probleme wie Schlafstörungen (insbesondere Einschlafen), Juckreiz etc. angesprochen werden.

Wiederholung der Übung unter Selbstanleitung
Ruhe – Schwere – Herz – Atem

Um den Teilnehmern Gelegenheit zu geben, den bisher vermittelten Übungsablauf besser einzuüben und die Anwendung im Alltag zu verbessern, wird in dieser Sitzung keine neue Formel besprochen. Bevor die Übung von den Teilnehmern selbst angeleitet durchgeführt wird, zählt der Gruppenleiter noch einmal die Teilübungen auf.

Nachbesprechung

In der Nachbesprechung schätzt jeder Teilnehmer seine Gesamtentspannung ein und gibt ein kurzes Fazit zu den einzelnen Formeln. Besonders hervorgehoben werden kann, daß die Umschaltung auf Entspannung auch ohne Anleitung erfolgreich durchgeführt werden kann und ein erstes Ziel erreicht wurde. Der Gruppenleiter weist darauf hin, daß speziell die Atemübung auch losgelöst vom Gesamtablauf des AT in Alltagssituationen eingesetzt werden kann. Er regt dazu an, sich selbst in Spannungssituationen zu beobachten und besonders auf die Atmung zu achten. Im Vorgriff auf die späteren Übungen kann der Gruppenleiter erwähnen, daß die Atmung auch bei Juckreiz günstig sein kann, etwa verbunden mit der Vorstellung, den Juckreiz aus der entsprechenden Körperpartie „auszuatmen".

Es wird angekündigt, daß in den folgenden Sitzungen zunächst noch die Entspannungsübungen vertieft und dann speziell auf die Neurodermitis angewendet werden.

Besprechung der Übungspraxis

In der Eingangsrunde werden die Übungsprotokolle ausgewertet; dann wird besprochen, ob die Entspannungstechniken bereits in Alltagssituationen eingesetzt wurden.

Rational: Sonnengeflecht

Der Gruppenleiter weist auf die große Bedeutung des Bauchraumes für das Wohlbefinden hin („Ärger herunterschlucken", „Wut im Bauch haben"): *In der Körpermitte, etwas oberhalb des Bauchnabels im Körperinnern, liegt ein wichtiges Zentrum von Nerven, die die Funktionen der Organe von Bauch und Unterleib regulieren, das sog. Sonnengeflecht. Diese Verbindung macht man sich etwa durch eine Wärmeflasche zunutze, da durch die Wärme Nerven angesprochen werden, die die Magen-/Darmfunktionen günstig beeinflussen. Im AT nehmen wir auf ähnliche Weise Einfluß auf Magen und Darm, indem wir uns auf die Formel konzentrieren: „Sonnengeflecht strömend warm". Eine Hilfe kann es sein, die warme Hand auf den Bauch zu legen und die Wärme zu spüren; oder sich vorzustellen, daß warme Sonnenstrahlen auf den Bauch strahlen."*

Durchführung unter Anleitung des Gruppenleiters
Ruhe – Schwere – Herz – Atem – Sonnengeflecht

Durch die wachsende Länge der Gesamtübung ist eine Wiederholung unter eigener Anleitung zeitlich meist nicht mehr möglich, sondern muß vom Gruppenleiter übernommen werden (Instruktion s. S. 228).

Nachbesprechung und Ausgabe von Informationsblatt 52

In der Nachbesprechung schätzt jeder Teilnehmer die Deutlichkeit der Empfindung ein. Der Gruppenleiter weist auf die individuellen Unterschiede in dem Ansprechen auf die Sonnengeflechtsübung hin: *„Manche Teilnehmer spüren sehr deutliche, mit starkem Wohlbefinden einhergehende Reaktionen, andere dagegen können sich eher durch die Schwere- oder Atemübung entspannen."*

Abschließend wird Informationsblatt 52 ausgegeben.

INFORMATIONSBLATT 52

Sonnengeflechtübung

Das Sonnengeflecht ist eine Schaltstelle von Nerven, die den Bauchraum versorgen und v. a. die Verdauungs- und Sexualfunktionen steuern. Es liegt in Nähe der Magengegend, jedoch nicht unmittelbar unter der Bauchdecke, sondern in der Tiefe, zwischen Magen und Wirbelsäule. Durch die Vorstellung der Formel „Sonnengeflecht strömend warm" soll das „Zentrum" des Körpers, also die inneren Organe, vorwiegend Magen und Darmsystem, in ein Gleichgewicht gebracht, also entspannt werden.

Mit der Empfindung von Wärme im Bauchraum wird die Durchblutung der Organe gesteigert und eine tiefere Entspannung der Bauchmuskulatur erzielt. Auch wenn das Sonnengeflecht an einer ganz bestimmten Stelle im Bauchraum liegt, kommt es nicht darauf an, genau diesen Punkt zu treffen, sondern von innen heraus ganz intuitiv Wärme zu empfinden. Die Wärme kann auch im Magen, im Unterleib oder am Rücken gespürt werden. Dies kann z. B. bei Beschwerden an diesen Körperstellen besonders günstige Auswirkungen haben und zu einer Linderung von Schmerzen beitragen.

Die Sonnengeflechtsübung ist für die meisten Menschen die schwerste Übung des autogenen Trainings. Manche brauchen mehrere Wochen und Monate, um ab und zu Wärme zu spüren, während andere diese sofort und deutlich beobachten können. Als Hilfe kann man sich vorstellen, daß die Sonne ganz warm auf den Bauch scheint, bis in die Tiefe hinein; oder daß Sie warmes Essen oder Getränke im Magen haben; oder daß mit jedem Ausatmen Wärme in den Bauch strömt. Als mögliche Variante können Sie auch die Formeln „Bauch strömend warm" oder „Zentrum strömend warm" benutzen.

Gelegentlich melden sich die Bauchorgane durch Magenknurren, Darmgeräusche oder andere spürbare Reaktionen. Diese Reaktionen zeigen an, daß eine tatsächliche Veränderung in Richtung auf eine Lösung von Spannung eintritt.

Sonnengeflecht strömend warm.

Besprechung der Übungspraxis

Die Teilnehmer werden gebeten, anhand der Übungsprotokolle einen Überblick über den Stand der einzelnen Teilübungen des AT zu geben.

Rational: Kopf-/Stirnübung

Daraufhin wird übergegangen zur Kopf- bzw. Stirnübung: *„Die bisherigen Übungen bezogen sich immer auf den Leib. Als Gegenpol konzentrieren wir uns nun auf den Kopf. Die Muskeln und Gefäße am Kopf sind sehr empfindlich und reagieren auf Streß oder starke Reize, auch Wärme, mit Mißempfindungen oder sogar Kopfschmerzen. Als angenehm entspannend wird dagegen Kühle empfunden. So lautet ein Sprichwort: ,Kopf kühl, Füße warm, machen jeden Doktor arm'.*

*Im AT wird dies durch die Formel aufgegriffen: ,Stirn angenehm kühl'. Besonders wichtig ist, daß die Empfindung nicht extrem ist, sondern angenehm, wie ein leichter, **kühler** Lufthauch. Eine **Kälte**empfindung wäre dagegen schon zu extrem und könnte Mißempfindungen auslösen. Da dieser angenehme Mittelweg nicht jedem leicht fällt, bevorzugen wir die Alternativformel: ,Kopf frei und klar'. Gemeint ist, daß der Kopf frei ist von störenden Empfindungen oder Gedanken. Man kann sich zusätzlich vor-stellen, daß die Stirn wie eine glatte, leere Fläche ist. Während die Stirnkühle eher eine Regulation der Blutgefäße anspricht, bezieht sich die letztgenannte Übung eher auf eine Entspannung der Kopfmuskulatur.*

Durchführung unter Anleitung des Gruppenleiters
Ruhe – Schwere – Herz – Atem – Sonnengeflecht – Kopf

Bei der Durchführung der Gesamtübung kann zusätzlich zur Kopfformel auch die Stirnformel verwendet werden (Instruktion s. S. 228). (Auf einen selbstangeleiteten Durchgang wird wieder verzichtet.)

Nachbesprechung und Ausgabe von Informationsblatt 53

Die Kopf-/Stirnübung ist insgesamt eher schwierig; dementsprechend häufig geben Teilnehmer eine negative Rückmeldung. Oftmals beziehen diese sich auf die Kühleübung: besonders häufig wird keine spezifische Reaktion gespürt. Deshalb weist der Gruppenleiter noch auf die Alternativformel „Kopf frei und klar" hin, da diese einfacher ist und auch weniger Angriffspunkte für Widerstand bildet.

Abschließend teilt der Gruppenleiter Informationsblatt 53 aus und kündigt an, daß in den folgenden Sitzungen eine Erweiterung der Entspannungstechnik vorgenommen wird. Zu diesem Zweck sollte sich jeder Teilnehmer einmal eine Streßsituation oder ein Problem überlegen, in der er gelassener reagieren oder sein Verhalten ändern möchte.

Kopf-/Stirnübung

Ziel dieser Übung ist es, die Stirn als kühl und entspannt wahrzunehmen. Sie bildet den Gegenpol zur Sonnengeflechtsübung; der kühle Kopf soll über dem warm durchströmten Leib erlebt werden. Die Formel lautet: „Stirn angenehm kühl".

Diese Übung fördert einerseits ein entspanntes Wachsein und verhindert ein Einschlafen oder Müdigkeit durch die Entspannungsübung; zum anderen können auch frühzeitig durch Anspannung hervorgerufene, extreme Gefäßreaktionen oder Muskelverspannungen, die Kopfschmerzen auslösen, beeinflußt werden.

Kühle, nicht Kälte, wird als Empfindung angestrebt! Die Empfindung ist also eher wie ein leichter, kühler Lufthauch oder wie die Kühle nach Bestreichen der Stirn mit einem feuchten Papiertaschentuch. Extreme Vorstellungen können Kopfschmerzen oder unangenehme Druckempfindungen hervorrufen.

Auch eine leichte und flüchtige Kühleempfindung reicht aus, um an der Stirn eine Verringerung der Durchblutung durch eine Verengung der äußeren Blutgefäße des Kopfes hervorzurufen. Diese wirkt auch wieder auf die Entspannung der feinen Kopfmuskulatur zurück.

Für die Stirnübung ist es günstig, wenn man den Kopf aufrecht läßt und ihn nicht nach vorne absinken läßt, da sich dies ungünstig auf die Durchblutung und die Entspannung auswirkt.

Sollte eine Kühleempfindung nicht gelingen oder unangenehm sein, so kann man als Alternative auch die eher auf die Muskulatur bezogene Formel: *„Kopf frei und klar"* anwenden.

Das Ziel sind dann weniger die Gefäße als vielmehr eine Lockerung der Kopfhaut, der Muskeln um die Augen und Augenbrauen. Die Gesichtszüge werden dann entspannter und gelöster, und da der Gesichtsausdruck dem ganzen Körper den inneren Gefühlszustand wiederspiegelt, verstärkt sich auch generell das Gesamtgefühl von Ruhe.

Kopf frei und klar.

Oder: Stirn angenehm kühl.

Besprechung der Übungspraxis

Zunächst werden die Übungsprotokolle ausgewertet und eine Zwischenbilanz hinsichtlich des erreichten Niveaus bezüglich der Gesamtentspannung (Entspannung nach der Übung) gezogen. Daneben können auch Probleme mit einzelnen Übungen oder mit der Übungsdisziplin besprochen werden.

Rational: individuelle Vorsatzbildung

„Das AT läßt sich von der Umschaltung des Körpers auf Entspannung auch auf die Veränderung von Verhaltensweisen übertragen. Dabei wird ebenfalls ein Ziel in einer Formel, dem sogenannten Vorsatz, formuliert.

Durch den Vorsatz kann man sich besser auf das Zielverhalten konzentrieren, das man erreichen möchte. Da die Vorstellung von Zielen immer sehr persönliche Werte und Erfahrungen enthält, gibt es keine schematischen Formeln, sondern man kann sich nur eigene, persönliche Vorsätze aufstellen.

2 Beispiele: Jemand ärgert sich über das arrogante Verhalten des Chefs. Für die eine Person ist es erstrebenswert, dem Chef gegenüber selbstsicher aufzutreten und den eigenen Standpunkt zu vertreten; vielleicht wäre die Formel sinnvoll: ‚Ich rede frei und sicher.‘ Für eine andere Person jedoch kann es wichtiger sein, sich nicht noch außerhalb der Arbeitszeit darüber aufzuregen; in diesem Fall wäre eine Formel zutreffender wie z. B.: ‚Ich genieße meine Freizeit.‘ Die in den Vorsätzen formulierten Ziele können also persönlich sehr unterschiedlich sein.

Deshalb wollen wir heute einmal damit beginnen, für jeden eine Formel zu finden, die auf ihn persönlich zugeschnitten ist."

In einer Runde werden die Teilnehmer gefragt, ob ihnen ein belastendes Problem oder eine eigene Verhaltensweise einfällt, die sie gerne verändern möchten. Falls die Zeit es zuläßt, erarbeitet der Gruppenleiter mit jedem, zumindest aber exemplarisch mit 2 Teilnehmern, jeweils einen individuellen Vorsatz. Dabei weist er auf formale Gesichtspunkte beim Aufstellen einer geeigneten Formel hin:

*„Die Formel sollte **positiv formuliert** sein, da das Vorstellungsvermögen durch negative Formulierungen leicht überfordert wird. Z. B. die Formel: ‚Ich ärgere mich nicht mehr‘. Besser ist es, direkt die Aufmerksamkeit auf das zu lenken, was man erreichen will, nicht auf das, was man verändern will, z. B.: ‚Ich bin gelassen.‘*

*Zusätzlich ist es hilfreich, den individuellen Vorsatz in einem **kurzen und prägnanten Satz** zu formulieren, damit er besser behalten werden kann.*

Die Vorsatzformel wird an den Schluß der Übung gestellt. Dadurch erinnert man sich eher im Alltag an das Ziel, das man sich gesetzt hat und kann automatische Ver-

haltensmuster besser verändern. Wir üben dies jetzt einmal und auf das Stichwort ‚Ihr Vorsatz' konzentrieren Sie sich auf die Formel. Sie stellen sich ganz intensiv die Verhaltensweise vor, die Sie erreichen möchten."

Falls einige Teilnehmer noch keine Formel gefunden haben, können sie sich auf eine Situation konzentrieren, in der sie sich gerne anders verhalten möchten und dabei sich das **erwünschte** Verhalten vorstellen. Nach der Übung ist es dann leichter, eine Vorsatzformel zu finden.

Durchführung unter Anleitung des Gruppenleiters
Ruhe – Schwere – Herz – Atem – Sonnengeflecht – Kopf – Vorsatz

Der Gruppenleiter fügt an die Kopf-/Stirnübung die Instruktion an: *„Konzentrieren Sie sich nun auf Ihre Vorsatzformel oder auf eine Situation, in der Sie sich anders als bisher verhalten möchten. Stellen Sie sich ganz genau das Verhalten vor, das Sie erreichen möchten. Stellen Sie sich vor, wie Sie sich so verhalten, wie Sie sich das wünschen."* Hierfür läßt er ca. 1 min Zeit, bevor er zum Zurücknehmen auffordert (Instruktion s. S. 228).

Nachbesprechung und Ausgabe von Informationsblatt 54

In einer Runde werden die Teilnehmer befragt, wie gut sie sich die angestrebte Verhaltensänderung in ihrer Vorsatzformel vorstellen konnten. Teilnehmer, die bisher noch keine Vorsatzformel hatten, können möglicherweise aus den Vorstellungen provisorisch Formeln ableiten.

Dann wird Informationsblatt 54 ausgeteilt und die Teilnehmer werden gebeten, sich die Formel auf das Blatt (in den leeren Kasten) zu notieren. Ihnen wird die Anregung gegeben, bis zur nächsten Sitzung auszuprobieren, ob ihnen die Formel liegt oder ggf. korrigiert werden muß.

Individuelle Vorsatzbildung

Das Grundprinzip des autogenen Trainings ist die Beeinflussung körperlicher Vorgänge durch die Vorstellung der angestrebten Veränderung. In der Vorsatzbildung kann man dieses Prinzip auf das Verhalten übertragen, das stört und das man ändern, regulieren oder ausgleichen möchte. An die Standardformeln wird eine persönliche Formel angehängt, die das angestrebte Ziel wiedergibt. Die Umsetzung wird dadurch begünstigt, daß Sie duch die Entspannung und Sammlung der Konzentration aufnahmebereiter sind.

Die Formel für eine Vorsatzbildung kann nur individuell gefunden werden. Sie sollte

- **möglichst kurz,**
- **einprägsam** und
- **positiv formuliert** sein.

Wie in den Standardformeln sollte in einem einfachen Aussagesatz (Gegenwartsform, evtl. auch klangvoll, rhythmisch oder sich reimend) das angestrebte Verhalten vergegenwärtigt werden. Der Vorsatz wird dann an die letzte Entspannungsformel angehängt.

Die Vorsatzbildung hilft nur dann, wenn man nach eigenen Bewertungsmaßstäben wirklich etwas ändern möchte. Sie sollte nach persönlichem Gefühl das Entscheidende und nicht etwas objektiv Richtiges treffen und keine sittliche oder moralische Forderung enthalten. Die Formel ist keine Wunderpille, sondern kann nur bei vorhandener Absicht, „aus sich selbst heraus" (= autogen) wirken.

Aus diesem Grund kann man meist erst mit der Zeit herausfinden, welche Formel hilfreich ist; die erste Formulierung stellt deshalb meist nur eine Formel auf Probe dar, die wieder umformuliert werden kann.

Beispiele (nur zur Verdeutlichung der Einsatzmöglichkeiten gedacht, sie ersetzen nicht die Auseinandersetzung mit den eigenen Zielen):

Übermäßiges Essen: „Ich bin ganz zufrieden und satt." Konzentration und Arbeitsstörungen: „Lernen gelingt leicht." „Ich behalte mühelos." Stottern: „Reden im Atemstrom." Redeangst: „Ich rede frei und sicher." Schwierigkeiten, Entspannungsübungen weiterzuführen: „Meine Entspannungsübungen." „Entspannungsübungen gut – ich bleibe dabei." Übermäßiges Rauchen: „Nichtrauchen macht mich frei."

Besprechung der Übungspraxis

In der Eingangsrunde werden zunächst die Übungsprotokolle ausgewertet; danach werden die Teilnehmer nach ihren Erfahrungen mit ihrer Vorsatzformel gefragt. Realistischerweise sind noch keine Erfolge zu erwarten, wichtiger jedoch ist die subjektive Relevanz der Formel: das Gefühl, mit dem Vorsatz den persönlich zentralen Kern eines Problems oder einer Verhaltensweise anzusprechen.

Rational: Hautübung

Während sich alle bisher durchgeführten Übungen des AT nicht spezifisch auf Neurodermitis bezogen, wird nun eine spezifische Hautformel eingeführt:

„Die Haut läßt sich nicht nur indirekt, durch Umschaltung auf Entspannung, sondern auch direkt beeinflussen. Die Haut reagiert sehr fein auf Unbehagen oder **negative** *Gefühle, durch Veränderungen der Hautdurchblutung und der Schweißausschüttung. Diese enge Verbindung zwischen Psyche und Haut zeigt sich auch in vielen Sprichwörtern: ,aus der Haut fahren wollen‘, ,vor Wut rot anlaufen‘, ,vor Neid erblassen‘, ,schreckensbleich werden‘ oder ,sich nicht wohl fühlen in seiner Haut‘.*

Umgekehrt kann man aber durch Vorstellungen die Haut auch gezielt in **positiver** *Richtung beeinflussen. Wie bei den anderen Körperfunktionen auch konzentriert man die Vorstellungen auf das Ziel, den positiven Zustand der Haut. Eine Bezeichnung für einen positiven Zustand der Haut ist Ruhe.“*

(An dieser Stelle kann der Gruppenleiter auch nach anderen Wörtern für einen angenehmen Hautzustand fragen.)

„Wenn die Haut entzündet ist, dann ist auch Kühle eine wohltuende Empfindung, etwa ein kühlendes Gel oder ein sanfter, kühlender Lufthauch. Deshalb ist eine mögliche Formel: ,Haut ganz ruhig und angenehm kühl.‘

Wenn man die Augen schließt und sich auf das Körperinnere konzentriert, dann erlebt man die Haut wie eine Hülle oder eine Grenze zwischen innen und außen. Deshalb könnte man auch die Formel wählen: ,Grenze ruhig, Hülle ganz kühl.‘ Wir werden zunächst einmal die allgemeinste Formulierung verwenden; Sie können aber für Ihre Übung die wählen, die Ihnen am meisten liegt.“

Die Hinwendung zur Haut bedeutet für viele Neurodermitiskranke eine Konfrontation mit einem problematischen, mit Unbehagen verbundenen Körperaspekt. Die Hautübung kann mit der Erwartung verbunden sein, daß Juckreiz auftritt bzw. der Impuls verstärkt wird, sich zu kratzen. Diese Befürchtung kann der Gruppenleiter aufgreifen: *„Möglicherweise ist durch die Neurodermitis die Haut so eng mit negativen Empfindungen verbunden, daß es Ihnen schwerfällt, sich positive Empfindungen vor-*

zustellen. Durch regelmäßiges Training werden Sie sicherer darin werden, durch die Konzentration der Vorstellungskraft gezielt heilsame, wohltuende Hautempfindungen zu verstärken."

Durchführung unter Anleitung des Gruppenleiters
Ruhe – Schwere – Herz – Atem – Sonnengeflecht – Kopf – Haut –
Individueller Vorsatz

Der Gruppenleiter führt nun die gesamte Übung durch, wobei die Vorsatzbildung wieder an den Schluß gestellt wird (Instruktion s. S. 228).[3]

Nachbesprechung und Ausgabe von Informationsblatt 55

Die Teilnehmer geben eine Einschätzung, wie deutlich sie die Empfindung von Ruhe oder Kühle an der Haut wahrnehmen konnten. In der Regel werden die Hautempfindungen zunächst gering, häufig unterbewertet. Nicht selten geben Teilnehmer an, nicht sicher zu sein, ob die schwachen Kühleempfindungen nicht nur Einbildung seien. Der Gruppenleiter kann ggf. näher auf diese Überzeugung eingehen:
„Einbildung ist eine Vorstellung, die nicht wirklich ist. Beim AT benutzen Sie Vorstellungen, um wirkliche Körperreaktionen in Gang zu setzen: z. B. eine Verringerung der Hauttemperatur, die meßbar ist und zeigt, daß die Entzündungsvorgänge unmittelbar beeinflußt werden können. Es gibt auch Experimente, in denen unter Hypnose allergische Hautreaktionen gehemmt werden konnten."
Die Hautübung soll zu Hause zunächst noch nicht bei starkem Juckreiz durchgeführt werden, da hierfür eine spezielle Formel vorgesehen ist.
Um die Wahrnehmung der Kühleempfindung zu fördern, kann die Übung auch bei geöffnetem Fenster (nach dem Eincremen der Haut) durchgeführt werden. Betont werden sollte, daß nicht nur die Kühle der Haut wichtig ist, sondern auch die Vorstellung einer im ruhigen Gleichgewicht befindlichen Haut.
Abschließend wird Informationsblatt 55 ausgeteilt.

---

[3] Die Hautübung kann unterstützt werden durch einen Hauttemperaturfühler (i. S. eines Biofeedbacktrainings), der bei einem Teilnehmer zur Demonstration angebracht werden kann (vorzugsweise am Handrücken). Dadurch kann noch besser die Überzeugung gefördert werden, Einfluß auf Hautreaktionen zu haben. Allerdings kann die einseitige Betonung der Hauttemperatur von anderen, positiven Hautempfindungen ablenken („Haut ganz ruhig ..."). Zudem ergibt sich durch die Entspannung in der Regel ein zunächst wenig plausibler Temperaturanstieg, während der Temperaturabfall in der Regel geringer ist. Dies kann damit erklärt werden, daß zunächst eine verbesserte Durchblutung der tieferliegenden Gefäße eintritt, einhergehend mit einer Gefäßerweiterung, dann erst eine Verminderung der Durchblutung in den äußeren Blutgefäßen der entzündeten Haut (*„kühle äußere Hülle um einen strömend warmen Körper"*). Ein weiterer Nachteil der Biofeedbackunterstützung ist die Möglichkeit, durch einen Mißerfolg demotiviert zu werden.

INFORMATIONSBLATT 55

Hautübung

Die Haut bildet eine Grenze zwischen innen und außen und bietet dem Körper Schutz; daher spielen sich hier auch viele Abwehrvorgänge ab.

Gleichzeitig aber drücken sich in Hautveränderungen auch Gefühle aus („vor Schreck erbleichen" oder „vor Scham erröten", Gänsehaut, Angstschweiß); diesen Gefühlen entsprechen tatsächliche, physiologische Veränderungen der Hautdurchblutung, der Schweißausscheidung und andere Körperreaktionen.

So, wie Sie durch Ihre Vorstellungskraft die Organe beeinflussen können, die vom vegetativen Nervensystem gesteuert werden, so können Sie auch die Funktionen der Haut beeinflussen.

Viele, die eine chronische, entzündliche Hauterkrankung haben, können bei der Abheilung Empfindungen feststellen, die man nur sehr schwer in Worte fassen kann, etwa durch die Beschreibung: die Haut wird „ruhiger". Diese Empfindungen sind im Gedächtnis gespeichert, und man kann sie durch die Vorstellung auch bewußt nutzen, um Hautreaktionen auszulösen, die die Abheilung fördern.

Eine andere, bei oberflächlichen Entzündungen der Haut wohltuende Vorstellung ist die der Kühle. Sie bewirkt, wie schon bei der Stirnkühleübung angedeutet, eine verringerte Durchblutung und möglicherweise auch eine verringerte Wirkung von Entzündungssubstanzen.

Es handelt sich dabei um eine leichte, angenehme Kühle, wie ein Lufthauch, der über die Haut streicht.

> **Haut ganz ruhig und angenehm kühl.**

Besprechung der Übungspraxis

Bei der Auswertung der Übungsprotokolle werden die Teilnehmer besonders nach der Hautübung befragt; daneben sollte auch die Vorsatzformel und die Gesamtentspannung nach den Übungen besprochen werden.

Rational: Vorsatzformel gegen Kratzen

Bei der Einführung der Vorsatzformel gegen Kratzen knüpft der Gruppenleiter an die allgemeine Vorsatzbildung an:

„Die Vorsatzbildung kann man auch auf das Kratzen anwenden. Einerseits ist Kratzen ein Reflex auf Juckreiz hin, der sich kaum unterdrücken läßt. Andererseits kann Kratzen auch zu einer Gewohnheit werden, die automatisch abläuft, ohne daß Ihnen dies bewußt wird. Das Gewohnheitskratzen kann ausgelöst werden durch Anspannung, Grübeln, Ärger oder einfach nur durch den Anblick von Hauterscheinungen oder den Gedanken daran. Um dieses automatische Verhaltensmuster zu unterbrechen, wird durch die Formel ein Signal eintrainiert, das durch regelmäßige Übung immer fester im Gedächtnis verankert wird und den unbewußten Kratzimpuls hemmt.

Eine solche Vorsatzformel gegen Kratzen sollte deshalb kurz und einprägsam sein. Die einfachste Formel wäre: ‚Nicht kratzen!‘. Aber viele von Ihnen haben die Erfahrung gemacht, daß dies wenig nutzt, wenn Sie sich dies sagen. Dies liegt u. a. daran, daß die Formel negativ formuliert ist. Hilfreicher ist es, wenn man versucht, etwas Erwünschtes anzustreben und nicht etwas Unerwünschtes zu vermeiden.“

Der Gruppenleiter nennt nun einige Formeln (s. Informationsblatt 56), die positiv formuliert sind. Er weist darauf hin, daß auch die Schwereübung eine prophylaktische Maßnahme zur Hemmung des Kratzimpulses sein kann, v. a. vor dem Einschlafen. Da die positive Definition einer Vorsatzformel gegen Kratzen nicht einfach ist, wird in einer Runde dann mit jedem Teilnehmer eine Formel erarbeitet, die diesem subjektiv plausibel erscheint. Zusätzlich wird jeweils besprochen, in welchen Situationen häufig Kratzen auftritt, um diese Situation dann in der nachfolgenden Übung zur Verankerung der Vorsatzformel gegen Kratzen zu nutzen.

Durchführung unter Anleitung des Gruppenleiters
Ruhe – Schwere – Herz – Atem – Sonnengeflecht – Kopf – Haut –
Vorsatzbildung gegen Kratzen – Individueller Vorsatz

Die Durchführung der Gesamtübung dient im wesentlichen dazu, die Vorsatzformel gegen Kratzen im Gesamtablauf zu verankern (Instruktion s. S. 228). Da es keine einheitliche Formel gibt, kann nur eine allgemeine Instruktion gegeben werden, etwa folgendermaßen: *„Konzentrieren Sie sich nun auf Ihre Formel gegen Kratzen. Stellen Sie sich ganz genau vor, wie Sie sich in einer Alltagssituation befinden, in der Sie sich häufig kratzen; wie Sie innerlich die Formel wiederholen; wie Sie erfolgreich das Kratzen verhindern; schließlich, wie Sie sich danach durch die Schwere- und die Atemübung entspannen. Vergegenwärtigen Sie sich, welche positiven Folgen es hat, wenn Sie dem Impuls zu kratzen standhalten."*

Nachbesprechung und Ausgabe von Informationsblatt 56

In der Nachbesprechung schätzen die Teilnehmer ein, wie gut sie sich die Situation vorstellen konnten, in der sie das Kratzen verhindern. Der Gruppenleiter geht auch darauf ein, wie hilfreich die jeweils ausgewählte Formel erscheint; gegebenenfalls müssen Umformulierungen vorgenommen werden. Abschließend wird Informationsblatt 56 ausgeteilt und die Teilnehmer gebeten, sich ihre individuelle Formel zu notieren. Es wird angekündigt, daß in der folgenden Sitzung besprochen wird, wie hilfreich die Formel ist, um den Kratzimpuls abzubauen.

INFORMATIONSBLATT 56

Vorsatzformel gegen Kratzen

Juckreiz löst den reflexhaften Impuls aus, sich zu kratzen. Schmerz hemmt *vorübergehend* Juckreiz; daher bringt die mit dem Kratzen verbundene Schmerzempfindung eine *kurzfristige* Erleichterung. Deshalb ist es oftmals sehr schwierig, dem Kratzimpuls zu widerstehen, und Forderungen oder Vorwürfe, das Kratzen ganz zu unterdrücken, sind nicht gerechtfertigt.

Andererseits ist es nicht gleichgültig, ob und wie stark Sie sich kratzen. Denn durch das Kratzen werden wiederum Entzündungsreaktionen in der Haut ausgelöst, die erneut zu Juckreiz führen und das Kratzen noch weiter verstärken. Kratzen und Juckreiz verstärken sich also gegenseitig und können sich zu einem Teufelskreislauf „aufschaukeln", der in sog. „Kratzanfällen" endet.

Zudem kann Kratzen auch eine automatisierte Gewohnheit werden, die nicht durch Juckreiz, sondern auch durch Anspannung, Grübeln oder durch einfach nur die (manuelle oder gedankliche) Beschäftigung mit der Haut ausgelöst wird.

Deshalb ist es sinnvoll, das Kratzen *soweit wie möglich* einzuschränken, ohne die rigide und unrealistische Forderung an sich zu stellen, das Kratzen ganz zu unterdrücken.

Eine Hemmung des Kratzimpulses kann durch Konzentration auf positive Vorstellungen gehemmt werden.

Beispiele:
- Ich beherrsche mich.
- Ich brauche das Kratzen nicht.
- Ich tue der Haut nur Gutes.
- Die Haut bleibt heil!

Hilfreich sind Formeln, die die Aufmerksamkeit lenken auf
- angenehme Empfindungen (s. Hautübung),
- die Überwindung des Kratzimpulses sowie
- ein Nachlassen des Juckreizes.

Um sich Ihre Formel besser einprägen zu können, tragen Sie diese bitte hier ein:

Besprechung der Übungspraxis

Zu Beginn werden die Übungsprotokolle ausgewertet; besonders wichtig ist hierbei die Frage, in welchem Maße die Formel hilfreich gewesen ist, den Kratzimpuls in Situationen, in denen sonst häufig Kratzen aufgetreten ist, abzubauen (beim Einschlafen, nach einem Streit etc.). Zusätzlich sollte daran erinnert werden, nach der Unterbrechung des Kratzimpulses die entstehende Anspannung durch eine entspannende Übung wieder abzubauen (z. B. Schwere-, Atemübung).

Rational: Formel gegen Juckreiz

Zur Beeinflussung der Juckreizempfindung durch AT erklärt der Gruppenleiter: *„Juckreiz ist eine Empfindung, die durch Reizung von Nervenendigungen in der Haut hervorgerufen wird. Diese wird jedoch beeinflußt durch psychische Vorgänge: Juckreiz wird verstärkt durch Konzentration auf die Haut oder negative Gedanken; Juckreiz wird verringert durch Ablenkung, angenehme Vorstellungen oder positive Gedanken.*

Im AT nutzt man diesen Zusammenhang, indem man sich auf positive Erwartungen konzentriert: z. B. ‚Ich begegne dem Juckreiz gelassen.‘ Diese Formel hilft, innerlich ruhig zu bleiben und sich von dem unangenehmen Juckreiz zu distanzieren. Dies ist günstiger als innerlich angespannt zu werden, daran zu denken, daß man es nicht aushält oder sich auf andere, ungünstige Gedanken zu konzentrieren.

Eine andere Möglichkeit ist, sich auf angenehme Empfindungen wie z. B. Kühle zu konzentrieren; bei stärkerem Juckreiz ist es günstiger, sich eine intensive Kälte vorzustellen, die den Juckreiz übertönt (‚Ein Eishauch macht die Haut empfindungslos‘).

Schließlich kann man sich auch darauf konzentrieren, wie der Juckreiz sich verändert: z. B. in der Stärke (‚Der Juckreiz wird schwächer und schwächer‘), in der Konzentration (‚Der Juckreiz fließt auseinander‘) oder er wird aus dem Körper heraustransportiert (‚Ich atme den Juckreiz aus‘; ‚mit jedem Ausatmen wird der Juckreiz schwächer und schwächer‘).“

Anschließend klärt der Gruppenleiter mit jedem Teilnehmer, welche Formel ihm persönlich plausibel erscheint. Er weist darauf hin, daß diese Formel nur für den Anwendungsfall (bei Juckreiz) gedacht ist, da sonst die Gefahr besteht, Juckreiz auszulösen.

Durchführung unter Anleitung des Gruppenleiters
Ruhe – Schwere – Herz – Atem – Sonnengeflecht – Kopf – Haut –
Formel gegen Juckreiz – Vorsatzbildung gegen Kratzen – Individueller Vorsatz

Bei Durchführung der Übung besteht die Gefahr einer ideosensorischen Auslösung (durch die Vorstellung) von Juckreiz; durch die Entspannung bestehen jedoch günstige Bedingungen, sich dieser als unangenehm empfundenen, mit Hilflosigkeit verbundenen und zumeist auch vermiedenen Empfindung anzunähern (im Sinne einer Desensibilisierung in sensu). Sinnvollerweise wird die Formel gegen Juckreiz vor die Vorsatzformel gegen Kratzen gestellt. Den Teilnehmern wird erklärt, daß die Durchführung nur dem Zweck dient, eine Formel im Gedächtnis zu verankern, im Alltag aber nur Sinn macht, wenn Juckreiz verspürt wird.

Für die Formel ist deshalb ein Zeitraum von ca. 1/2 min ausreichend; die Instruktion kann z. B. lauten: *„Konzentrieren Sie sich nun auf Ihre Formel gegen Juckreiz und stellen Sie sich vor, daß es Ihnen dadurch gelingt, erfolgreich Einfluß auf die Hautreaktionen zu nehmen."*

Nachbesprechung und Ausgabe von Informationsblatt 57

Der Gruppenleiter fragt die Teilnehmer, wie gut sie sich entspannen konnten und ob ihnen die ausgewählte Formel gegen Juckreiz plausibel erscheint. Sie werden dafür gelobt, daß sie sich gelassen auf die Übung konzentrieren konnten und sich erschwerten Bedingungen ausgesetzt haben. Das Auftreten von Juckreiz ist nicht als Mißerfolg zu werten, sondern bietet auch die Möglichkeit, die Umsetzung der Formel auszuprobieren. Betont wird, daß dadurch auch das Gefühl gefördert wird, die Situation trotzdem kontrollieren zu können und den Kratzimpuls beherrschen zu können. Zum Schluß wird das Informationsblatt 57 ausgegeben und die Teilnehmer werden gebeten, sich eine eigene Formel in den leeren Kasten zu notieren.

Formel gegen Juckreiz

Es gibt verschiedene Möglichkeiten, um die Empfindung von Juckreiz zu mildern: etwa, indem man sich angenehmere Empfindungen vorstellt, wie durch die Formel:

> **Haut ruhig und angenehm kühl.**

Oder, indem man versucht, durch Vorstellungen die Art der Empfindung zu verändern:

- Der Juckreiz wird schwächer und schwächer.
- Der Juckreiz fließt auseinander.
- Der Juckreiz zerschmilzt.
- Der Juckreiz löst sich auf.
- Ein Verband aus sanfter, kühler Seide streicht über die Haut.
- Die Haut wird unempfindlich.
- Mit jedem Ausatmen wird der Juckreiz schwächer und schwächer.
- Ich atme den Juckreiz aus.

Eine weitere Möglichkeit ist es, sich eine günstige Einstellung zum Juckreiz zu vergegenwärtigen:

- Dem Juckreiz begegne ich gelassen.
- Ablenkung hilft.

Bei *stärkerem* Juckreiz kann die Vorstellung von Kälte günstig sein:

> **Ein Eishauch macht die Haut empfindungslos.**

Bei allen Formeln gilt, daß diese nie automatisch zum Ziel führen. Durch die Vorstellung sprechen Sie Erinnerungen an angenehme Empfindungen an, die in Ihrem Gedächtnis gemeinsam mit der Hautreaktion gespeichert sind. Man kann diese Reaktion nur durch Wiederholung verbessern: eine Beeinflussung ist also erst nach einiger Zeit mit regelmäßiger Übung zu erwarten und wenn die Vorstellung für Sie persönlich eine wirkliche Bedeutung hat.

Bitte tragen Sie Ihre Formel ein:

Besprechung der Übungspraxis

Zunächst werden die Teilnehmer nach ihren Erfahrungen mit der Formel gegen Juckreiz befragt. Dabei ist es wichtig, die Einstellung, Einfluß auf den Juckreiz zu haben, positiv zu verstärken. Gleichzeitig bemüht sich der Gruppenleiter, eine realistische Perspektive zu vermitteln: Ziel kann es nicht sein, die Symptome gänzlich zum Verschwinden zu bringen, sondern Juckreiz zu lindern bzw. erträglich zu machen.

Nachbesprechung der individuellen Vorsatzbildung

Der Gruppenleiter leitet zu einer Bilanz über, ob die in der individuellen Vorsatzbildung festgehaltenen Ziele umgesetzt werden konnten. Gegebenenfalls können Formeln korrigiert werden oder auf neue Probleme bezogen werden. Die Teilnehmer werden ermutigt, die individuelle Vorsatzbildung weiterhin in der täglichen Übung beizubehalten.

Besprechung der erzielten Veränderungen; Ausgabe von Informationsblatt 58

Abschließend wird die Wirkung des AT auf das allgemeine Entspannungsniveau und auf Krankheitssymptome besprochen. Auch in dieser Hinsicht achtet der Gruppenleiter auf realistische Ziele: eigene Einflußmöglichkeiten zu nutzen, um Kratzen abzubauen und Juckreiz zu verringern, eine Besserung der Hauterscheinungen auch ohne gänzliche Symptomfreiheit als Erfolg anzusehen und langfristig Erscheinungsfreiheit statt Heilung anzustreben. Die Entspannungsmethode hat nicht den Anspruch, für die Behandlung der Neurodermitis alleine auszureichen, sondern auch andere Maßnahmen zur Beeinflussung der Auslösefaktoren sind wichtig. Besonders hervorgehoben wird die Leistung der Teilnehmer, die Übungen regelmäßig durchzuführen. Es wird ausführlich besprochen, wie sie eine Fortsetzung der Übungsdisziplin sicherstellen können. Der Gruppenleiter weist darauf hin, daß mit Rückfällen zu rechnen sei und daß dann auch die Übungen ggf. wieder zu intensivieren sind, da bei Krankheitsschüben ein besonders großes Bedürfnis nach Ruhe besteht. Dennoch ist das AT prinzipiell als eine Methode zur Prophylaxe von Rückfällen und nicht zur Intensivbehandlung anzusehen.

Abschließend werden Informationsblatt 58 sowie ggf. Fragebögen zur Therapieevaluation ausgeteilt und ein Termin zur Nachbesprechung vereinbart.

INFORMATIONSBLATT 58 ▮▮▮▮▮▮▮▮▮▮▮▮▮▮▮▮▮▮▮▮▮▮▮▮▮▮▮▮

Gesamtablauf des AT

1. Vorbereitung: Oberarme locker herunterhängen lassen, Hände auf den Oberschenkeln, Füße fest auf dem Boden, Oberkörper aufrecht, Augen zu.

2. Übungen: Alle Muskeln von Kopf bis Fuß entspannen (ca. 1–2 min).

Ruhe	„Ich bin ganz ruhig und entspannt."
Schwere	„Rechter Arm ganz schwer, angenehm schwer."
	„Linker Arm ganz schwer, angenehm schwer."
	„Rechtes Bein ganz schwer, angenehm schwer."
	„Linkes Bein ganz schwer, angenehm schwer."
	eingefügt: „Ich bin ganz ruhig und entspannt."
Herz	„Herz ganz ruhig."
	eingefügt: „Ich bin ganz ruhig und entspannt."
Atmung	„Atmung ruhig und gleichmäßig."
	eingefügt: „Ich bin ganz ruhig und entspannt."
Bauch	„Sonnengeflecht strömend warm."
	eingefügt: „Ich bin ganz ruhig und entspannt."
Stirn	„Kopf frei und klar. Stirn angenehm kühl."
	eingefügt: „Ich bin ganz ruhig und entspannt."
Haut	„Haut ganz ruhig und angenehm kühl."
	eingefügt: „ich bin ganz ruhig und entspannt."
Vorsatz	…

3. Zurücknehmen:
- Atmung tief.
- Arme und Beine fest anspannen.
- Augen auf.

Kurzform: Ruhe – Schwere – Atmung – Haut

Instruktion zum autogenen Training
Gesamtablauf mit allen Formeln

Setzen Sie sich möglichst bequem hin, den Rücken angelehnt, den Oberkörper gerade, die Füße flach auf dem Boden,
die Arme locker von den Schultern herunterhängend.
Schließen Sie die Augen.
Konzentrieren Sie sich nun ganz auf Ihre Körperempfindungen.
Die Umgebung wird von ganz alleine immer gleichgültiger werden.

Entspannen Sie zunächst alle Muskeln von Kopf bis Fuß:
Stirn- und Kopfmuskulatur ...,
Kiefermuskulatur ... das Gesicht fühlt sich nun etwas gelöster an ...,
Schultern- und Nackenmuskulatur ...,
die Arme hängen ganz locker von den Schultern herunter ...,
entspannen Sie auch die Unterarme und Hände ...
und jeden einzelnen Finger: Daumen ..., Zeigefinger ..., Mittelfinger ..., Ringfinger ...
und kleiner Finger ...,
Brust- und Bauchmuskulatur ...,
Oberschenkel ...,
Waden ... und
Füße.
Entspannen Sie auch die Muskeln, die sich jetzt vielleicht noch etwas angespannt anfühlen ...,
achten Sie einmal auf Ihre Atmung, auf das Ein- und Ausströmen der Luft ...
und wenn Sie mit jedem Ausatmen ... immer tiefer und tiefer ... in Entspannung sinken.

Konzentrieren Sie sich jetzt auf die erste Formel:
„Ich bin ganz ruhig und entspannt."
Gedanken kommen und gehen ..., sie ziehen vorüber wie Wolken am Himmel.
Denken Sie einfach nur an das angenehme Gefühl von Ruhe und Entspannung.

„Rechter Arm ganz schwer, schwer wie Blei, angenehm schwer."
„Linker Arm ganz schwer, schwer wie Blei, angenehm schwer."
„Beide Arme ganz schwer, schwer wie Blei, angenehm schwer."
„Rechtes Bein ganz schwer, schwer wie Blei, angenehm schwer."
„Linkes Bein ganz schwer, schwer wie Blei, angenehm schwer."
„Beide Beine und beide Arme ganz schwer, schwer wie Blei, angenehm schwer."

„Ich bin ganz ruhig und entspannt."

„Herz ganz ruhig."

„Ich bin ganz ruhig und entspannt."

„Atmung ruhig und gleichmäßig."

„Ich bin ganz ruhig und entspannt."

„Sonnengeflecht strömend warm."

„Ich bin ganz ruhig und entspannt."

„Kopf frei und klar. Stirn angenehm kühl."

„Ich bin ganz ruhig und entspannt."

„Haut ganz ruhig und angenehm kühl."

„Ich bin ganz ruhig und entspannt."

„Konzentrieren Sie sich nun auf Ihre Formel gegen Kratzen. Stellen Sie sich ganz genau vor, wie Sie sich in einer Alltagssituation befinden, in der Sie sich häufig kratzen; wie Sie innerlich die Formel wiederholen; wie Sie erfolgreich das Kratzen verhindern; schließlich, wie Sie sich danach durch die Schwere- und die Atemübung entspannen. Vergegenwärtigen Sie sich, welche positiven Folgen es hat, wenn Sie dem Impuls zu kratzen standhalten."

„Konzentrieren Sie sich nun auf Ihre Vorsatzformel oder auf eine Situation, in der Sie sich anders als bisher verhalten möchten. Stellen Sie sich ganz genau das Verhalten vor, das Sie erreichen möchten. Stellen Sie sich vor, wie Sie sich **so** *verhalten, wie* **Sie** *sich das wünschen."*

„Ich bin ganz ruhig und entspannt."

Bereiten Sie sich jetzt langsam wieder auf das Ende der Übung vor. Stellen Sie sich vor, daß Sie wieder ganz frisch und wach sein werden.

Atmung tief.
Arme und Beine fest anspannen.
Augen auf.

4.2.4
Häufige Probleme bei Entspannungsübungen

Einige Probleme treten bei progressiver Muskelentspannung in ähnlicher Weise auf wie im AT und sind in Abschn. 2.2.4 behandelt. Auch beim AT stellt der Aufbau einer regelmäßigen Übungspraxis eine zentrale Aufgabe des Programms dar, die für die Teilnehmer mit vielen Schwierigkeiten verbunden sein kann.

Störungen bei der Durchführung

Störende Gedanken. Dieses Problem wird häufig in der Anfangsphase genannt. Der Hinweis, daß es sich um typische Anfangsschwierigkeiten handelt, die durch regelmäßige Übung verschwindet, reicht oftmals aus. Eine zusätzliche Hilfe kann die Vorstellung von vorbeiziehenden Wolken sein (s. Informationsblatt 48).

Bleiben die Störungen jedoch bestehen, exploriert der Gruppenleiter genauer, ob es sich um bestimmte, regelmäßig wiederkehrende Gedanken handelt und der Teilnehmer über bestimmte Probleme nachgrübelt. In diesem Fall ist es sinnvoll, darauf hinzuarbeiten, Entspannungsübung und gezielte Problemlösung voneinander zu trennen (Formel: „Eins nach dem anderen: erst die Entspannung, dann das Nachdenken.").

Juckreiz. Unter den physiologischen und kognitiven Veränderungen, die mit der Entspannung normalerweise eintreten, sind im Hinblick auf die pathophysiologischen Besonderheiten der Neurodermitis nicht nur günstige Effekte zu erwarten. Psychophysiologische und Fragebogenuntersuchungen weisen auf eine generell eingeschränkte „Entspannungsfähigkeit" von Neurodermitiskranken hin. Noch nicht geklärt ist das bei den meisten Neurodermitiskranken zu beobachtende Phänomen, daß Juckreiz bei Wechsel von Aktivität zu Ruhe stärker wird. Eine mögliche Erklärung ist, daß durch die Lenkung der Aufmerksamkeit auf den Körper ein vorher bereits vorhandener, aber unterschwelliger Juckreiz bewußter wahrgenommen wird. Zudem kann auch die mit der Entspannung normalerweise eintretende periphere Mehrdurchblutung Juckreiz auslösen. Durch die häufige Erfahrung, daß der Wechsel zu Entspannung mit Juckreiz verbunden ist, entsteht zusätzlich eine Erwartungsspannung, die wie ein konditionierter Auslöser ebenfalls Juckreiz auslösen oder verstärken kann (sog. ideosensorischer Juckreiz).

Dieser unerwünschte Nebeneffekt von Entspannung ist nach unserer Erfahrung jedoch durch ein systematisches Entspannungstraining mit speziellen Modifikationen veränderbar und stellt eher ein vorübergehendes Phänomen der Anfangsphase dar, das bei regelmäßiger Übung überwunden werden kann. (Ein möglicher Wirkfaktor von Entspannungsübungen besteht bei Neurodermitis möglicherweise in einer Desensibilisierung der Angst vor Juckreiz!)

Beim AT lassen sich die ungünstigen Reaktionen durch Weglassen der Wärmeübung, die Konzentration auf Kühle (Hautformel) und durch eine Ausrichtung der Erwartung auf angenehme Körperempfindungen weitestgehend vermeiden. Um den Befürchtungen der Teilnehmer und dem dadurch ausgelösten ideosensorischen Juckreiz entgegenzuwirken, fördert der Gruppenleiter positivere Erwartungen durch den Hinweis, daß die Haut – durch eine Umschaltung des gesamten Körpers auf Entspannung – in einen angenehmen Gleichgewichtszustand tritt.

Der Hinweis, daß zuerst die Entspannungsreaktion eingeübt werden muß, bevor eine Anwendung auf Juckreiz sinnvoll ist, verringert überzogene Erwartungshaltungen. Im weiteren Verlauf können die Teilnehmer dann vermehrt auch auf Veränderungen hinsichtlich Juckreiz während und nach der Übung angesprochen werden.

Vegetative Reaktionen. Häufige Beschwerden sind Herzklopfen, Kurzatmigkeit, Hitzewallungen, erhöhte Magen-/Darmmotilität. Ein einmaliges Auftreten ist oftmals als Überreaktion auf inadäquate Beeinflussungsversuche autonomer Körperfunktionen anzusehen (etwa ehrgeizige Versuche, Herz- oder Atemrhythmus zu drosseln). In jedem Fall sind Krankheiten oder funktionelle Beschwerden abzuklären (s. Vorgespräch); zu denken ist an Herzinfarkt, Herzrhythmusstörungen, Asthma u. a. internistische Erkrankungen, aber auch an hypochondrische Ängste, etwa im Rahmen einer Panikstörung.

Eine weitere Ursache könnte darin liegen, daß das Ziel der Übung nicht richtig verstanden wurde (z. B. *Beobachtung* der Atemfunktion, nicht Beeinflussung). Der Gruppenleiter stellt heraus, daß das Ziel nicht intensive Körperreaktionen sind, sondern angenehme Empfindungen.

In der Regel handelt es sich jedoch lediglich um Anfangsprobleme, und es genügt der Hinweis des Gruppenleiters, daß die Körperreaktionen normal sind und sich mit zunehmender Übung von alleine geben.

Schmerzen. Sie können als Folge muskulärer Verspannungen im Rahmen der Schwere- oder Kopfübung (speziell Stirnübung) auftreten. Auch diese Mißempfindungen können paradoxe Folge eines allzu aktiven, angestrengten Bestrebens nach Realisierung der Formel sein. Zugrunde liegt oftmals ein ausgeprägtes Streben nach Kontrolle, das ein grundsätzliches Hindernis bei AT darstellt. Wenn auch eine derart generalisierte Einstellung in diesem Rahmen kaum verändert werden kann, so ist dennoch eine Thematisierung möglich. So kann der Gruppenleiter noch einmal die Haltung des „passiven Wollens" (Geschehen lassen, Beobachten statt Beeinflussen) veranschaulichen.

Angstreaktionen. Bei Personen mit Angststörungen und somatoformen Störungen kann allein durch die Hinwendung zum Körper Angst ausgelöst werden; dadurch verändert sich in den Gruppensitzungen auch die Zielsetzung (etwa angstfreie Körperwahrnehmung statt Beeinflussung physiologischer Körperreaktionen), und die Zuwendung der Aufmerksamkeit gegenüber vermiedenen Körperfunktionen sollte positiv verstärkt werden.

Zudem reagieren manche Teilnehmer auf die Übungsbedingungen in der Gruppe (Augen schließen, hypnotisierende Stimme, Veränderung von Bewußtsein und Körperwahrnehmung) mit Kontrollverlustängsten. Häufiger und weniger gravierend ist ein vorrübergehendes Gefühl von Kontrollverlust, das sich etwa bei starkem Absinken der Atemfrequenz ergibt (Gefühl des Atem- oder Herzstillstandes). Für diese Teilnehmer ist es hilfreich, Möglichkeiten zur Kontrolle der Körperfunktionen (auf den Atemrhythmus achten, ohne ihn zu verlangsamen; zu einer anderen Übung wechseln) bzw. zur Kontrolle der Übungssituation (Augen öffnen, vorübergehend aussteigen, sich nicht nach den Instruktionen des Anleiters richten) zu erarbeiten.

Anhang: Materialien für den Gruppenleiter

A. Leitfaden für das Vorgespräch

Vorgespräch (verhaltenstherapeutisches Gruppenprogramm)

1. Krankheitsanamnese und Behandlungserfahrungen
2. Abklärung von Krankheitsmodell und Behandlungserwartungen
3. Darstellung des Therapierationals
4. Aktuelle Lebenssituation und Belastungsfaktoren
5. Individuelle Behandlungsziele
6. Ausgabe Informationsblätter 1–5, Fragebögen, „Kratztagebuch"

Zu 4. Aktuelle Belastungsfaktoren

Name: ⎯⎯⎯⎯⎯⎯⎯⎯⎯⎯⎯⎯⎯⎯⎯⎯⎯⎯⎯⎯⎯⎯⎯⎯

- Beruf (Beziehungen zu Kollegen, Vorgesetzten) und Ausbildung (Prüfungen):

- Freizeit:

- Partnerschaft:

- Familie (eigene Familie und Herkunftsfamilie):

- Soziale Kontakte:

- Auftreten in der Öffentlichkeit:

- Krisen in den vergangenen (fünf) Jahren:

B. Anamnesebogen

Name: _____ Alter: _____ Geburtsdatum: _____

Eigenanamnese

Erstes Auftreten der Neurodermitis: im Alter von _____ Monaten

Erscheinungsfreie Phase(n)   im Alter von _____ bis _____ Jahren

                           und im Alter von _____ bis _____ Jahren

Andere Krankheiten: _____ wann: _____ bis: _____

_____ wann: _____ bis: _____

Allergien: Getestet: ○ nein ○ ja   wann: _____

         wo: _____

         Positive Ergebnisse: ○ nein ○ ja:

(s. Allergiepaß)

Familienanamnese

Geschwister: ○ Nein ○ Ja wieviele: _____ Alter: _____

Neurodermitis, atopische Erkrankungen, Allergien in der Familie: ○ Nein ○ Ja

	Neuroderm.	Asthma	Rhinitis	Allergien	(welche?)
○ Vater	○	○	○	○	_____
○ Mutter	○	○	○	○	_____
○ Geschwister: _____	○	○	○	○	_____
_____	○	○	○	○	_____
○ Großvater (mütterl.)	○	○	○	○	_____
○ Großmutter (mütterl.)	○	○	○	○	_____
○ Großvater (väterl.)	○	○	○	○	_____
○ Großmutter (väterl.)	○	○	○	○	_____

Andere Hauterkrankungen oder chronische Erkrankungen (z. B. Diabetes, Rheuma, Herzerkrankungen) in der Familie:
○ Nein
○ Ja: _____

Basissymptome

○ Juckreiz
○ typische Verteilung und Morphe der Hauterscheinungen
○ chronischer Verlauf (mindestens 4 Wochen)
○ positive Familienanamnese

Bisherige Behandlung

○ indifferente Externa _____

_____

○ Kortison (topisch) _____

     Windstärke: ○ schwach ○ mittelstark ○ stark ○ sehr stark

     Menge. _____ gr/Jahr (im letzten Jahr)

○ Antihistaminika: _____

     Menge: _____ Tabl./Monat (durchschnittl.)

○ Phytotherapie _____

○ Homöopathie _____

○ Psychotherapie _____

○ andere Medikamente: _____

○ Kortison (intern): _____

     Menge: _____ Tabl./Jahr

○ andere Therapieformen: _____

○ Diät: ○ vegetabil (absolut vegetarisch)
         ○ lakto-vegetabil (vegetarisch mit Milch)
         ○ ovo-lakto-vegetabil (vegetarisch mit Milch und Ei)
         ○ Vollwertkost
         ○ Rohkost
         ○ andere: _____

○ stationäre Behandlungen (Hautklinik oder Kurklinik wegen Hauterkrankung):

_____ mal *in den letzten 5 Jahren*

Hautzustand

Name: _____   Datum: _____

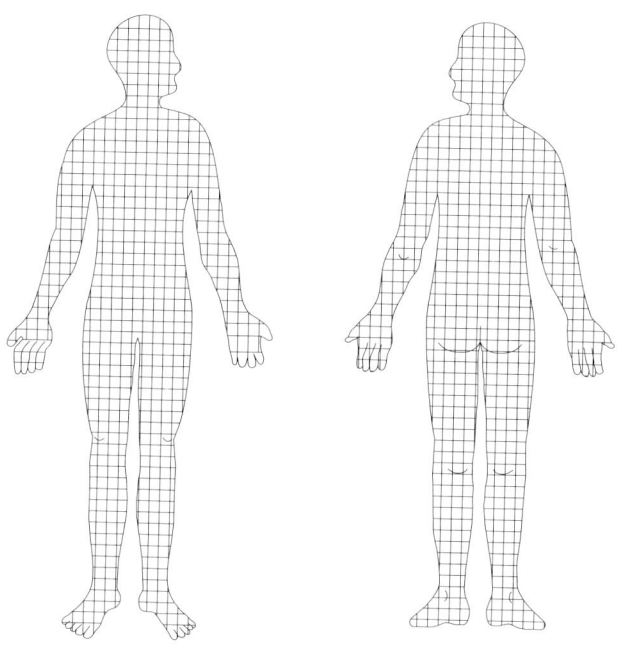

Erythem: _____   **Schweregrad (0–100):** _____

Exkoriation: _____   Berechnung: $\dfrac{(\text{Anz. Kästch.}) \times 50}{1044} + \dfrac{(\text{Eryth.} + \text{Exkor.} + \text{Trock.}) \times 50}{9}$

Trockenheit: _____

0 = keine, 1 = leichte, 2 = mittlere,   (Anzahl der Kästchen im Körperschema auszählen)
3 = schwere Hautveränderungen

Stärke des Juckreizes in den letzten zwei Wochen?

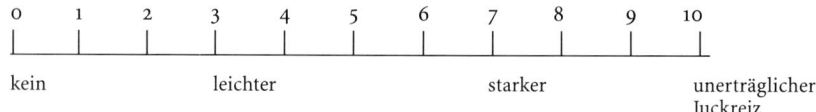

Stärke des Kratzens in den letzten zwei Wochen?

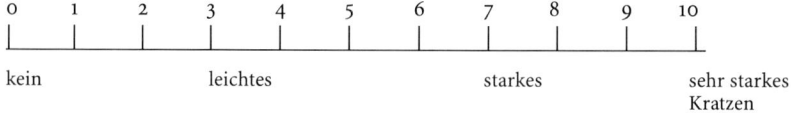

C. Marburger Neurodermitis-Fragebogen

Eine ausführliche Beschreibung des theoretischen Hintergrunds und der Inhalte der Skalen sowie der Testeigenschaften findet sich bei Stangier, Gieler und Ehlers (1993).

Auswertungsschlüssel

Leidensdruck (10 Items) Nr.: 9, 15, 18, 29, 33, 35, 36, 37, 39, 40
Stigmatisierung (10 Items) Nr.: 1, 2, 3, 4, 6, 8, 12, 17, 20, 24
Allgemeine emotionale Belastung (10 Items) Nr.: 5, 10, 13, 19, 25, 28, 30, 38, 41, 42
Einschränkung der Lebensqualität (6 Items) Nr.: 7, 21, 26, 27, 31, 32
Krankheitsbezogenes Problembewußtsein (6 Items) Nr.: 11, 14, 16, 22, 23, 34

Kennwerte der Normstichprobe

N = 290 Neurodermitiskranke

	Mw	s
Leidensdruck	30.2	8.3
Stigmatisierung	23.9	7.9
Allgemeine emotionale Belastung	26.6	6.7
Einschränkung der Lebensqualität	14.4	4.1
Krankheitsbezogenes Problembewußtsein	18.4	4.2

Normen

Obere Schranken der Prozentränge, die 34% unter bzw. über dem Mittelwert (entspricht einer Standardabweichung) der Referenzstichprobe liegen:

	16%	84%
Leidensdruck	< 22	< 39
Stigmatisierung	< 16	< 31
Allgemeine emotionale Belastung	< 19	< 34
Einschränkung der Lebensqualität	< 10	< 18
Krankheitsbezogenes Problembewußtsein	< 12	< 21

Name (Kennwort) _____   Datum: _____

Marburger Neurodermitis-Fragebogen (MNF)

Auf den folgenden Seiten finden Sie eine Reihe von Äußerungen über verschiedene Gesichtspunkte, die bei Neurodermitis zutreffen können. Bitte schätzen Sie ein, in welchem Ausmaß diese Äußerungen auf Sie persönlich zutreffen. Der Fragebogen befaßt sich mit Ihrer eigenen, persönlichen Meinung. Es gibt keine „falschen" oder „richtigen" Antworten.

Dabei bedeutet:

1 = überhaupt nicht zutreffend
2 = kaum zutreffend
3 = ziemlich zutreffend
4 = stark zutreffend
5 = sehr stark zutreffend

Beispiel: Sie leiden stark unter Juckreiz. Sie kreuzen dann bitte an:

Ich leide unter Juckreiz.   1   2   3   ✗   5

Bitte kreuzen Sie *bei jeder Aussage* eine Zahl an und lassen Sie keine Frage aus. Kreuzen Sie im Zweifelsfall die Antwort an, die *am ehesten* zutrifft. Lesen Sie die Aussagen sorgfältig, aber verbringen Sie nicht zuviel Zeit bei den einzelnen Punkten. Ihre erste, spontane Antwort ist die beste!

	über- haupt nicht	kaum	ziem- lich	stark	sehr stark
			zutreffend		
1. Mein Aussehen macht mir Kummer.	1	2	3	4	5
2. Ich bin wegen meiner Hauterkrankung weniger attraktiv als die meisten anderen Menschen.	1	2	3	4	5
3. Es gibt Situationen, die ich wegen meiner Hautkrankheit vermeide.	1	2	3	4	5
4. Meine Haut hindert mich daran, von mir aus Kontakt mit unbekannten Menschen aufzunehmen.	1	2	3	4	5
5. Ich fühle mich oft nervös.	1	2	3	4	5
6. Ich fühle mich wegen meiner Hauterkrankung sexuell gehemmt.	1	2	3	4	5
7. Durch das dauernde Kranksein entstehen mir hohe Kosten.	1	2	3	4	5
8. Fragen wegen meiner Hautkrankheit sind mir unangenehm.	1	2	3	4	5
9. Ich fühle mich in meiner Haut nicht wohl.	1	2	3	4	5
10. Ich rege mich schon bei Kleinigkeiten auf.	1	2	3	4	5
11. Ich kann noch viel dazulernen, wie ich besser mit der Hauterkrankung umgehen könnte.	1	2	3	4	5
12. Es ist mir unangenehm, wenn andere Leute meine aufgekratzte Haut sehen.	1	2	3	4	5
13. Ich bin nicht so belastbar wie andere Menschen.	1	2	3	4	5
14. Ich könnte meine Haut noch sorgfältiger als bisher pflegen.	1	2	3	4	5
15. Es kostet mich viel Energie, mich zusammen- zureißen, um mich nicht zu kratzen.	1	2	3	4	5
16. Ich achte zu wenig auf meine Ernährung.	1	2	3	4	5

	über-haupt nicht	kaum	ziem-lich	stark	sehr stark
			zutreffend		
17. Ich vermeide Sauna oder Schwimmbad, weil andere Leute sich ekeln könnten.	1	2	3	4	5
18. Manchmal möchte ich bezüglich der Krankheit aufgeben.	1	2	3	4	5
19. Ich fühle mich häufig müde.	1	2	3	4	5
20. Ich habe das Gefühl, die Leute starren auf meine Hauterscheinungen.	1	2	3	4	5
21. Es stört mich, daß ich bestimmte Dinge nicht essen oder trinken kann, die ich gern mag.	1	2	3	4	5
22. Ich müßte eigentlich mehr über meine Hauterkrankung wissen.	1	2	3	4	5
23. Ich kratze mich häufig, ohne es zu merken.	1	2	3	4	5
24. Ich habe Angst davor, von Fremden wegen meiner Hauterkrankung abgelehnt zu werden.	1	2	3	4	5
25. Mir fehlt es an Lebensenergie.	1	2	3	4	5
26. Wegen meiner Hauterkrankung kann ich bestimmte Berufe nicht ausüben.	1	2	3	4	5
27. Meine Familie/mein Partner wird durch meine Hauterkrankung mitbelastet.	1	2	3	4	5
28. Ich fühle mich einsam.	1	2	3	4	5
29. Ich habe Angst, daß sich meine Hauterkrankung immer mehr verschlimmert.	1	2	3	4	5
30. Wenn ich mehr meinen Ärger äußern könnte, wäre auch meine Hauterkrankung besser.	1	2	3	4	5
31. Durch häufiges Kranksein bekomme ich am Arbeitsplatz Probleme.	1	2	3	4	5
32. Ich habe den Eindruck, ich werde wegen der Hautkrankheit betont rücksichtsvoll behandelt.	1	2	3	4	5

	über- haupt nicht	kaum	ziem- lich	stark	sehr stark
			zutreffend		
33. Es stört mich, daß ich immer an meine Salben und Medikamente denken muß.	1	2	3	4	5
34. Durch Juckreiz wird mir erst klar, daß ich mich unwohl fühle.	1	2	3	4	5
35. Ich fühle mich manchmal verzweifelt wegen meiner Hauterkrankung.	1	2	3	4	5
36. Oftmals denke ich, wie das Leben ohne meine Hautkrankheit wäre.	1	2	3	4	5
37. Ich fühle mich häufig niedergeschlagen wegen der Krankheit.	1	2	3	4	5
38. Viele Dinge gehen mir unter die Haut.	1	2	3	4	5
39. Mein Juckreiz macht mich fertig.	1	2	3	4	5
40. Ich ärgere mich über mich selbst, wenn ich mühsam erreichte Erscheinungsfreiheit durch Kratzen zunichte mache.	1	2	3	4	5
41. Ich sollte mir weniger Streß aufladen.	1	2	3	4	5
42. Ich bin oft unkonzentriert.	1	2	3	4	5

Bitte beantworten Sie zum Abschluß noch folgende Fragen

Folgende Faktoren beeinflussen die Krankheit:	über- haupt nicht	kaum	ziem- lich	stark	sehr stark
Veranlagung	1	2	3	4	5
Psychische Belastungen	1	2	3	4	5
Umweltfaktoren (z. B. Allergien, Ernährung, Chemie)	1	2	3	4	5

Welche Körperteile sind *zur Zeit* befallen? Wenn befallen, leicht oder stark?

	leicht	stark
• Gesicht	○	○
• Hals	○	○
• Hände	○	○
• Arme	○	○
• Rumpf	○	○
• Beine	○	○

Literatur

Allen K, Harris F (1966) Elimination of a child's excessive scratching by training the mother in reinforcement procedures. Behav Res Ther 4: 79–84

Beck M, Juhl K, Schultz-Gambard J (1988) Versorgung psychosomatisch Kranker: Erfahrung mit einem Gruppentraining. Z Klin Psychol 27: 162–169

Bernstein DA, Borkovec ID (1978) Entspannungstraining. München, Pfeiffer

Beutel M (1988) Bewältigungsprozesse bei chronischen Erkrankungen. Springer, Berlin Heidelberg New York Tokyo

Binder H (1966) Seminar über Gruppentherapie mit dem Autogenen Training. Lehmann, München

Black S (1963) Inhibition of immediate-type hypersensitivity response by direct suggestion under hypnosis. Br Med J 18: 925–929

Black S, Friedman M (1965) Adrenal function and the inhibition of allergic responses under hypnosis. Br Med J 20: 562–567

Böddeker KW, Böddeker M (1976) Verhaltenstherapeutische Ansätze bei der Behandlung des endogenen Ekzems unter besonderer Berücksichtigung des zwanghaften Kratzens. In: Bosse K, Hünecke P (Hrsg) Psychodynamik und Soziodynamik bei Hautkranken. Vandenhoek & Ruprecht, Göttingen

Borkovec TD, Grayson JB, Cooper KM (1978) Treatment of general tension: subjective and physiological effects of progressive relaxation. J Consult Clin Psychol 46: 518–528

Bos JD, Wierenga EA, Sellevis Smitt JH, Van der Heijden FL, Kapsenberg ML (1992) Immune dysregulation in atopic eczema. Arch Dermatol 128: 1509–1512

Bosse K, Fassheber P, Hünecke P, Teichmann AT, Zauner J (1976) Zur sozialen Situation der Hautkranken als Phänomen der interpersonellen Wahrnehmung. In: Bosse K, Hünecke P (Hrsg) Psychodynamik und Soziodynamik bei Hautkranken. Vandenhoek & Ruprecht, Göttingen

Bosse K, Hünecke P (1981) Der Juckreiz des endogenen Ekzematikers. MMW 123: 1013–1016

Bosse K, Hünecke P (1987) Endogenes Ekzem – Chancen eines aktualgenetischen Ansatzes. In: Bosse K, Gieler U (Hrsg) Seelische Faktoren bei Hauterkrankungen. Huber, Bern

Braun-Falco O (1952) Zum Einfluß des Nervensystems auf den Sitz einer Neurodermitis diffusa. Dermatol Wschr 126: 1026–1031

Braun-Falco O, Plewig G, Wolff H (1984) Dermatologie und Venerologie. Springer, Berlin Heidelberg New York Tokyo

Brown DG (1972) Stress as a precipitant of eczema. J Pychosom Res 16: 321–327

Brown DG, Bettley FR (1971) Pychiatric treatment of eczema: a controlled trial. Br Med J 26: 729–734

Cohen F, Lazarus RS (1979) Coping with the stresses of illness. In: Stone GC, Adler NE, Cohen F (eds) Health Psychology. Jossey Bass, San Francisco

Cohn R (1974) Von der Psychoanalyse zur Themenzentrierten Interaktion. Klett, Stuttgart

Coles WC, Roth HL, Sachs LB (1988) Group psychotherapy as an aid in the medical treatment of exzema. J Am Acad Dermatol 18: 286–291

Deter HC (1986) Cost-benefits analysis of psychosomatic therapy in asthma. J Psychosom Res 30: 173–182

Diepgen T (1995) Epidemiologie des atopischen Ekzems. In: Fuchs E, Schulz KH (Hrsg) Manuale allergologicum. Dustri, Deisenhofen

Droge U, Mautner V, Holting E (1986) Differenzierung von Pruritusqualitäten. Dtsch Dermatol 34: 919 – 932

Edwards A, Shellow W, Wright E, Digman T (1976) Pruritic skin disease psychological stress, the itch sensation. Arch Dermatol 112: 339 – 343

Ehlers A, Stangier U, Dohn D, Gieler U (1993) Kognitive Faktoren bei Juckreiz – Entwicklung und Validierung eines Fragebogens. Verhaltenstherapie 3: 112 – 119

Ehlers A, Stangier U, Gieler U (1995) Treatment of atopic dermatitis. A comparison of psychological and dermatological approaches to relapse prevention. J Consult Clin Psychol 63: 624 – 635

Ehlers A, Osen A, Wenninger K, Gieler U (1994) Atopic dermatitis and stress: possible role of negative communications with significant others. Int J Behav Med 1: 107 – 121

Falloon IRH, Boyd JL, McGill CW (1984) Family care of schizophrenia. Guilford, New York

Faulstich ME, Williamson DA, Duchmann EG, Conerly SL, Brantley PJ (1985) Psychophysiological analysis of atopic dermatitis. J Psychosom Res 29: 415 – 417

Fiedler P (1995) Persönlichkeitsstörungen. Psychologie-Verlags-Union, Weinheim

Fjellner B, Arnetz B, Eneroth P, Kallner A (1985) Pruritus during standardized mental stress. Relationship to psychoneuroendocrine, metabolic parameters. Acta Dermatovenerol 65: 199 – 205

Florin I (1985) Bewältigungsverhalten und Krankheit. In: Basler HD, Florin I (Hrsg) Klinische Psychologie und körperliche Krankheit. Kohlhammer, Stuttgart

Franke A (1991) Gruppentraining gegen psychosomatische Störungen. Psychologie-Verlags-Union, Weinheim

Frankel FH, Misch RC (1973) Hypnosis in a case of longstanding psoriasis in a person with character problems. Int J Clin Exp Hypn 21: 121 – 130

Fruhstorfer H, Hermanns M, Latzke L (1986) The effects of thermal stimulation on clinical and experimental itch. Pain 24: 259 – 269

Gieler U, Schulze C, Stangier U (1985) Das Krankheitskonzept von Patienten mit endogenem Ekzem. Z Hautkrankh 60: 1224 – 1236

Gieler U, Ehlers A, Höhler T, Burkard G (1990) Die psychosoziale Situation der Patienten mit endogenem Ekzem. Hautarzt 41: 416 – 423

Gieler U, Bräuer J, Freiling G (1994) Neurodermitis – Ein Ratgeber für Betroffene. Edition Medpharm, Stuttgart

Glier B, Wittmann HB, Spörkel H (1992) Krankheitsverhalten bei chronisch-entzündlichen Darmerkrankungen. Prax Klin Verhaltensmed Rehabil 19: 217 – 226

Grawe K, Dziewas H, Wedel S (1980) Interaktionelle Problemlösegruppen – ein verhaltenstherapeutisches Gruppenkonzept. In: Grawe K (Hrsg) Verhaltenstherapie in Gruppen. Urban & Schwarzenberg, München

Gray SG, Lawlis GF (1982) A case study of pruritic eczema treated by relaxation and imagery. Psychol Reports 51: 627 – 633

Greenhill MH, Finesinger JE (1942) Neurotic symptoms and emotional factors in atopic dermatitis. Arch Dermatol Syphol 46: 187 – 200

Hahlweg K, Schindler L, Revensdorf D (1982) Partnerschaftsprobleme – Diagnose und Therapie. Springer, Berlin Heidelberg New York

Handwerker H (1993) Neurophysiologische Mechanismen des Juckens. Z Hautkrankh 68: 730 – 735

Hamm M, Behr-Völzer Ch (1990) Krank durch Ernährung. Ratgeber Neurodermitis. Mosaik Verlag

Hanifin JM (1982) Atopic dermatitis. J Am Acad Dermatol 12: 1 – 13

Hanifin JM, Rajka G (1980) Diagnostic features in atopic dermatitis. Acta Dermatolveneral (Suppl 92): 44 – 47

Hautzinger M, Stark W, Treiber R (1989) Kognitive Verhaltenstherapie bei Depression. Psychologie-Verlags-Union, Weinheim

Haynes SN, Wilson CC, Jaffe PG, Britton BT (1979) Biofeedback treatment of atopic dermatitis. Biofeedb Self-Regulat 4: 195 – 209

Hermanns N, Scholz OB (1992) Kognitive Einflüsse auf einen histamininduzierten Juckreiz, Quaddelbildung bei der atopischen Dermatitis. Verhaltensmodifik Verhaltensmed 13: 171 – 194

Hinsch R, Pfingsten U (1983) Gruppentraining sozialer Kompetenz. Urban & Schwarzenberg, München

Hohmann M, Gieler U (1995) Behandlungskosten bei der atopischen Dermatitis. In: Riedl-Seifert RJ (Hrsg) Expert Report zu Bufexamac. Zuckschwerdt, München

Horne DJ, White AE, Varigos GA (1989) A preliminary study of psychological therapy in the management of atopic eczema. Br J Med Psychol 62: 241 – 248

Hornstein OP, Brückner GW, Graf U (1973) Über die soziale Bewertung von Hautkrankheiten in der Bevölkerung. Methodik und Ergebnisse einer orientierenden Befragung. Hautarzt 24: 230 – 235

Hünecke P (1976) Variabilität in der sozialen Beurteilung von Hautkranken. Med Psych 2: 121 – 144

Hünecke P, Bosse K (1980) Entstellung – Erleben und Verarbeitung der äußeren Erscheinung. In: Whitlock FA (ed) Psychophysiologische Aspekte bei Hauterkrankungen. Perimed, Erlangen

Hünecke P, Bosse K (1981) Der Juckreiz des endogenen Ekzematikers. MMW 123: 1013 – 1016

Jordan JM, Whitlock FA (1972) Emotions and the skin: The conditioning of scratch responses in case of atopic dermatitis. Br J Dermatol 86: 574 – 585

Kaluza G, Lehnert H, Losse H, Dorst K (1986) Langzeitwirkung und prognostische Kriterien eines verhaltenstherapeutischen Programms bei essentieller Hypertonie. Psychother Med Psychol 36: 179 – 185

Kämmerer W (1987) Die psychosomatische Ergänzungstherapie der Neurodermitis atopica – Autogenes Training und weitere Maßnahmen. Allergolog 10: 536 – 541

Kanfer FH, Schefft BK (1988) Guiding the process of therapeutic change. Research, Champaign/Ill

Kaschel R, Miltner H, Egenrieder H, Lischka G (1990) Verhaltenstherapie bei atopischem Ekzem: Ein Trainingsprogramm für ambulante und stationäre Patienten. Akt Dermatol 15: 275 – 280

Kaschel R, Friedrichs B (1990) Dermatosen und Hauterscheinungen. In: Revensdorf D (Hrsg) Lehrbuch der klinischen Hypnose. Springer, Berlin Heidelberg New York Tokyo

Kline MV (1953) Delimited hypnotherapy: the acceptance of resistance in the treatment of a long-standing neurodermatitis with a sensory imagery technique. J Clin Exp Hypn 4: 18 – 22

Koblenzer C (1987) Psychocutaneous disease. Grune & Stratton, Orlando

Köhler T, Niepoth L (1988) Der Einfluß von belastenden Lebensereignissen auf den Verlauf von Neurodermitis diffusa. Verhaltensmodifik Verhaltensmed 1: 11 – 21

Korth EE, Bonnaire EC, Rogner O, Lütjen R (1988) Emotionale Belastungen und kognitive Prozesse bei Neurodermitikern. Psychther Med Psychol 38: 276 – 281

Kroger WS, Fezler WD (1976) Hypnosis and behavior modification: Imagery conditioning. Philadelphia, Lippincott

Lazarus RS, Folkman S (1984) Stress, appraisal and coping. Springer, Berlin Heidelberg New York Tokyo

Lehmann RE (1978) Brief hypnotherapy of neurodermatitis: a case with four-year follow-up. Am J Clin Hypn 21: 48 – 51

Liberman RP, King LW, DeRisi WJ, McCann M (1975) Personal effectiveness. Research, Campaign/Ill

Luthe W, Schultz JH (1969) Autogenic therapy (Vol II) Medical applications. Grune & Stratton, New York

Lutz R (1983) Genuß und Genießen. Beltz, Weinheim

Margraf J, Schneider S (1990) Panik. Springer, Berlin Heidelberg New York Tokyo

Mazzuca S, Moormann N, Wheeler W et al. (1986) The diabetes education study: a controlled trial of the effects of diabetes patient education. Diabetes Care 9: 1–16

Melin L, Frederiksen T, Noren P, Swebilius CB (1986) Behavioral treatment of scratching in patients with atopic dermatitis. Br J Dermatol 115: 467–474

Miltner W (1986) Hauterkrankungen und Verbrennungen. In: Birbaumer N, Miltner W, Gerber WD (Hrsg) Verhaltensmedizin. Springer, Berlin Heidelberg New York Tokyo

Münzel K (1988) Atopische Dermatitis. Ergebnisse, Fragen aus verhaltensmedizinischer Sicht. Verhaltensmodifik Verhaltensmed 9: 169–193

Münzel K, Schandry R (1990) Atopisches Ekzem. Psychophysiologische Reaktivität unter standardisierter Belastung. Hautarzt 41: 606–611

Nerenz D, Lebenthal H (1983) Self-regulation theory in chronic illness. In: Burish TG, Bradley LA (eds) Coping with chronic disease. Academic Press, New York

Niebel G (1990) Verhaltensmedizinisches Gruppentraining für Patienten mit atopischer Dermatitis in Ergänzung zur dermatologischen Behandlung. Pilotstudien zur Erprobung von Selbsthilfestrategien. Verhaltensmodifik Verhaltensmed 1: 24–44

Niebel G (1991) Psychobiologische und verhaltenspsychologische Perspektiven der atopischen Dermatitis. Unveröffentlichte Habilitationsschrift, Universität Kiel

Niedner R (1989) Externe Therapie mit Glukokortikosteroiden. Dtsch Ärztebl 86: 1801

Ohm D (1994) Entspannungstraining: Forschungsergebnisse und praktische Erfahrungen zu Autogenem Training, progressiver Relaxation und Anwendungskombinationen. In: Zielke M, Sturm J (Hrsg) Handbuch Stationäre Verhaltenstherapie. Beltz, Weinheim

Öst LG (1987) Applied relaxation: description of a coping technique and review of controlled studies. Behav Res Ther 25: 397–410

Petermann F, Lecheler I (1992) Asthma bronchiale im Kindes- und Jugendalter. Quintessenz, München

Petro W, Prittwitz M (1988) Patientenschulung – ein Bestandteil der Atemwegstherapie. Therapeutikon 12: 713–715

Ratliff RG, Stein NH (1968) Treatment of neurodermatitis by behaviour therapy: a case study. J Behav Res Ther 6: 397–399

Rechhardt E (1970) An investigation of psychosomatic aspects of prurigo besnier. Monographs from the Psychiatric Clinic of the Helsinki University Central Hospital Helsinki

Rehfisch HP, Basler HD, Seemann H (1989) Psychologische Schmerztherapie bei Rheuma. Springer, Berlin Heidelberg New York Tokyo

Reinecker H (1978) Selbstkontrolle. Müller, Salzburg

Reinecker H (1987) Grundlagen der Verhaltenstherapie. Psychologie-Verlags-Union, München Weinheim

Ring J (1982) Atopisches Ekzem. Dtsch Med Wochenschr 107: 483–485

Roback HB, Kirshner H, Roback E (1981) Physical self-concept changes in a mildly, facially disfigured neurofibromatosis patient following communication skill training. Int J Psychiat Med 11: 237–243

Rosa KR (1973) Das ist Autogenes Training. Fischer Taschenbuch, Frankfurt

Rosenbaum MS, Ayllon T (1981) The behavioral treatment of neurodermatitis through habit-reversal. Behav Res Ther 19: 313–318

Roth H, Kierland R (1964) The natural history of atopic dermatitis. Arch Dermatol 89: 209–214

Rowold C, Bosse K, Hünecke P (1990) Kurzbeurlaubung als diagnostische, therapeutische Möglichkeit in der psychosomatisch orientierten Behandlung des atopischen Ekzematikers. Z Hautkrankh 65: 437–443

Schmidt R (1985) Somato-viscerale Sensibilität: Hautsinne, Tiefensensibilität, Schmerz. In: Schmidt R, Thews G (Hrsg) Physiologie des Menschen. Springer, Berlin Heidelberg New York Tokyo

Scholz OB (1988) Klinisch-psychologische Behandlungsansätze bei Akne. Ärztl Kosmetol 18: 53–65

Schubert HJ (1988) Psychosoziale Faktoren bei Hauterkrankungen. Vandenhoek & Ruprecht, Göttingen

Schultz JH (1976) Das Autogene Training. Thieme, Stuttgart (15. Aufl.)

Schultz-Larsen F (1991) Genetic aspects of atopic dermatitis. In: Ruzicky R, Ring J, Przyilla B (eds) Handbook of atopic eczema. Springer, Berlin Heidelberg New York Tokyo

Schultze-Weninghaus D (1994) Paramedizinische Verfahren: Bioresonanztherapie – Diagnostik und Therapie. Dtsch Dermatol 42: 891–896

Schwarz D, Höring CM (1989) Verhaltenstherapie bei atopischem Ekzem. In: Hand I, Wittchen HU (Hrsg) Verhaltenstherapie in der Medizin. Springer, Berlin Heidelberg New York Tokyo

Shoemaker RJ, Guy WB, McLaughlin T (1955) The usefulness of group therapy in the management of atopic eczema. Pennsylvania Med J 58: 603–609

Simonton OC, Simonton SS, Creighton J (1982) Wieder gesund werden. Rowohlt, Reinbek

Stangier U (1993) Falldarstellung: Verhaltenstherapeutische Problemanalyse bei Neurodermitis. In: Gieler U, Stangier U, Brähler E (Hrsg) Hauterkrankungen in psychologischer Sicht. Hogrefe, Göttingen (Jahrbuch der medizinischen Psychologie, Bd 9)

Stangier U (1996) Verhaltenstherapie bei Hautkrankheiten. In: Senf W, Broda M (Hrsg) Praxis der Psychotherapie – Lehrbuch der Psychotherapeutischen Medizin und Psychologischen Psychotherapie. Thieme, Stuttgart (im Druck)

Stangier U, Eschstruth J, Gieler U (1987) Chronische Hautkrankheiten: Psychophysiologische Aspekte und Krankheitsbewältigung. Verhaltensther Psychosoz Prax 19: 349–368

Stangier U, Gieler U, Ehlers A (1993) Der Marburger Neurodermitis-Fragebogen – Entwicklung eines Fragebogens zur Krankheitsbewältigung bei Neurodermitis. In: Gieler U, Stangier U, Brähler E (Hrsg) Hauterkrankungen in psychologischer Sicht. Hogrefe, Göttingen (Jahrbuch der medizinischen Psychologie, Bd 9)

Stüttgen G (1981) Physiologie, Pathophysiologie des Juckreizes. MMW 123: 987–991

Thomä H (1980) Über die Unspezifität psychosomatischer Erkrankungen am Beispiel einer Neurodermitis mit zwanzigjähriger Katamnese. Psyche 24: 589–624

Triebskorn A, Drosner M (1989) „Alternativ-medizinische" Behandlungsmethoden in der Beurteilung von Allergikern, chronisch Hautkranken. Z Hautkrankh 64: 487–494

Twerski AJ, Naar R (1974) Hypnotherapy in a case of refractory dermatitis. Am J Clin Hypn 16: 202–205

Uslar A von (1988) Psychologische Aspekte der Ernährung bei Neurodermitikern. Z Hautkrankh 63 (Suppl 4): 95–99

Uslar A von, Prochazka P, von Uslar D (1989) Ganzheitlich-integratives Therapiemodell der Neurodermitis constitutionalis atopica (Atopische Dermatitis). Z Hautkrankh 64: 480–486

Wallengren J (1993) The pathophysiology of itch. Europ J Dermatol 3: 643–647

Wallston KA, Wallston BS (1981) Health locus of control scales. In: Lefcourt HM (ed) Research with the locus of control construct, Vol 1: Assessment methods. Academic Press, New York

Walton D (1960) The application of learning theory to the treatment of a case of neurodermatitis. In: Eysenck HJ (ed) Behavior therapy and the neuroses. Pergamon, Oxford

Weissler K, Schneider HJ (1988) Asthma-Gruppe: Verhaltenspsychologie in der Rehabilitationsklinik. Prax Klin Verhaltensmed Rehab 4: 14–18

Wenninger K, Ehlers A, Gieler U (1991) Kommunikation von Neurodermitis-Patienten mit ihren Bezugspersonen: eine empirische Analyse. Z Klin Psychol 20: 251–264

Whitlock FA (Hrsg) (1980) Psychophysiologische Aspekte bei Hauterkrankungen. Perimed, Erlangen

Wittchen HU, Köhler F, Schaller S (1989) Verhaltenstherapeutische Strategien bei akuten und chronischen Schmerzen – Grundlagen, Prinzipien und Anwendungsfelder. In: Hand I, Wittchen HU (Hrsg) Verhaltenstherapie in der Medizin. Springer, Berlin Heidelberg New York Tokyo

Druck: Saladruck, Berlin
Verarbeitung: Buchbinderei Lüderitz & Bauer, Berlin